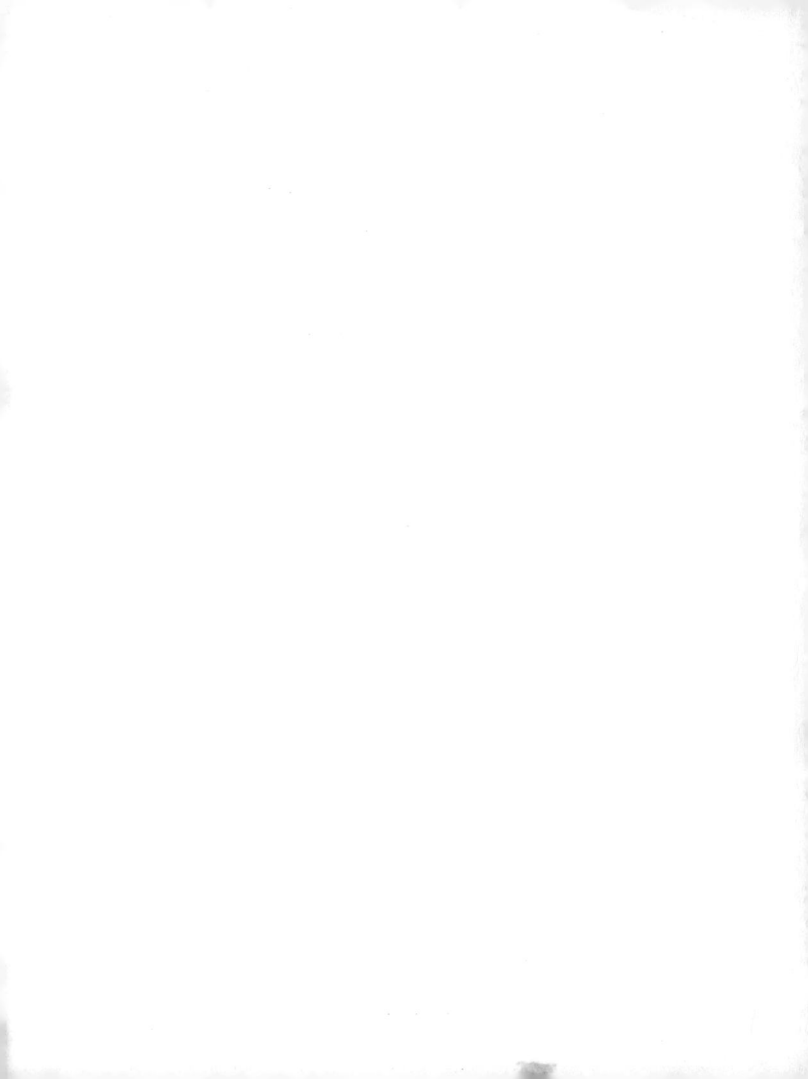

RECETAS SABROSAS

Cocina vegetariana

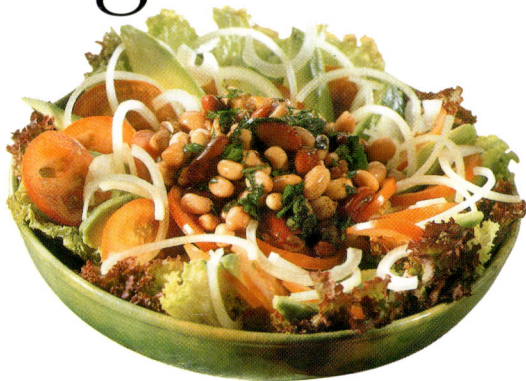

Jenny Stacey

Copyright © 2003 de la edición española:
Parragon
Traducción del inglés: Montserrat Ribas
para Equipo de Edición, S.L., Barcelona
Redacción y maquetación:
Equipo de Edición, S.L., Barcelona

Impreso en China

ISBN: 1-40541-458-8

Nota
Una cucharada equivale a 15 ml. Si no se indica otra cosa,
la leche será entera, los huevos, de tamaño medio (n° 3),
y la pimienta, pimienta negra molida.

Las recetas que llevan huevo crudo o muy poco cocido
no son indicadas para los niños muy pequeños,
los ancianos, las mujeres embarazadas, las personas
convalecientes y cualquiera que sufra alguna enfermedad.

Sumario

Introducción

Este libro está concebido para despertar el interés tanto de las personas vegetarianas como de las que no lo son. Su principal objetivo es hacer olvidar el mito de que la comida vegetariana es aburrida, poco apetecible e insípida. Al hojear las recetas de este libro descubrirá lo versátil y sabrosa que puede resultar la alimentación vegetariana.

Durante todo el año, el mercado ofrece un amplio surtido de vegetales. El transporte refrigerado permite utilizar productos frescos llegados de otros lugares, todo un surtido de frutas y verduras que amplía la oferta tradicional. Además, la utilización de especias, hierbas frescas y ajo, y el complemento de salsas y aderezos, convierten la vegetariana en una dieta realmente interesante y saludable.

Planificar un menú es muy importante en cualquier dieta, pero en especial en la vegetariana, pues hay que lograr que sea equilibrado y nutritivo. Esto se consigue con facilidad combinando las recetas de este libro, para incorporar proteínas, hidratos de carbono, vitaminas, minerales y lípidos.

Las recetas de este libro están inspiradas en la cocina de distintas zonas, por ejemplo Asia, Oriente Medio y el Mediterráneo. También hay versiones de platos europeos, como el *toad-in-the-hole* vegetariano, un rápido y sabroso plato familiar británico que normalmente se elabora con carne. Pero ya verá como no se echa de menos, ni en éste, ni en ningún otro plato. Haga la prueba y sírvalas a sus invitados no vegetarianos: seguro que no añorarán el "factor carne". De hecho, este libro es la manera perfecta de iniciarse en este delicioso y saludable tipo de alimentación.

Cuando prepare las recetas, no dude en sustituir los ingredientes según lo considere oportuno para adecuar el plato a sus preferencias; por ejemplo, cambie la leche de vaca por leche de soja, la nata líquida por un sucedáneo o la mantequilla por margarina vegetal. El campo de posibilidades gastronómicas de la alimentación vegetariana se ha ampliado mucho en estos últimos años, lo que la ha convertido en una alternativa llena de color y muy imaginativa.

LA DESPENSA VEGETARIANA

Aceites y grasas

El aceite aporta sabor a la comida, y no es mala idea tener una buena selección en la despensa. Utilice un aceite de oliva suave para cocinar y uno extra virgen para aliñar las ensaladas. El aceite de girasol es de uso general y se pueden tener uno o dos tipos diferentes para dar carácter a los platos. El aceite de sésamo es idóneo para los salteados, y los de avellana y nuez, para el aliño de ensaladas. Los aceites y las grasas, además de aportar sabor, contienen vitaminas A, D, E y K, liposolubles. Recuerde que aportan muchas calorías, más que la mantequilla o la margarina: 1 cucharada de aceite aporta 134 calorías, y 1 de mantequilla o margarina, 110. Al utilizar aceite se recomienda medirlo, pues es fácil poner el doble sin darse cuenta.

Cereales

Es útil disponer de una buena selección de cereales. En cuanto a los arroces, están el de grano largo, el *basmati*, el *arborio* italiano para preparar *risotto* y el de grano corto para los pudines; el arroz salvaje aporta un toque diferente. Busque las fragantes variedades del arroz tailandés y de jazmín, así como mezclas de varios tipos, para dar color y textura a sus platos. Cuando escoja el arroz recuerde que el integral es mejor fuente de vitamina B1 y fibra.

Otros cereales aportan variedad a la dieta. Use cebada (entera o perlada), mijo, bulgur (sémola de trigo troceada), polenta (de maíz), avena (molida o en copos), y alguna sémola como el cuscús, el sagú y la tapioca.

Frutas secas

Algunas recetas son idóneas para incorporar frutas secas. Compre pasas –de Corinto o sultanas–, dátiles, manzanas, albaricoques, higos, peras, melocotones, ciruelas, papaya, mango, plátano y piña. Dé preferencia a las más naturales, por ejemplo, higos que no hayan sido prensados con azúcar o albaricoques biológicos.

Frutos secos y semillas

Además de ser una fuente de proteínas, vitaminas y lípidos necesarios para la salud, los frutos secos también aportan sabor y textura a los platos vegetarianos. Para realzar el sabor de los frutos secos y las semillas, tuéstelos bajo el grill o en una sartén hasta que estén dorados.

Disponga de almendras, nueces, anacardos, castañas (secas o enlatadas), avellanas, cacahuetes, pacanas, pistachos, piñones y nueces. El coco, tanto seco como la leche, también resulta útil.

En cuanto a las semillas, puede tener pipas de girasol y calabaza, y semillas de sésamo y amapola. Las pipas de calabaza, en concreto, son una buena fuente de zinc.

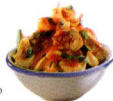

Guindillas

Se encuentran frescas y secas, de color verde, amarillo, naranja, rojo o pardo. Su intensidad de picante varía, así que utilícelas con precaución. Como regla general, cuanto más pequeñas son, más pican. Las semillas son la parte más picante, y normalmente se eliminan. Si corta usando guantes, procure no tocarse los ojos, ya que contienen una sustancia muy irritante. También hay que utilizar con prudencia la guindilla molida. Compruebe si el polvo es guindilla pura o una mezcla o condimento a base de guindilla, en cuyo caso seguramente será menos picante. En la cocina oriental se utilizan mucho las salsas de guindilla, pero también en este caso la intensidad de picante varía, de normal a muy fuerte, y también las hay dulzonas.

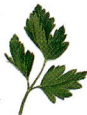

Harina

Necesitará varias harinas: blanca normal y de fuerza, para la masa de pan, así como integral, tanto para utilizarla sola como combinada con harina blanca para elaborar pastas y pasteles. Puede que también quiera tener un poco de harina de arroz y de maíz para espesar salsas y añadirla a pasteles, galletas y pudines. También puede adquirir harina de trigo sarraceno (alforjón), de garbanzo y de soja, que resultan útiles para las tortitas y también para mezclar con otros tipos de harina y aportar diferente sabores y textura a los platos.

Hierbas y especias

Es importante disponer de una buena selección de hierbas y especias para dar variedad e interés a los platos. Existen buenas mezclas de especias en el mercado, como la *cajun*, la mezcla china de cinco especias, el *piri-piri* indonesio y los distintos curries. Maje también sus propias mezclas en el mortero o bien en un molinillo de café. Aunque las especias se conservan bien, al cabo de un tiempo pierden sabor. Disponga cantidades pequeñas a medida que las necesite. En cuanto a las hierbas, son mejores frescas, pero es imprescindible tener un buen surtido de hierbas secas porque resultan muy prácticas. Disponga siempre de las más básicas, como tomillo, romero y albahaca.

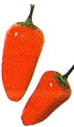

Legumbres

Las legumbres son una valiosa fuente de proteínas, vitaminas y minerales. Tenga en la despensa soja en grano, alubias blancas y pintas, frijoles colorados, garbanzos, lentejas, guisantes secos y habas. Compre las legumbres secas y cuézalas en casa, o bien úselas envasadas. Cueza las alubias pintas y negras en agua hirviendo durante 15 minutos para destruir las toxinas que contiene la piel más superficial. Después,

escúrralas, lávelas y cuézalas a fuego lento hasta que estén tiernas. La soja debe hervir durante 1 hora, pues contiene una sustancia que inhibe la absorción de proteínas.

Mostazas

Las mostazas se preparan con semillas de mostaza negra, parda o blanca molidas, que se mezclan con especias y después, por lo general, con vinagre. La de Meaux se elabora con varios tipos de semillas de mostaza y tiene una textura granulada y un sabor cálido y especiado. La de Dijon, hecha con semillas de mostaza descascarilladas, tiene un sabor intenso y algo picante. Su versatilidad en ensaladas y barbacoas la hace ideal para los vegetarianos. La mostaza alemana es ligeramente agridulce y combina bien con platos escandinavos y alemanes.

Pasta

La pasta ha adquirido una gran popularidad y existen muchos tipos y formas. Tenga una buena selección en casa, y siempre las más básicas: láminas para lasaña, tallarines o cintas y espaguetis. Para variar, pruébelas con sabor a tomate o espinaca, así como las frescas. O mejor aún, haga su propia pasta a mano, lo que, aunque requiere tiempo, puede resultar muy gratificante. Si puede, compre una máquina para cortar la pasta. También puede adquirir un "árbol para pasta" de madera, del que se cuelga la pasta para dejarla secar. Si hay niños en casa, seguro que lloverán entusiastas ofertas de ayuda.

Salsas embotelladas

La salsa de soja es un elemento básico de la cocina oriental; se elabora con soja amarilla fermentada mezclada con trigo, sal, levadura y azúcar. La salsa de soja clara tiende a ser bastante salada, mientras que la oscura es más dulzona y se suele utilizar para salsas y cremas para mojar. La salsa *teriyaki* da un auténtico sabor japonés a los salteados. Espesa y oscura, sus ingredientes principales son salsa de soja, vinagre, aceite de sésamo y algunas especias. Las salsas de habichuelas negras y amarillas aportan al instante un auténtico sabor chino a los salteados. La negra es la de sabor más intenso; la amarilla es más suave y resulta excelente con verduras.

Vinagres

Escoja tres o cuatro tipos: vinagre de vino blanco o tinto, de sidra, ligero de malta, de estragón, de jerez o balsámico, por mencionar sólo algunos. También puede utilizar vinagres aromatizados con ajo o hierbas. Cada uno de ellos aportará su toque característico a las recetas.

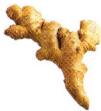

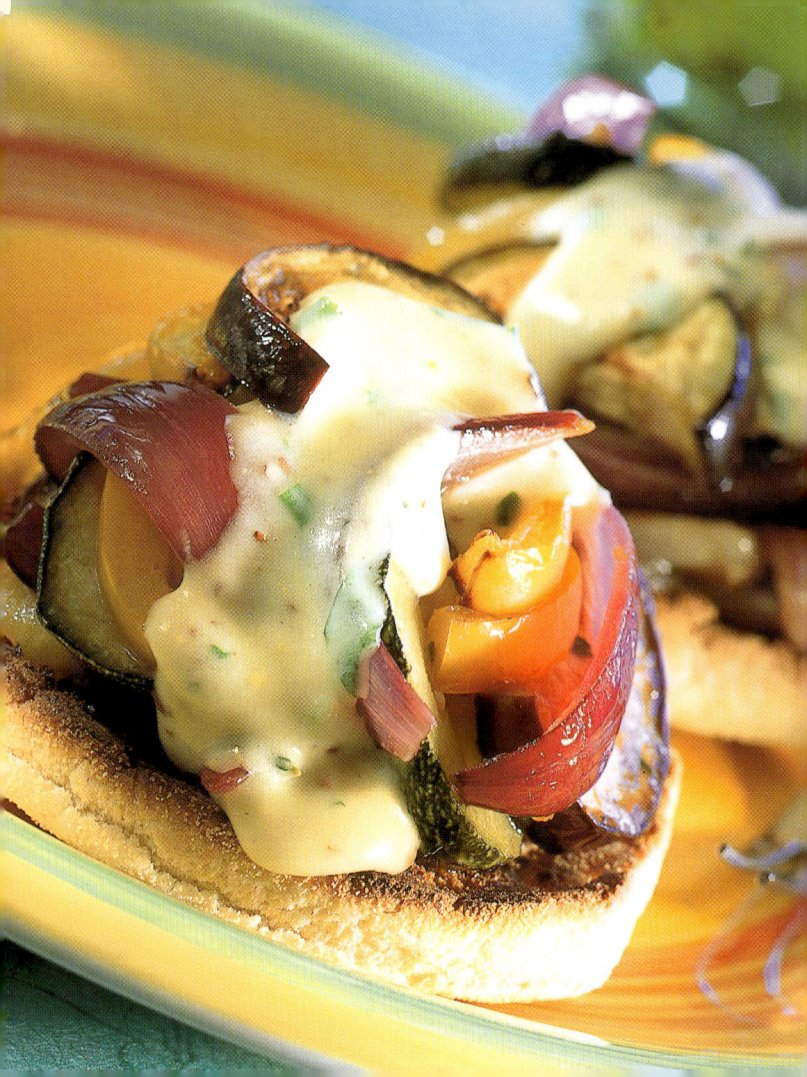

Sopas y entrantes

La sopa es fácil de elaborar y siempre sienta bien.
Y con verduras se puede preparar una amplísima
variedad de sopas. Pueden ser suculentas y cremosas,
espesas y con tropezones, ligeras y delicadas, calientes o
frías. Por lo general, con las verduras se hace un puré
para obtener una consistencia suave y espesar la sopa,
pero también se pueden triturar sólo algunos de los
ingredientes para conseguir una textura más
interesante. Además de verduras se pueden utilizar
muchos otros ingredientes, como legumbres, cereales,
fideos, queso y yogur. También resulta fácil sustituir un
ingrediente por otro, según lo que se tenga a mano.

Los entrantes son una parte importante de toda
comida, pues dictan la pauta para el resto del menú
y abren el apetito. Por lo tanto, deben ser atractivos y
sabrosos, pero también armonizar con el resto de la
comida en cuanto a consistencia e ingredientes.
Basándose en ello, este capítulo contiene un estupendo
surtido de sabrosas y variadas recetas, adecuadas para
cada ocasión y de distintas procedencias, por ejemplo,
orientales, indias y mediterráneas: cualquiera de ellas
constituirá un delicioso principio para una comida.

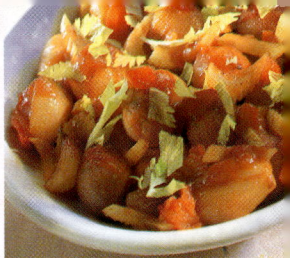

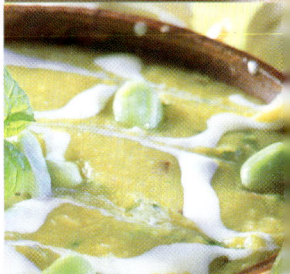

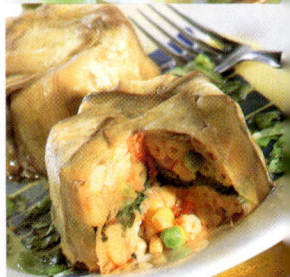

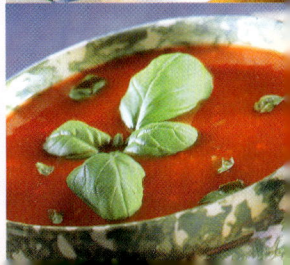

Sopa de alubias variadas

Para 4 personas

INGREDIENTES

1 cucharada de aceite vegetal

1 cebolla roja partida por
    la mitad y después
    en rodajas

100 g de patata cortada en dados

1 zanahoria cortada en dados

1 puerro cortado en rodajas

1 guindilla verde cortada en
    rodajas

3 dientes de ajo chafados

1 cucharadita de cilantro molido

1 cucharadita de guindilla
    molida

1 litro de caldo vegetal

450 g de alubias de lata
    escurridas, por ejemplo
    frijoles colorados, *borlotti*,
    pintas o negritas

sal y pimienta

2 cucharadas de cilantro picado,
para adornar

1 En una cazuela grande, caliente el aceite y saltee la cebolla, la patata, la zanahoria y el puerro, removiendo, durante 2 minutos o hasta que las hortalizas se empiecen a ablandar.

2 Incorpore las rodajas de guindilla y el ajo chafado, y saltee 1 minuto más.

3 Después, añada el cilantro molido, la guindilla molida y el caldo vegetal.

4 Llévelo a ebullición, baje el fuego y cuézalo durante 20 minutos, o hasta que las verduras estén tiernas.

5 Incorpore las alubias, salpimente bien y cueza la sopa otros 10 minutos, removiendo de vez en cuando.

6 Lleve la sopa a la mesa en una sopera caliente. Puede presentarla, también, en platos individuales, adornada con el cilantro picado.

SUGERENCIA

Acompañe esta sopa con rebanadas de pan de maíz caliente o pan de queso.

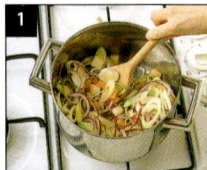

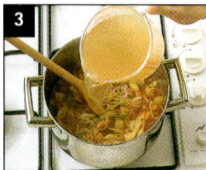

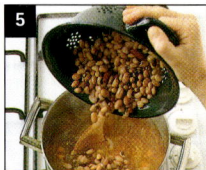

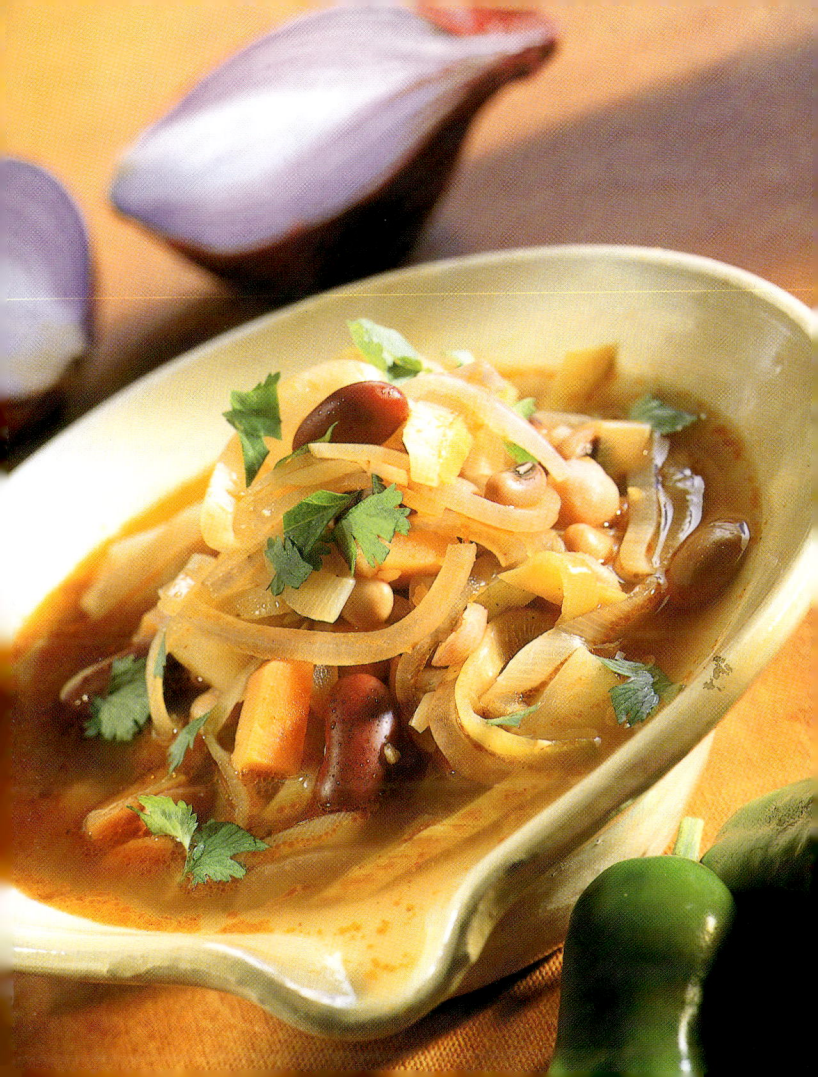

Sopa cremosa de maíz y verduras

Para 4 personas

INGREDIENTES

1 cucharada de aceite vegetal	2 cucharadas de harina	75 g de queso cheddar vegetal
1 cebolla roja cortada en dados	600 ml de leche	rallado
1 pimiento rojo cortado en dados	300 ml de caldo vegetal	sal y pimienta
3 dientes de ajo chafados	50 g de ramitos de brécol	1 cucharada de cilantro fresco,
1 patata grande cortada en	300 g de maíz enlatado en su	para adornar
dados	jugo, escurrido	

1 En una cazuela grande, caliente el aceite y saltee la cebolla, el pimiento, el ajo y la patata 2-3 minutos, removiendo.

2 Añada la harina y rehogue durante 30 segundos más. Agregue la leche y el caldo.

3 Incorpore el brécol y el maíz. Lleve la sopa a ebullición, removiendo, baje la temperatura y cuézala a fuego lento durante unos 20 minutos, o hasta que las verduras estén tiernas.

4 Añada 50 g de queso y remueva hasta que se haya fundido.

5 Salpimente la sopa y viértala en una sopera caliente. Antes de llevarla a la mesa, adórnela espolvoreándola con cilantro picado y el resto del queso.

SUGERENCIA

Si desea obtener una textura aún más cremosa, añada un chorrito de nata líquida junto con la leche.

SUGERENCIA

El queso vegetal se elabora con cuajos de origen no animal, utilizando enzimas de hongos o microbios.

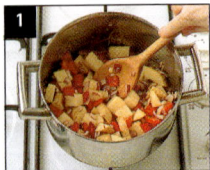

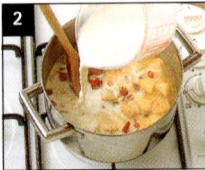

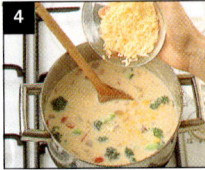

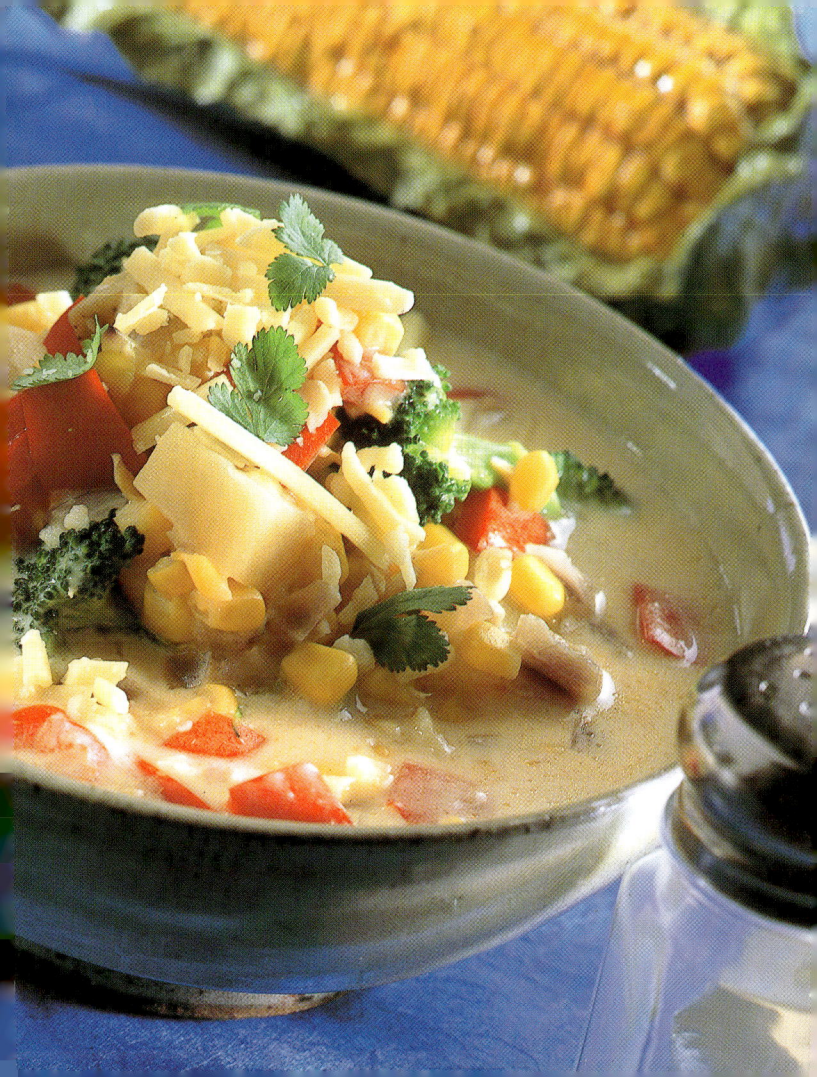

Sopa de coliflor y brécol con queso gruyère

Para 4 personas

INGREDIENTES

3 cucharadas de aceite vegetal	600 ml de leche	pimentón y virutas de gruyère
1 cebolla roja picada	300 ml de caldo vegetal	vegetal para adornar
2 dientes de ajo chafados	75 g de queso gruyère vegetal,	
300 g de ramitos de coliflor	rallado	
300 g de ramitos de brécol	una pizca de pimentón	
1 cucharada de harina	150 ml de nata líquida	

1 En una cazuela, caliente el aceite y saltee la cebolla, el ajo, la coliflor y el brécol durante 3-4 minutos, removiendo. Agregue la harina y rehogue 1 minuto más, sin dejar de remover.

2 Incorpore la leche y el caldo y llévelo a ebullición. Baje la temperatura y cuézalo 20 minutos.

3 Retire una cuarta parte de las verduras, y resérvelas.

4 Ponga la sopa en una batidora y bata durante 30 segundos, hasta obtener una crema ligera. Viértala en una cazuela limpia.

5 Incorpore las verduras reservadas en la sopa.

6 Añada el queso rallado, el pimentón y la nata líquida, y caliente la sopa durante unos 2-3 minutos, sin que llegue a hervir, hasta que el queso empiece a fundirse.

7 Sirva la sopa en boles calientes, adornada con virutas de gruyère y pimentón.

SUGERENCIA

Esta sopa no debe hervir una vez añadida la nata líquida, pues si lo hiciera quedaría grumosa. Si lo prefiere, utilice yogur natural en lugar de nata líquida, pero tampoco la deje hervir.

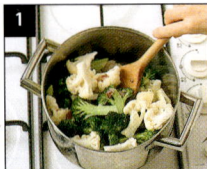

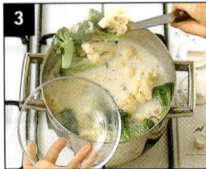

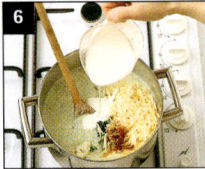

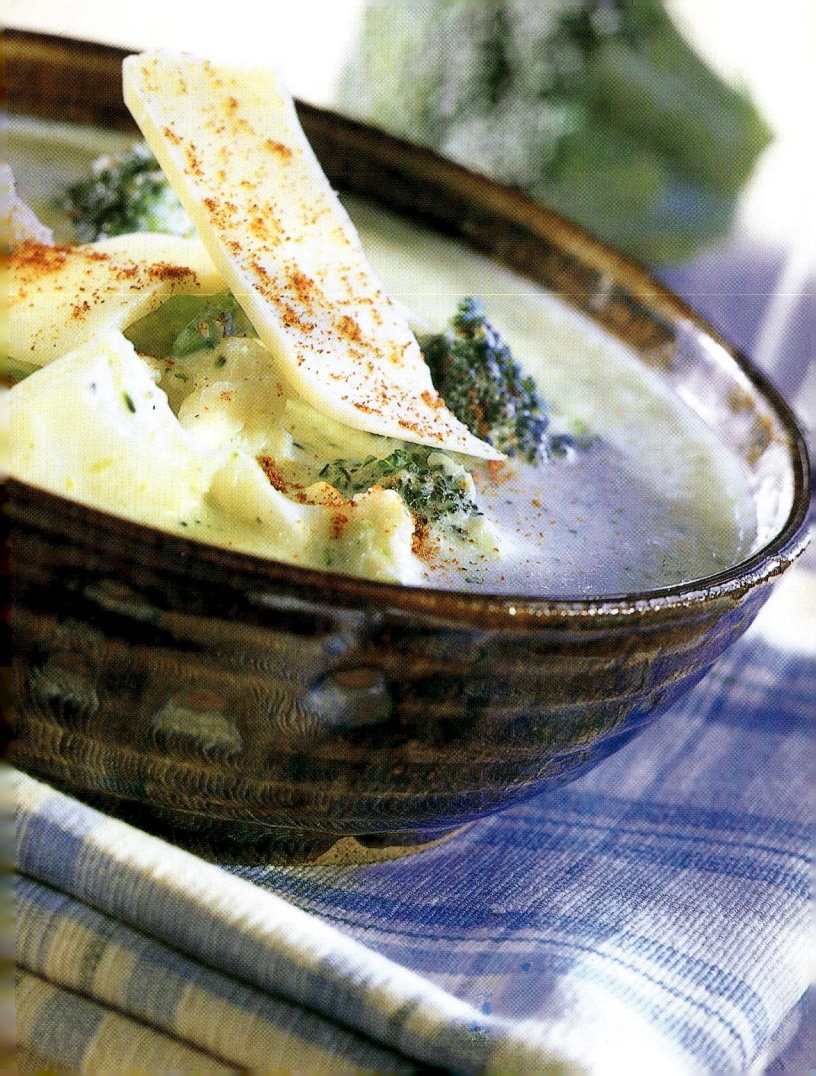

Sopa de apio, queso stilton y nueces

Para 4 personas

INGREDIENTES

50 g de mantequilla
2 chalotes picados
3 tallos de apio picados
1 diente de ajo chafado
2 cucharadas de harina
600 ml de caldo vegetal

300 ml de leche
150 g de queso azul stilton
    desmenuzado, y un poco más
    para adornar
2 cucharadas de nueces en trozos
    grandes

150 ml de yogur natural
sal y pimienta
hojas de apio picadas, para
    adornar

1 Derrita la mantequilla en una cazuela grande y saltee el chalote, el apio y el ajo durante 2-3 minutos, removiendo, hasta que se hayan ablandado.

2 Añada la harina y rehogue durante 30 segundos.

3 Incorpore gradualmente el caldo vegetal y la leche, y llévelo a ebullición.

4 Baje el fuego y añada el queso y las nueces. Tape la cazuela y cueza a fuego lento 20 minutos.

5 Agregue el yogur y caliente la sopa durante 2 minutos, sin que llegue a hervir.

6 Sazone bien la sopa con sal y pimienta y sírvala de inmediato, en una sopera o en cuencos individuales calientes, adornada con las hojas de apio picadas y espolvoreada con un poco más de queso azul.

SUGERENCIA

Además de aportar proteínas, vitaminas y lípidos necesarios, los frutos secos también añaden sabor y textura a las comidas vegetarianas.

VARIACIÓN

Si lo prefiere, puede utilizar otro tipo de queso azul, como dolcelatte o gorgonzola, o un cheddar vegetal de sabor fuerte, rallado.

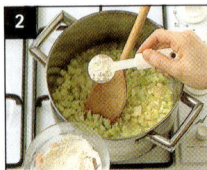

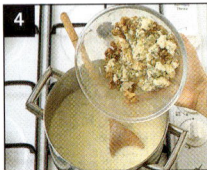

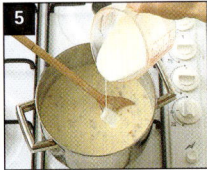

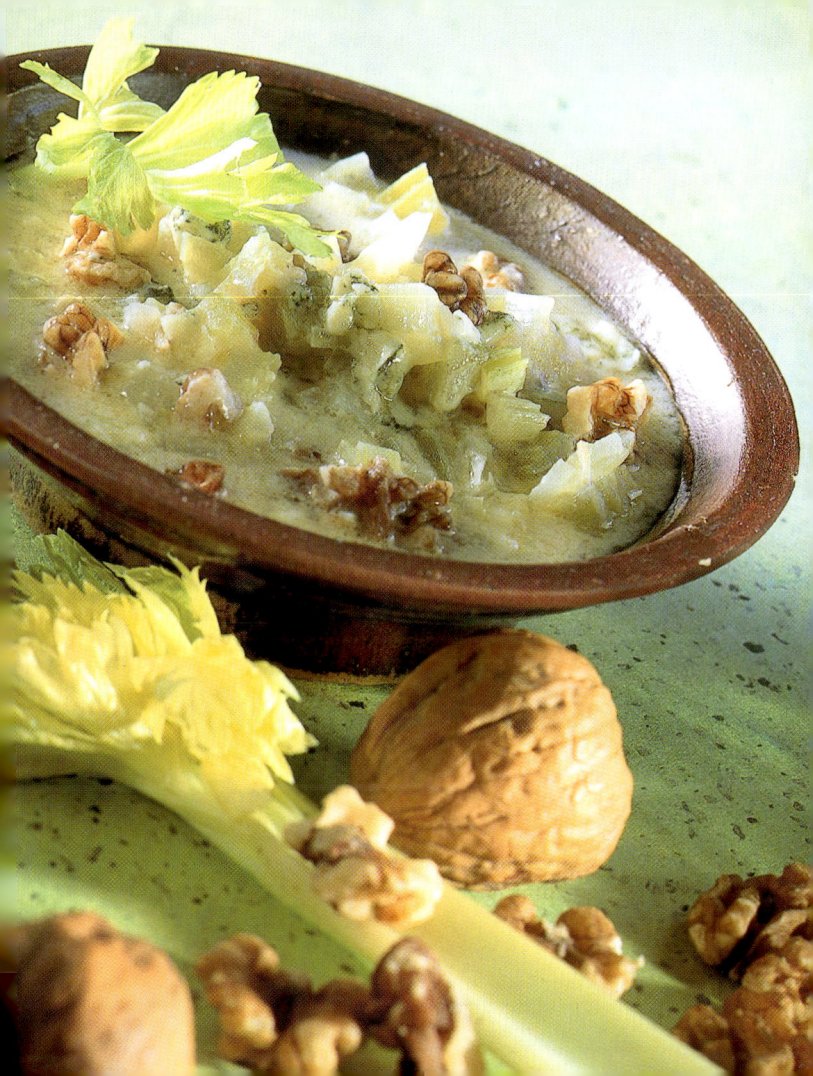

Sopa de chirivía al curry

Para 4 personas

INGREDIENTES

1 cucharada de aceite vegetal
1 cucharada de mantequilla
1 cebolla roja picada
3 chirivías picadas

2 dientes de ajo chafados
2 cucharaditas de *garam masala*
½ cucharadita de guindilla
   molida
1 cucharada de harina

850 ml de caldo vegetal
la ralladura y el zumo de 1 limón
sal y pimienta
ralladura de limón, para adornar

1 En una cazuela, caliente el aceite y la mantequilla hasta que esta última se derrita.

2 Añada la cebolla, la chirivía y el ajo, y saltee durante 5-7 minutos, removiendo, hasta que se hayan ablandado.

3 Agregue la *garam masala* y la guindilla molida y rehogue otros 30 segundos, removiendo.

4 Espolvoree con la harina, mezcle bien y rehogue 30 segundos más.

5 Incorpore el caldo, la ralladura y el zumo de limón, y llévelo a ebullición. Baje la temperatura y cuézalo a fuego lento 20 minutos.

6 Retire algunas verduras con una espumadera y resérvelas. Triture el resto de la sopa en la batidora, durante 1 minuto o hasta obtener una crema suave.

7 Vierta la sopa en una cazuela limpia, e incorpore las verduras reservadas. Caliéntela unos 2 minutos. Salpimente.

8 Sirva la sopa de inmediato, en cuencos individuales calientes, adornada con ralladura de limón.

VARIACIÓN

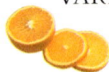

Si lo prefiere, utilice 1 naranja de tamaño medio en lugar de limón, y aderece con ralladura de naranja.

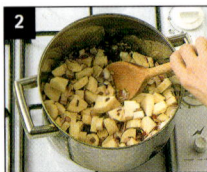

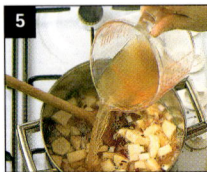

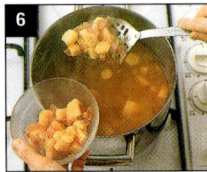

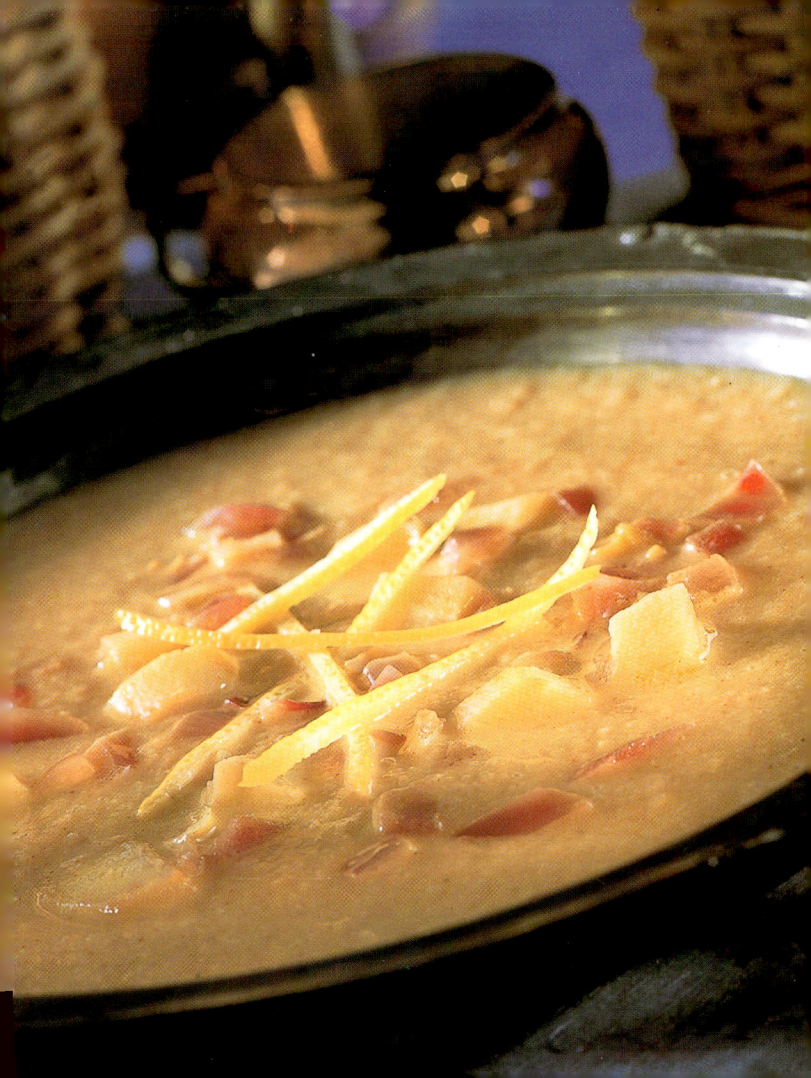

Sopa de aguaturmas

Para 4 personas

INGREDIENTES

675 g de aguaturmas
5 cucharadas de zumo de naranja
25 g de mantequilla
1 puerro picado

1 diente de ajo chafado
300 ml de caldo de verduras
150 ml de leche
2 cucharadas de cilantro picado

150 ml de yogur natural
ralladura de naranja, para
adornar

1 Lave las aguaturmas, póngalas en una cazuela grande con 2 cucharadas del zumo de naranja, y vierta agua hasta cubrirlas. Llévelas a ebullición, baje la temperatura y cuézalas durante 20 minutos o hasta que estén tiernas.

2 Escurra las aguaturmas, reservando 425 ml del líquido de cocción.

3 Cuando estén frías, pélelas, colóquelas en un cuenco grande y prepare un puré.

4 Derrita la mantequilla en una cazuela y rehogue el puerro y el ajo 2-3 minutos, removiendo, hasta que el puerro se ablande.

5 Incorpore el puré de aguaturma, el líquido de cocción, el caldo, la leche y el resto del zumo de naranja. Llévelo a ebullición, baje la temperatura y cuézalo a fuego suave 2-3 minutos.

6 Retire un poco de puerro con la espumadera y resérvelo. Triture el resto de la sopa

en una batidora durante 1 minuto, hasta que esté suave.

7 Vierta la sopa en una cazuela limpia y añada el puerro reservado, el cilantro y el yogur.

8 Sirva la sopa en cuencos individuales, adornada con la ralladura de naranja.

VARIACIÓN

Si no encuentra aguaturmas, puede elaborar la receta con boniatos.

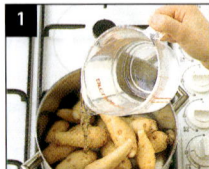

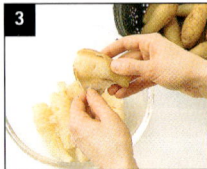

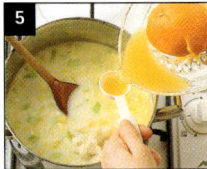

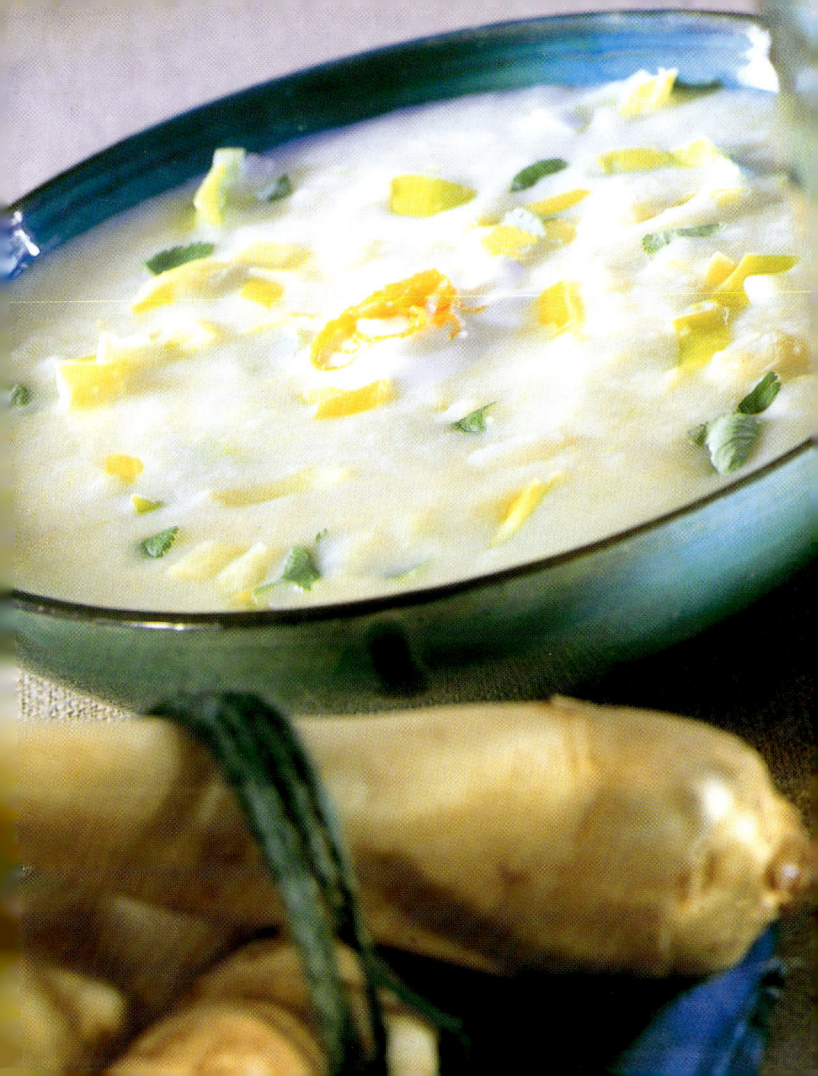

Sopa de pimiento rojo y guindilla

Para 4 personas

INGREDIENTES

225 g de pimientos rojos,
despepitados y cortados
en rodajas
1 cebolla cortada en rodajas

2 dientes de ajo chafados
1 guindilla verde picada
300 ml de *passata* (preparación
italiana de tomate triturado)

600 ml de caldo vegetal
2 cucharadas de albahaca picada
ramitas de albahaca fresca, para
adornar

1 Ponga el pimiento en una cazuela grande junto con la cebolla, el ajo y la guindilla. Añada la *passata* y el caldo vegetal, y llévelo a ebullición, removiendo bien.

2 Baje la temperatura y cuézalo a fuego lento durante 20 minutos, o hasta que el pimiento se haya ablandado. Escúrralo y reserve el líquido y las verduras por separado.

3 Pase las verduras por el pasapurés. También puede batirlas en la batidora hasta obtener un puré suave.

4 Incorpore el puré de verduras en una cazuela limpia junto con el líquido reservado de la cocción. Añada la albahaca y caliéntelo bien. Sirva la sopa adornada con las ramitas de albahaca fresca.

SUGERENCIA

La albahaca es una hierba que puede crecer fácilmente en una maceta colocada en la ventana.

VARIACIÓN

Esta sopa también resulta deliciosa si se sirve fría, agregándole 150 ml de yogur natural.

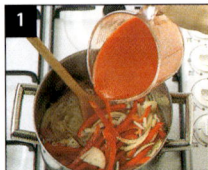

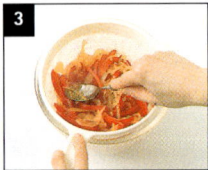

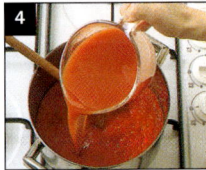

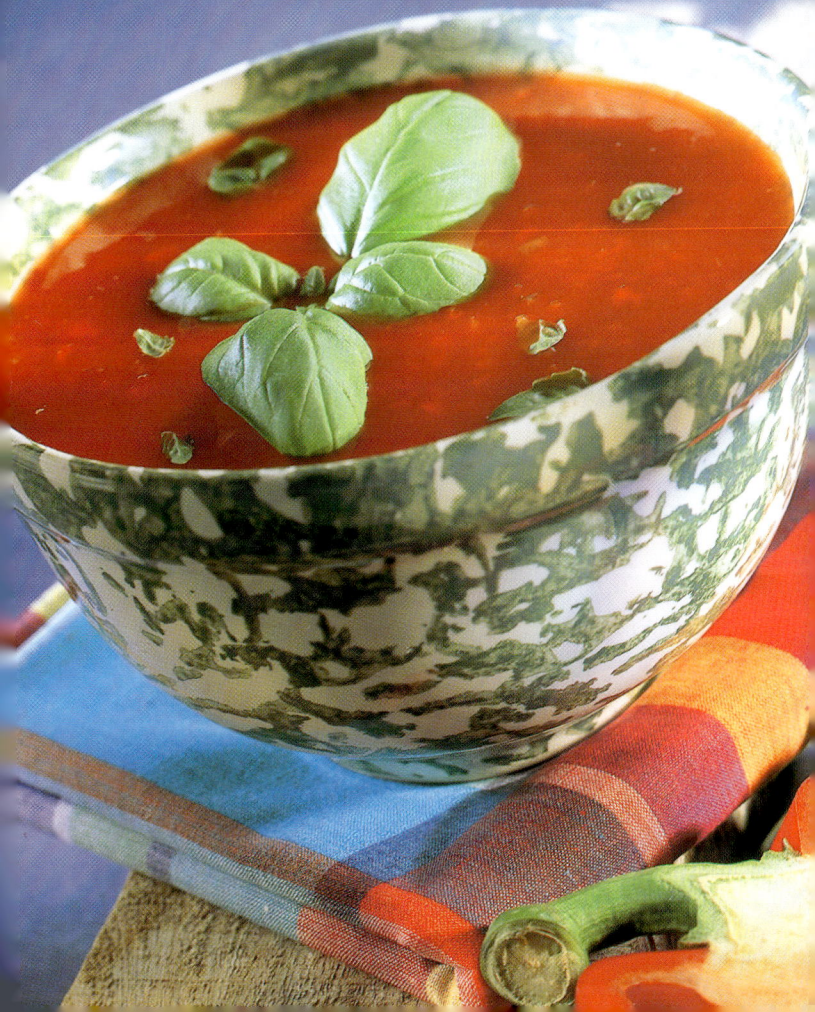

Sopa de dahl

Para 4 personas

INGREDIENTES

25 g de mantequilla	¹/₄ de cucharadita de guindilla	600 ml de caldo vegetal
2 dientes de ajo chafados	molida	300 ml de leche de coco
1 cebolla picada	1 kg de tomate de lata, escurrido	sal y pimienta
¹/₂ cucharadita de cúrcuma	y triturado	cilantro picado y rodajas de limón,
1 cucharadita de *garam masala*	175 g de lentejas	para adornar
1 cucharadita de comino molido	2 cucharaditas de zumo de limón	pan indio tipo *naan*, para servir

1 Derrita la mantequilla en una cazuela grande y saltee el ajo y la cebolla, removiendo, durante 2-3 minutos. Añada las especias y rehogue otros 30 segundos.

2 Incorpore el tomate, las lentejas, el zumo de limón, el caldo vegetal y la leche de coco, y llévelo a ebullición.

3 Cueza la sopa a fuego lento durante unos 25-30 minutos, hasta que las lentejas estén tiernas.

4 Salpimente al gusto y vierta la sopa en una sopera caliente. Adórnela y sírvala con pan indio tipo *naan* caliente.

SUGERENCIA

En supermercados y tiendas especializadas se venden latas de leche de coco. También se puede preparar rallando coco cremoso, que se vende en forma de barras sólidas, y mezclándolo con agua.

SUGERENCIA

Si las lentejas empiezan a absorber demasiado líquido, vaya añadiendo pequeñas cantidades de agua caliente durante la cocción.

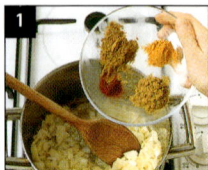

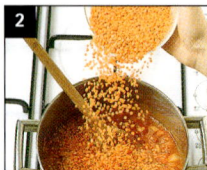

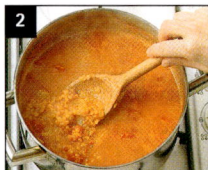

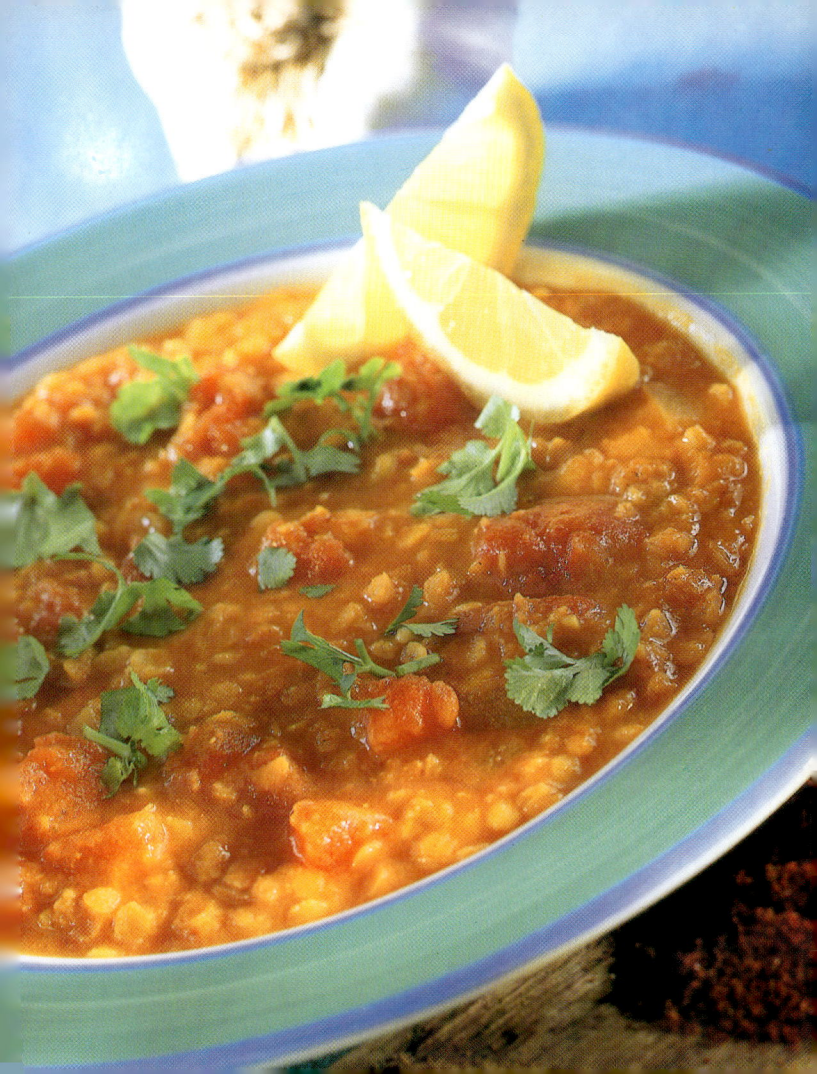

Sopa de aguacate y verduras

Para 4 personas

INGREDIENTES

1 aguacate maduro bastante grande
2 cucharadas de zumo de limón
1 cucharada de aceite vegetal

50 g de maíz de lata, escurrido
2 tomates pelados, despepitados y troceados
1 diente de ajo chafado
1 puerro picado

1 guindilla roja picada
425 ml de caldo vegetal
150 ml de leche
puerro cortado en rodajas finas, para adornar

1 Pele el aguacate y cháfelo con un tenedor, junto con el zumo de limón, y resérvelo.

2 Caliente el aceite en una cazuela y saltee el maíz, el tomate, el ajo, el puerro y la guindilla, durante 2-3 minutos o hasta que las verduras se ablanden.

3 Bata la mitad de las verduras, junto con el aguacate, hasta que haya obtenido un puré suave. Viértalo en una cazuela limpia.

4 Incorpore el caldo, la leche y la verdura reservada, y caliente la sopa a fuego suave 3-4 minutos. Sírvala adornada con el puerro.

SUGERENCIA

Para extraerle el hueso al aguacate, lo mejor es cortarlo por la mitad, clavar en un extremo del hueso la punta de un cuchillo y hacerlo girar hasta que se desprenda.

SUGERENCIA

Si prefiere servirla fría, pase la sopa directamente de la batidora a la sopera, añada el caldo y la leche, cúbrala y déjela en la nevera un mínimo de 4 horas.

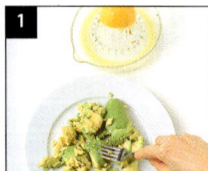

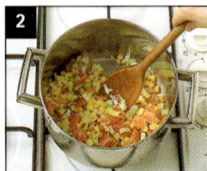

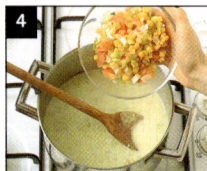

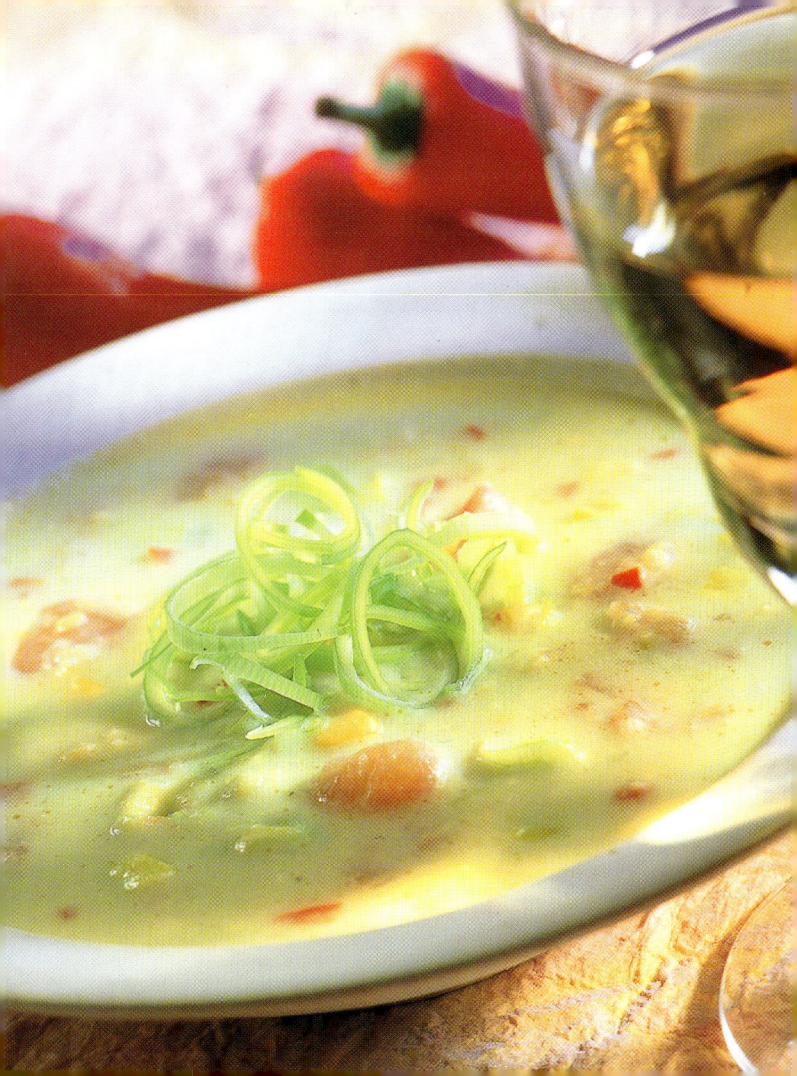

Sopa española de tomate con picatostes

Para 4 personas

INGREDIENTES

4 cucharadas de aceite
   de oliva
1 cebolla picada
3 dientes de ajo chafados
1 pimiento verde picado
1/2 cucharada de guindilla molida
450 g de tomates troceados

225 g de pan cortado
   en dados
1 litro de caldo vegetal

PAN DE AJO:
4 rebanadas de pan crujiente
   o chapata

2 dientes de ajo
4 cucharadas de aceite de oliva
25 g de queso cheddar vegetal
   rallado
guindilla molida, para
   espolvorear

1 Caliente el aceite de oliva en una sartén grande o en una cazuela, y rehogue la cebolla junto con el ajo y el pimiento, durante 2-3 minutos o hasta que la cebolla se haya ablandado.

2 Incorpore la guindilla molida y el tomate, y rehogue a fuego moderado hasta que el sofrito se espese.

3 Añada los dados de pan y el caldo, y cueza la sopa durante 10-15 minutos, hasta que se haya espesado y esté bastante suave.

4 Para preparar el pan de ajo, tueste las rebanadas bajo el grill. Frótelas con el ajo, vierta por encima un chorro de aceite, espolvoree con el queso y gratínelas 2-3 minutos, hasta que el queso se haya fundido. Espolvoree con la guindilla molida y sirva el pan de ajo con la sopa.

VARIACIÓN

Si lo prefiere, utilice pimiento rojo en lugar de verde.

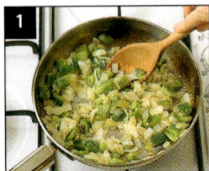

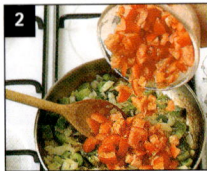

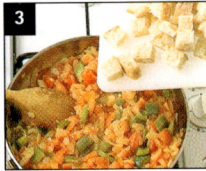

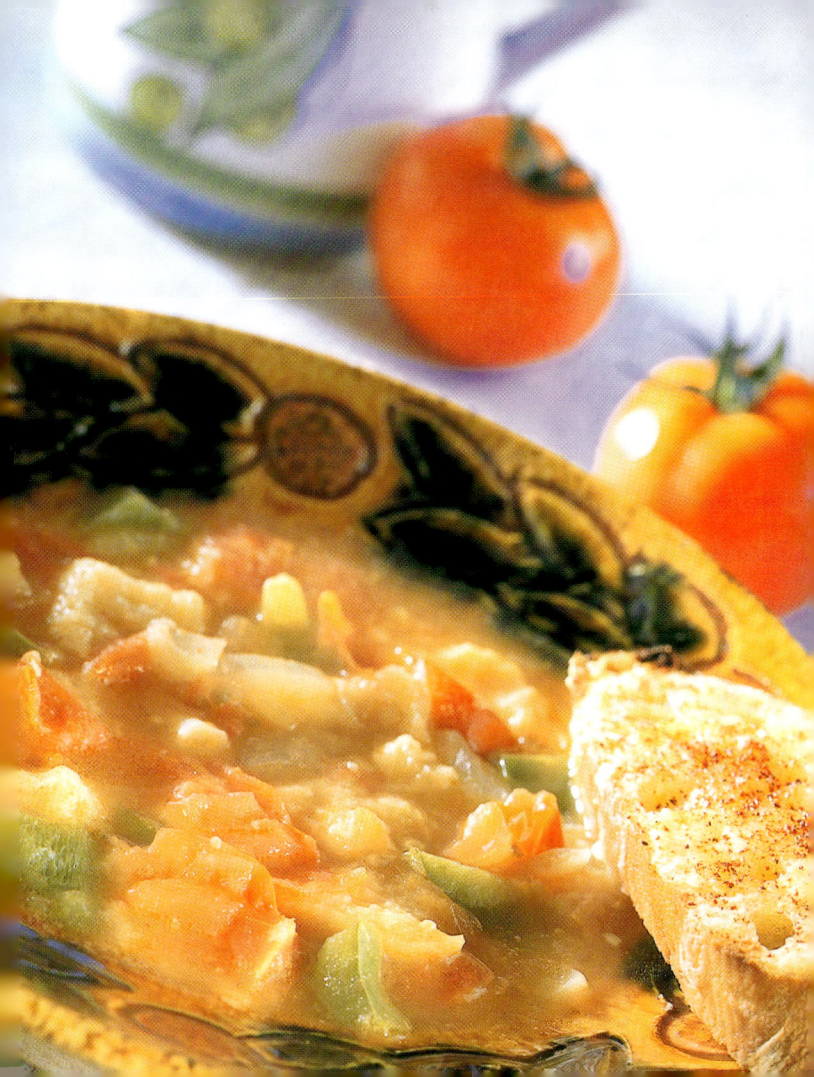

Sopa de habas y menta

Para 4 personas

INGREDIENTES

2 cucharadas de aceite de oliva
1 cebolla roja picada
2 dientes de ajo chafados
2 patatas cortadas en dados
850 ml de caldo vegetal

450 g de habas, a temperatura
   ambiente si se utilizan
   congeladas
2 cucharadas de menta fresca
   picada

ramitas de menta fresca
   y yogur, para adornar

1 Caliente el aceite de oliva en una cazuela grande y rehogue la cebolla y el ajo 2-3 minutos, hasta que se ablanden.

2 Añada las patatas y saltéelas 5 minutos, removiendo bien.

3 Incorpore las habas y el caldo, cúbralo y cuézalo a fuego lento 30 minutos o hasta que las habas y las patatas estén tiernas.

4 Retire algunas verduras con una espumadera y resérvelas. Coloque el resto de la sopa en una picadora o batidora y bata hasta obtener una crema suave.

5 Vierta la crema en una cazuela limpia e incorpore las verduras reservadas y la menta. Remueva bien, y caliente la sopa ligeramente.

6 Vierta la sopa en una sopera o en cuencos individuales calientes. Adórnela con unos trazos de yogur y ramitas de menta fresca, y sírvala inmediatamente.

VARIACIÓN

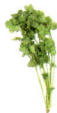

Aderece la sopa con cilantro fresco y ½ cucharadita de comino molido en lugar de menta.

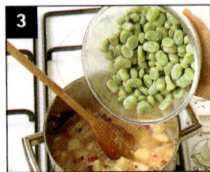

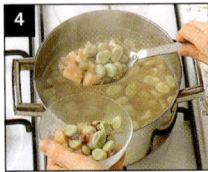

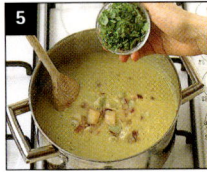

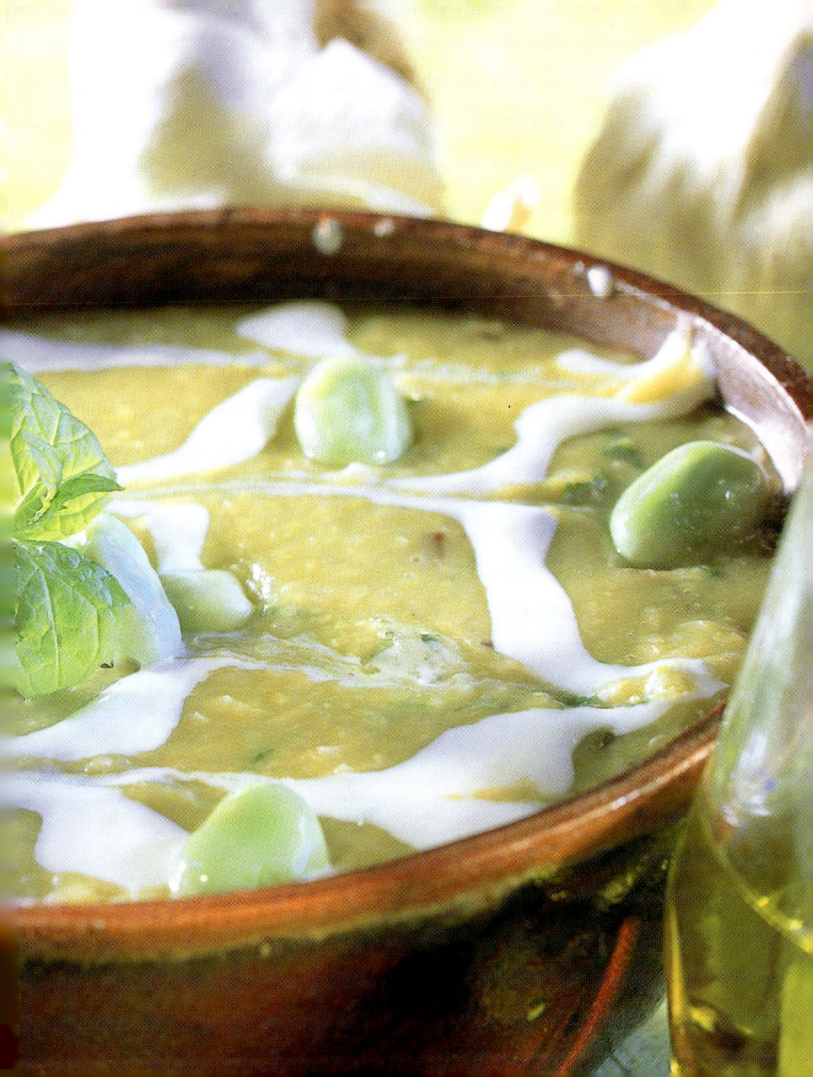

Cáscaras de piel de patata crujientes

Para 4 personas

INGREDIENTES

4 patatas grandes para asar	1 naranja, pelada y separada	RELLENO DE ALUBIAS:
2 cucharadas de aceite vegetal	en gajos	100 g de alubias variadas de lata,
4 cucharaditas de sal	1 manzana roja cortada en dados	escurridas
150 ml de crema agria y	½ pimiento rojo cortado en	1 cebolla cortada por la mitad
2 cucharaditas de cebollino	dados	y después en rodajas
picado, para servir	1 cucharada de perejil picado	1 tomate picado
tallos de cebollino, para adornar	1 cucharada de salsa de soja	2 cebolletas picadas
	clara	2 cucharaditas de zumo de limón
ENSALADA DE BROTES DE SOJA:	1 cucharada de miel	sal y pimienta
50 g de brotes de soja	1 diente de ajo pequeño	
1 tallo de apio cortado en rodajas	chafado	

1 Limpie las patatas y colóquelas sobre una bandeja para el horno. Pínchelas con un tenedor y frote la piel con aceite y sal.

2 Ase las patatas en el horno precalentado a 200 °C, durante 1 hora o hasta que estén tiernas.

3 Córtelas por la mitad a lo largo y extraiga la pulpa, dejando una capa de 1 cm de espesor. Hornee las cáscaras, con la piel hacia arriba, 10 minutos o hasta que estén crujientes.

4 En un cuenco, mezcle los ingredientes de la ensalada de brotes de soja y aderécelos con la salsa de soja, la miel y el ajo.

5 Mezcle los ingredientes del relleno de alubias en un bol.

6 En otro cuenco, mezcle la crema agria y el cebollino.

7 Sirva las cáscaras de piel de patata calientes rellenas con los dos tipos de ensalada, y aderezadas con tallos de cebollino y la salsa de crema y cebollino.

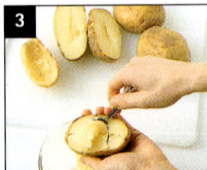

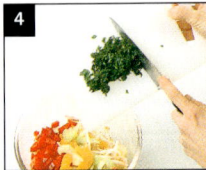

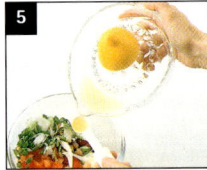

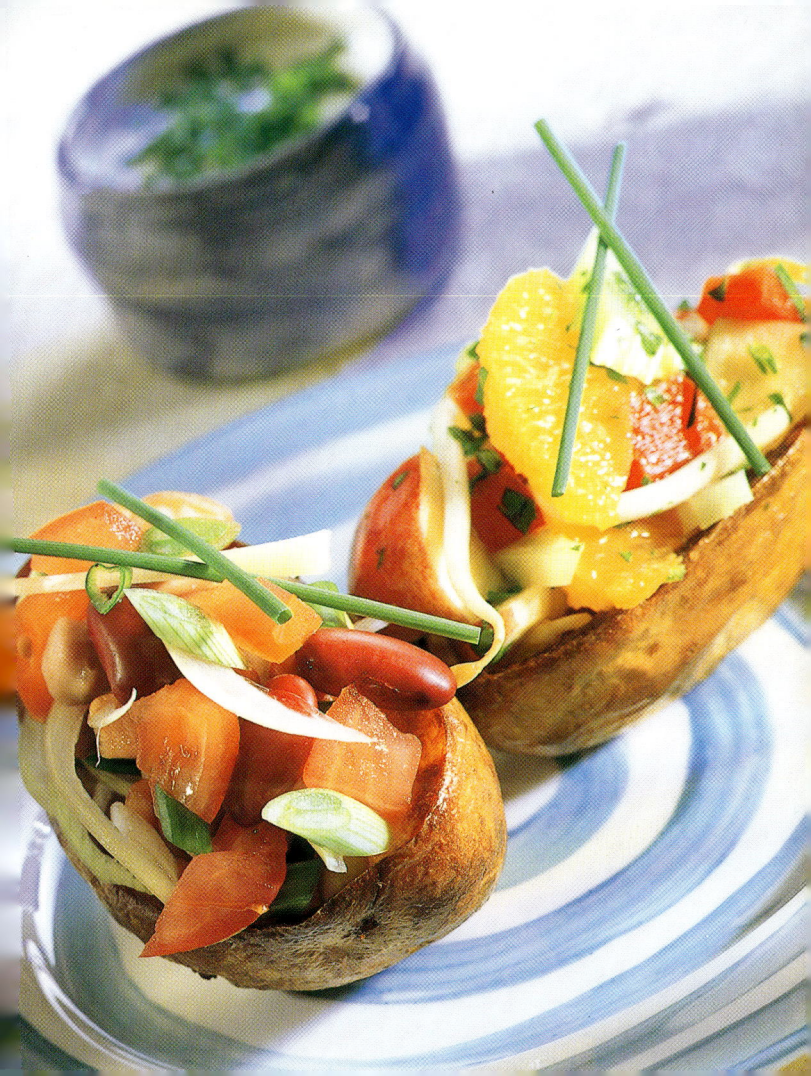

Bruschetta de tomate y aceitunas

Para 4 personas

INGREDIENTES

4 *muffins*
2 cucharadas de mantequilla
4 dientes de ajo chafados
1 cucharada de albahaca picada
4 tomates maduros grandes
1 cucharada de pasta de tomate

8 aceitunas negras deshuesadas,
    partidas por la mitad
50 g de mozzarella en lonchas
sal y pimienta
hojas de albahaca fresca, para
    adornar

ALIÑO:
1 cucharada de aceite de oliva
2 cucharaditas de zumo de limón
1 cucharadita de miel

1 Corte los *muffins* por la mitad para obtener 8 rebanadas gruesas. Tuéstelas bajo el grill durante 2-3 minutos, hasta que estén doradas.

2 Mezcle la mantequilla con el ajo y la albahaca, y unte las tostadas.

3 Haga una incisión en forma de cruz en la base de cada tomate y sumérjalos en un cuenco con agua hirviendo, para que resulte más fácil pelarlos. Al cabo de unos minutos, pinche los tomates con un tenedor para sacarlos del agua, pélelos y píquelos. Mezcle el tomate con la pasta de tomate y las aceitunas. Reparta la mezcla entre las 8 tostadas.

4 Mezcle los ingredientes del aliño y viértalo sobre los *muffins*. Coloque la mozzarella encima, y salpimente.

5 Gratine los *muffins* durante 1-2 minutos, hasta que el queso se funda.

6 Adórnelos con la albahaca fresca y sírvalos de inmediato.

VARIACIÓN

Conseguirá un sabor más mediterráneo si sustituye el zumo de limón por vinagre de Módena.

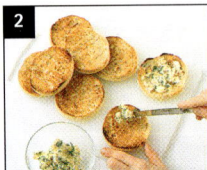

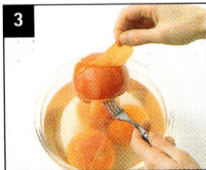

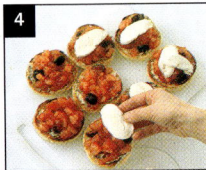

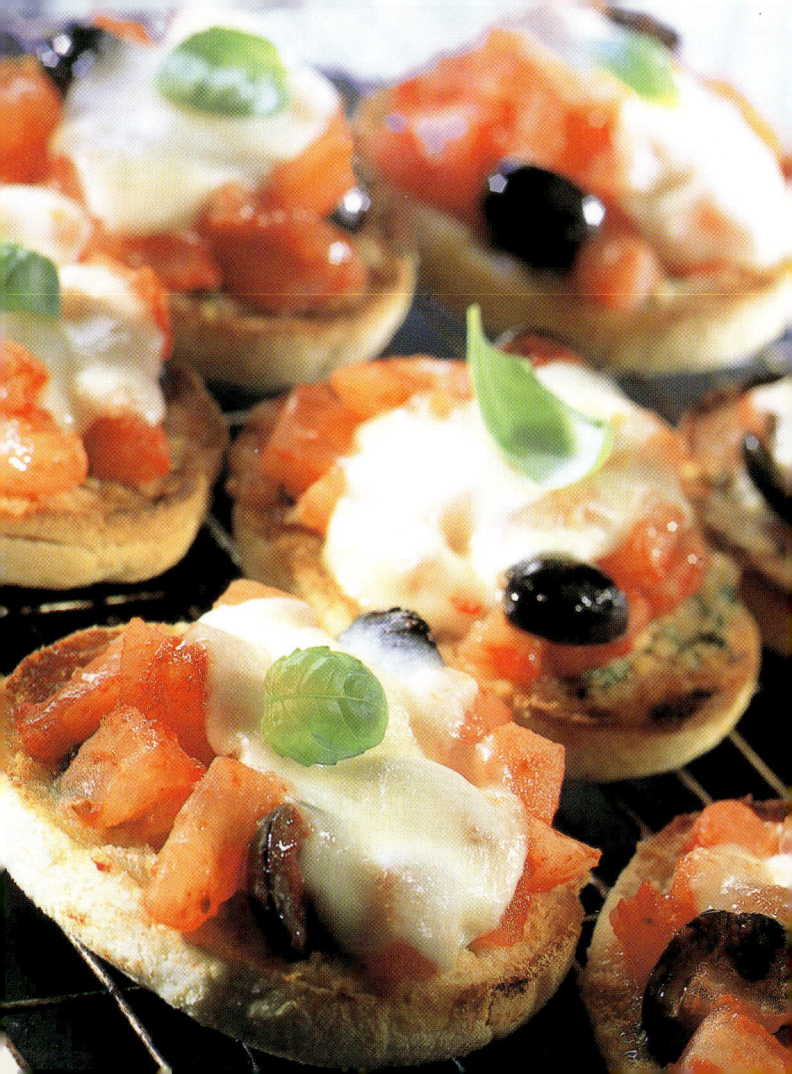

Paté de lentejas

Para 4 personas

INGREDIENTES

corianda

1 cucharada de aceite vegetal, y un poco más para engrasar	½ cucharadita de cilantro molido	2 cucharadas de *chutney* de mango
1 cebolla picada	850 ml de caldo vegetal	2 cucharadas de perejil picado
2 dientes de ajo chafados	175 g de lentejas	perejil picado, para adornar
1 cucharadita dc *garam masala*	1 huevo pequeño	hojas de lechuga y pan tostado caliente, para acompañar
	2 cucharadas de leche	

1 En una cazuela grande, caliente el aceite, y saltee la cebolla y el ajo 2-3 minutos, removiendo. Añada las especias y rehogue otros 30 segundos.

2 Agregue el caldo y las lentejas, y llévelas a ebullición. Reduzca la temperatura y cuézalas a fuego lento durante unos 20 minutos, hasta que estén cocidas y tiernas. Retire la cazuela del fuego y escurra el exceso de líquido.

3 En una picadora, triture las lentejas con el huevo, la leche, el *chutney* de mango y el perejil, hasta obtener una pasta suave.

4 Engrase un molde rectangular de 450 g, y forre la base con papel vegetal. Vierta la pasta en él y alise la superficie. Cueza el paté, tapado, en el horno precalentado a 200 °C, durante 40-45 minutos o hasta que esté firme al tacto.

5 Deje el paté en el molde durante 20 minutos, y a continuación póngalo en la nevera para que se acabe de enfriar bien.

6 Desmolde el paté sobre una fuente, córtelo en rodajas y adórnelo con el perejil picado. Sírvalo con lechuga y pan tostado.

VARIACIÓN

Puede aromatizar este paté con otras especias, como guindilla molida o mezcla china de cinco especias, y el chutney *se puede sustituir por condimento de tomate o de guindilla.*

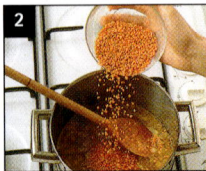

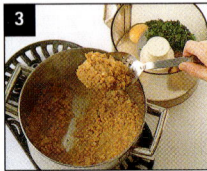

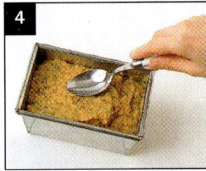

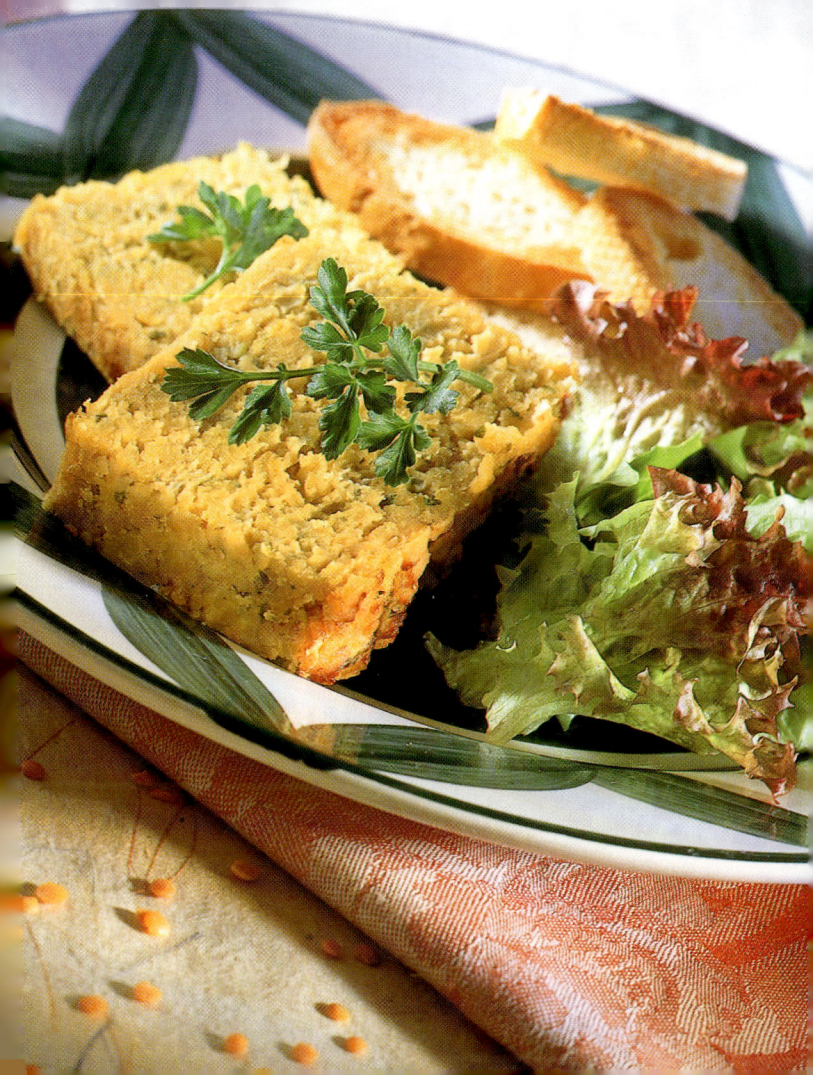

Muffins con verduras asadas

Para 4 personas

INGREDIENTES

1 cebolla roja cortada en 8 trozos	2 cucharadas de vermut	150 ml de leche
1 berenjena cortada a lo largo, y después en rodajas	2 dientes de ajo chafados	85 ml de caldo vegetal
	1 cucharada de tomillo picado	75 g de queso cheddar vegetal, rallado
1 pimiento amarillo cortado en rodajas	2 cucharaditas de azúcar moreno	
	4 *muffins* rebanados por la mitad	1 cucharadita de mostaza de grano entero
1 calabacín cortado en rodajas		
4 cucharadas de aceite de oliva	SALSA:	3 cucharadas de hierbas frescas variadas
1 cucharada de vinagre de vino al ajo	2 cucharadas de mantequilla	
	1 cucharada de harina	sal y pimienta

1 Disponga las verduras en un recipiente poco profundo. Mezcle el aceite con el vinagre, el vermut, el ajo, el tomillo y el azúcar, y vierta la vinagreta sobre las verduras. Déjelas en maceración durante 1 hora.

2 Coloque las verduras en una bandeja para el horno, y áselas en el horno precalentado a 200 °C unos 20-25 minutos, o hasta que se hayan ablandado.

3 Mientras tanto, vaya preparando la salsa. Derrita la mantequilla en un cazo y rehogue la harina durante 1 minuto, retirando a continuación el cazo del fuego. Agregue la leche y el caldo y vuelva a poner el recipiente al fuego. Llévelo a ebullición, sin dejar de remover, hasta que se haya espesado. Incorpore el queso, la mostaza y las hierbas variadas y salpimente bien.

4 Precaliente el grill a temperatura alta. Corte los *muffins* por la mitad y tuéstelos durante 2-3 minutos, hasta que estén dorados; retírelos y colóquelos sobre una fuente.

5 Distribuya unas cucharadas de la verdura asada sobre los *muffins* y vierta la salsa por encima. Sírvalos de inmediato.

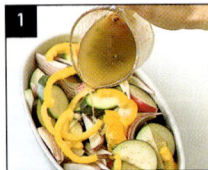

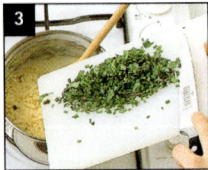

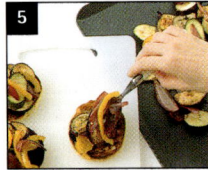

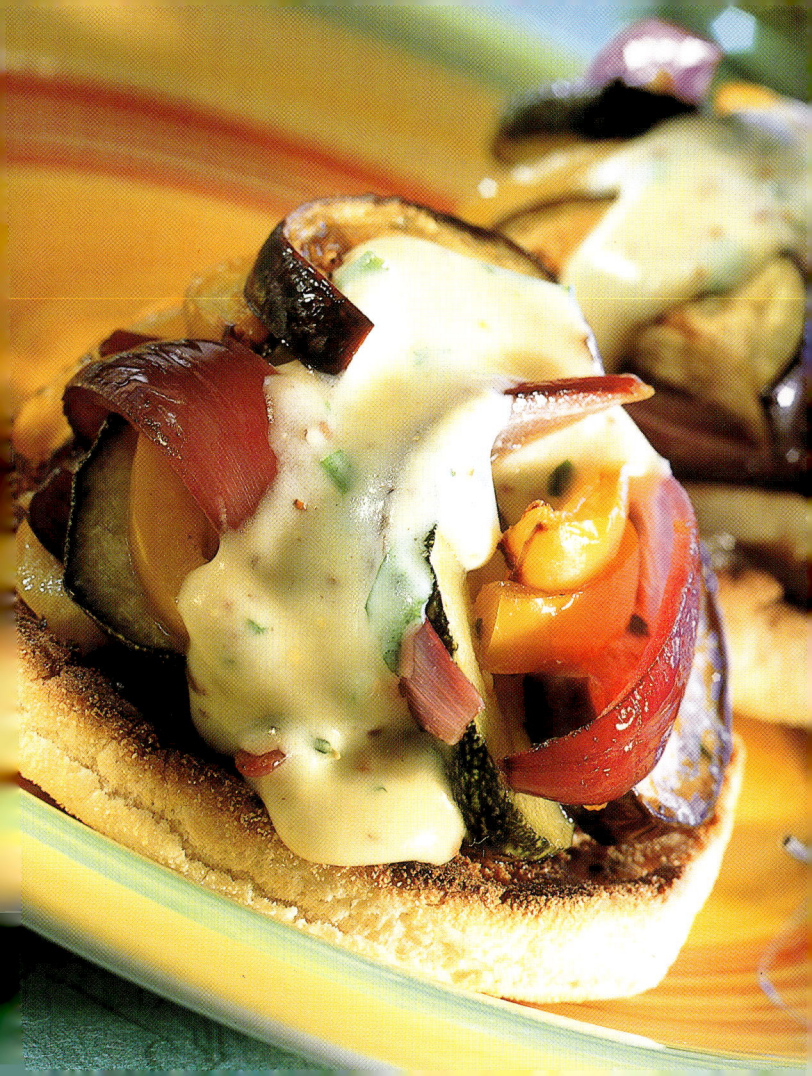

Tostadas con hommos y ajo

Para 4 personas

INGREDIENTES

HOMMOS:

1 lata de 400 g de garbanzos

el zumo de 1 limón grande

6 cucharadas de tahín (pasta
    de semillas de sésamo)

2 cucharadas de aceite de oliva

2 dientes de ajo chafados

sal y pimienta

cilantro fresco picado y aceitunas
    negras, para adornar

TOSTADAS:

1 chapata cortada en rebanadas

2 dientes de ajo chafados

1 cucharada de cilantro fresco
    picado

4 cucharadas de aceite de oliva

1 Para preparar el
hommos, escurra los
garbanzos, reservando un
poco de líquido. En una
batidora, tritúrelos, y vaya
añadiendo gradualmente
el líquido reservado y el
zumo de limón. Bata bien
después de cada adición,
hasta obtener una crema
suave.

2 Incorpore el tahín y
el aceite, pero reserve
1 cucharadita para aliñar.
Añada el ajo, sal y pimienta,
y vuelva a batir hasta que
esté suave.

3 Disponga el *hommos* en
un cuenco para servir.
Vierta por encima el resto
del aceite y decórelo con
el cilantro picado y las
aceitunas. Deje que se
enfríe en la nevera mientras
prepara las tostadas.

4 Coloque las rebanadas
de chapata bajo el grill,
en una sola capa.

5 Mezcle el ajo con el
cilantro y el aceite de
oliva, y viértalo sobre el pan.
Vuelva a colocarlo bajo el
grill caliente 2-3 minutos,

hasta que esté tostado,
dándole la vuelta una vez.
Sirva las tostadas calientes,
con el *hommos*.

SUGERENCIA

*Si lo desea, puede preparar
el hommos el día anterior y
guardarlo en la nevera,
cubierto. Aderécelo justo
antes de servir.*

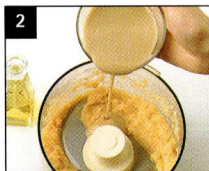

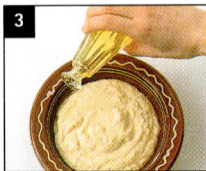

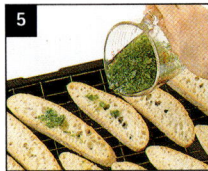

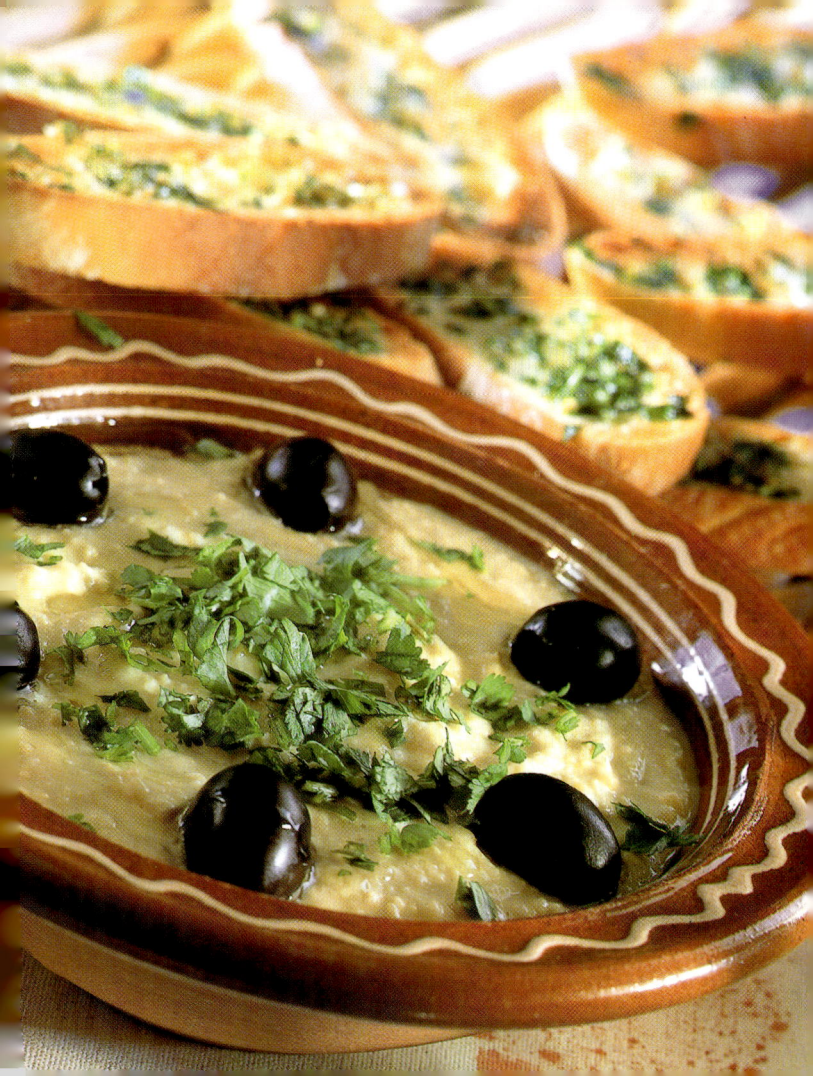

Paté de alubias variadas

Para 4 personas

INGREDIENTES

1 lata de 400 g de alubias
  variadas, escurridas
2 cucharadas de aceite de oliva
el zumo de 1 limón

2 dientes de ajo chafados
1 cucharada de cilantro fresco
  picado
2 cebolletas picadas
sal y pimienta

cebolleta cortada en tiras, para
  adornar

1 Lave bien las alubias bajo el chorro de agua fría y deje que se escurran.

2 Triture las alubias en una picadora o batidora, hasta obtener una crema suave. También puede ponerlas en un cuenco y hacer un puré con el tenedor o con un triturador manual.

3 Añada el aceite de oliva, el zumo de limón, el ajo, el cilantro y la cebolleta, y mezcle hasta que esté suave. Salpimente.

4 Disponga el paté en una fuente y déjelo un mínimo de 30 minutos en la nevera. Antes de servirlo, adórnelo con las tiras de cebolleta.

SUGERENCIA

Utilice alubias enlatadas que no lleven sal ni azúcar, y lávelas bien antes de utilizarlas.

SUGERENCIA

Sírvalo con pitas calientes o con pan de cereales tostado.

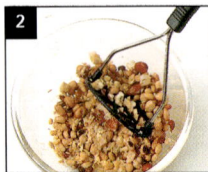

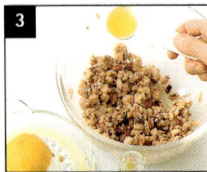

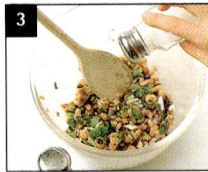

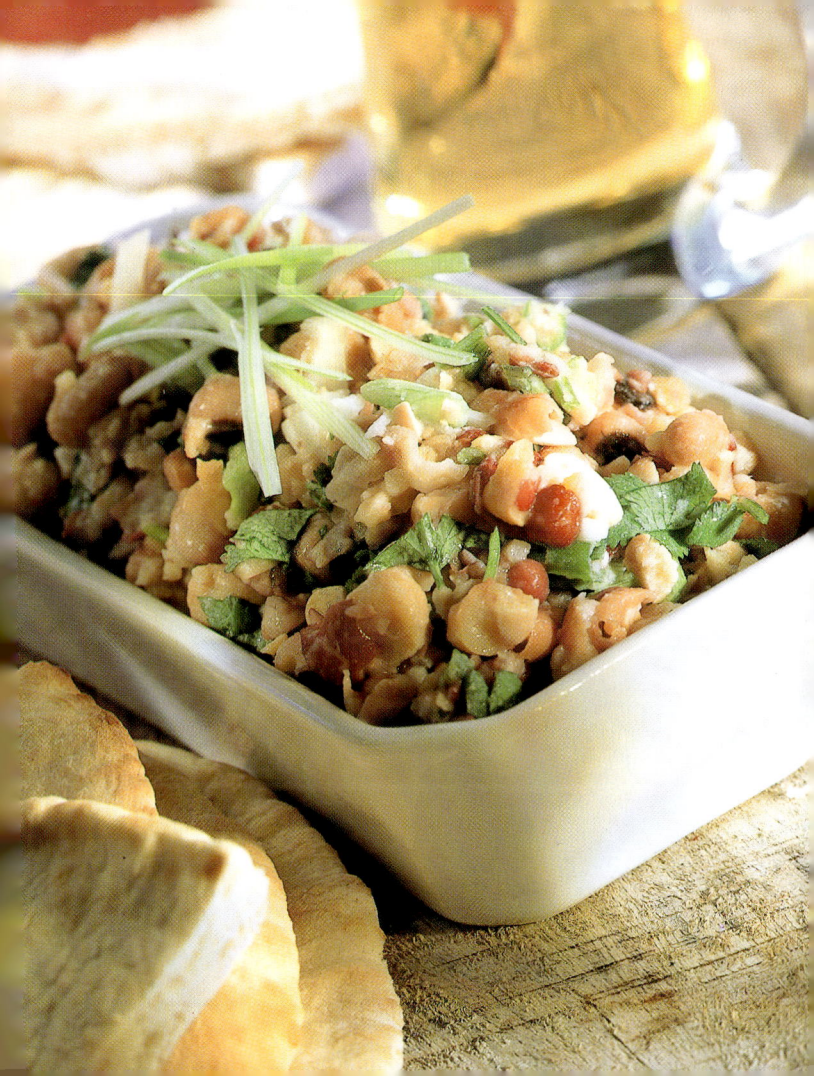

Fritura de verduras
con salsa agridulce

Para 4 personas

INGREDIENTES

100 g de harina integral
una pizca de sal
una pizca de cayena molida
4 cucharadas de aceite de oliva
12 cucharadas de agua fría
100 g de ramitos de brécol
100 g de ramitos de coliflor
50 g de tirabeques
1 zanahoria grande cortada en
    juliana gruesa

1 pimiento rojo cortado en
    rodajas
2 claras dc huevo batidas
aceite para freir

SALSA:
150 ml de zumo de piña
150 ml de caldo vegetal
2 cucharadas de vinagre
2 cucharadas de azúcar moreno
2 cucharaditas de harina de maíz
2 cebolletas picadas

1 Tamice la harina y la sal en un cuenco grande y añada la cayena. Haga un hoyo en el centro e incorpore gradualmente el aceite y el agua, mezclando, hasta obtener una pasta fina.

2 Cueza las verduras en agua hirviendo durante 5 minutos y escúrralas bien.

3 Bata las claras a punto de nieve e incorpórelas en la pasta del rebozado.

4 Reboce las verduras ligeramente. Caliente el aceite en una sartén o freidora, a 180 °C o hasta que un dado de pan se dore en 30 segundos. Fría las verduras 1-2 minutos, en tandas, hasta que estén doradas. Retírelas con una espumadera y colóquelas sobre papel de cocina.

5 Ponga en un cazo todos los ingredientes de la salsa, y llévela a ebullición, removiendo, hasta que esté espesa y clara. Sírvala junto con la fritura de verduras, para mojar.

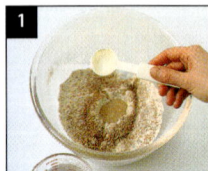

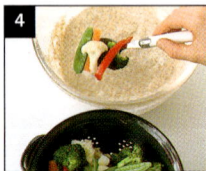

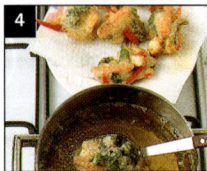

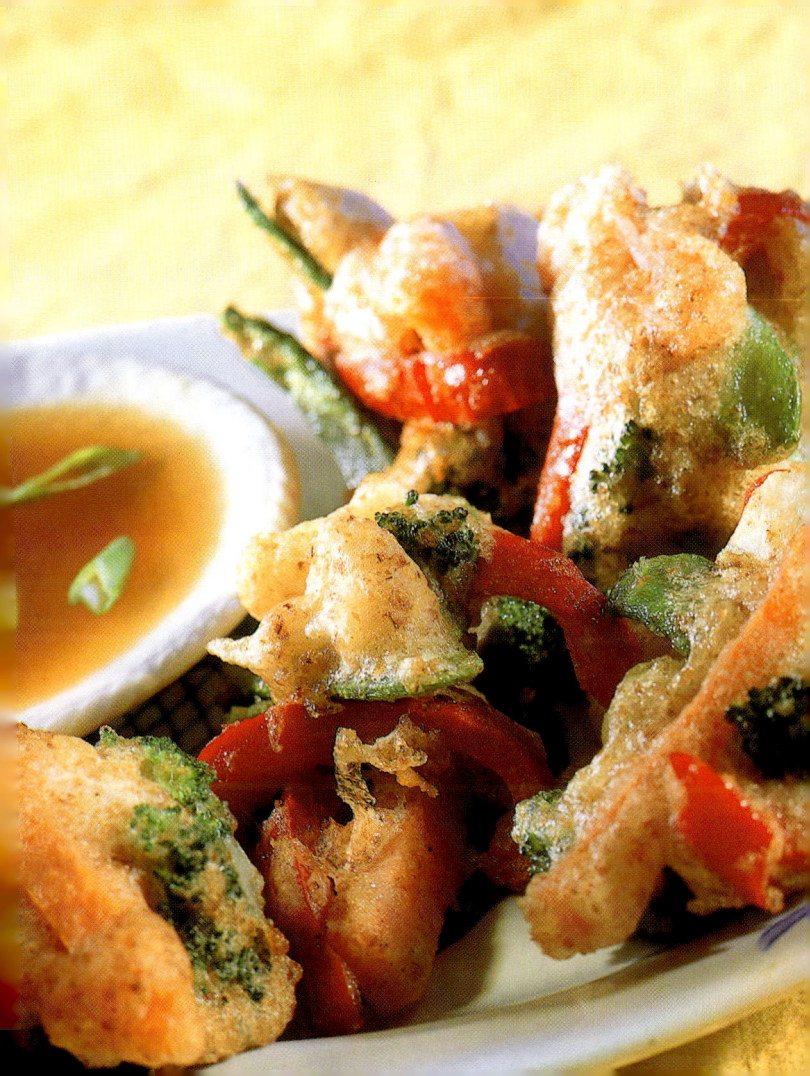

Bhajis variados

Para 4 personas

INGREDIENTES

BHAJIS:

175 g de harina de garbanzo
1 cucharadita de bicarbonato sódico
2 cucharaditas de cilantro molido
1 cucharadita de *garam masala*
1¹/₂ cucharaditas de cúrcuma
1¹/₂ cucharaditas de guindilla
   molida

2 cucharadas de cilantro picado
1 cebolla pequeña, en rodajas
1 puerro pequeño, en rodajas
100 g de coliflor cocida
9-12 cucharadas de agua fría
sal y pimienta
aceite vegetal para freír

SALSA:

150 ml de yogur natural
2 cucharadas de menta picada
¹/₂ cucharadita de cúrcuma
1 diente de ajo chafado
ramitas de menta fresca, para
   adornar

1 Tamice la harina, el
bicarbonato y la sal que
desee en un cuenco grande
y añada las especias y el
cilantro fresco. Mezcle bien
todos los ingredientes.

2 Divida la mezcla en
3 partes y coloque cada
una en 3 cuencos distintos.
Ponga la cebolla en uno, el
puerro, en otro, y la coliflor,
en el último. Añada después
3-4 cucharadas de agua en
cada cuenco y mezcle para
formar una pasta. Salpimente.

3 Caliente el aceite para
freír a 180 °C o hasta
que un dado de pan se
dore en 30 segundos.
Con 2 cucharas de postre,
vaya formando bolitas con
la masa, y fríalas en aceite
unos 3-4 minutos, hasta
que se hayan dorado.
Retírelas del aceite
ayudándose con una
espumadera y deje que
se escurran sobre papel
absorbente. Mantenga los
bhajis calientes en el horno
mientras los acaba de freír.

4 Mezcle todos los
ingredientes de la
salsa y viértala en un bol.
Adórnela con ramitas de
menta y sírvala con los
bhajis calientes.

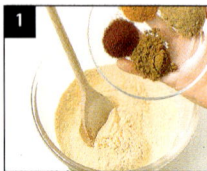

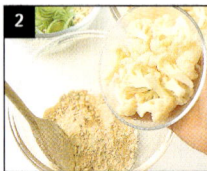

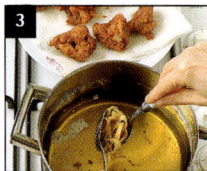

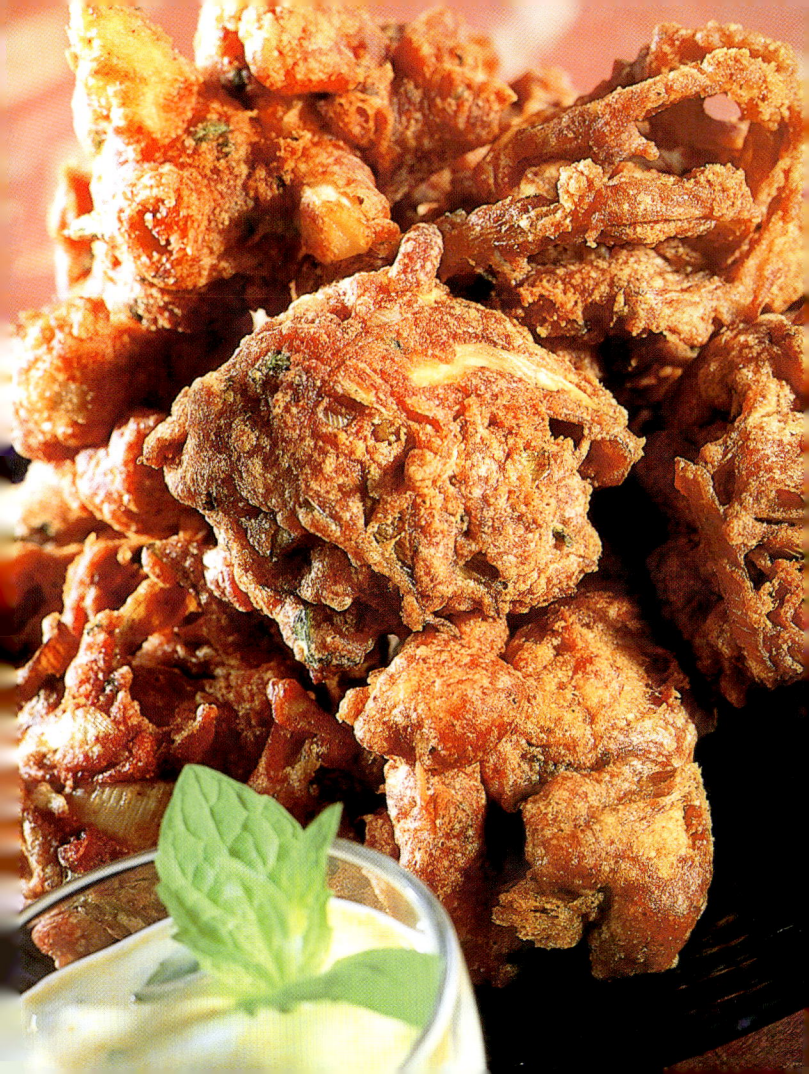

Soufflés de champiñones y ajo

Para 4 personas

INGREDIENTES

50 g de mantequilla

75 g de champiñones picados

2 cucharaditas de zumo de lima

2 dientes de ajo chafados

2 cucharadas de mejorana picada

25 g de harina

225 ml de leche

sal y pimienta

2 huevos, con las yemas separadas de las claras

1 Engrase ligeramente con mantequilla 4 moldes individuales para *soufflé*, de 150 ml.

2 Derrita 25 g de mantequilla en una sartén y saltee los champiñones con el zumo de lima y el ajo durante 2-3 minutos. Retírelos de la sartén con una espumadera y póngalos en un cuenco grande. Añada la mejorana.

3 Derrita el resto de la mantequilla en una cazuela y rehogue la harina durante 1 minuto; retire la cazuela del fuego. Agregue la leche y remueva bien. Vuelva a poner la cazuela al fuego. Lleve la bechamel a ebullición y remueva hasta que se espese. Salpimente.

4 Incorpore en la salsa los champiñones, mezcle bien y añada las yemas de huevo.

5 Bata las claras a punto de nieve e incorpórelas, mezclándolas bien con los champiñones.

6 Reparta la pasta entre los moldes para *soufflé*.

Póngalos sobre una bandeja para el horno y cuézalos en el horno precalentado a 200 °C durante 8-10 minutos, o hasta que suban y estén totalmente cocidos. Sírvalos de inmediato.

SUGERENCIA

Inserte un pincho de cocina en el centro de los soufflés para comprobar si están hechos; si lo están, el pincho saldrá limpio. Si no es así, déjelos unos minutos más, pero no los hornee en exceso para que no queden secos.

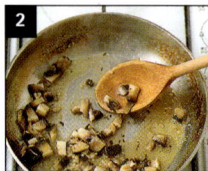

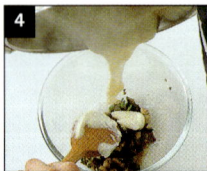

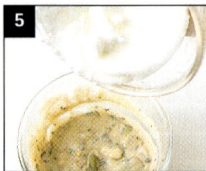

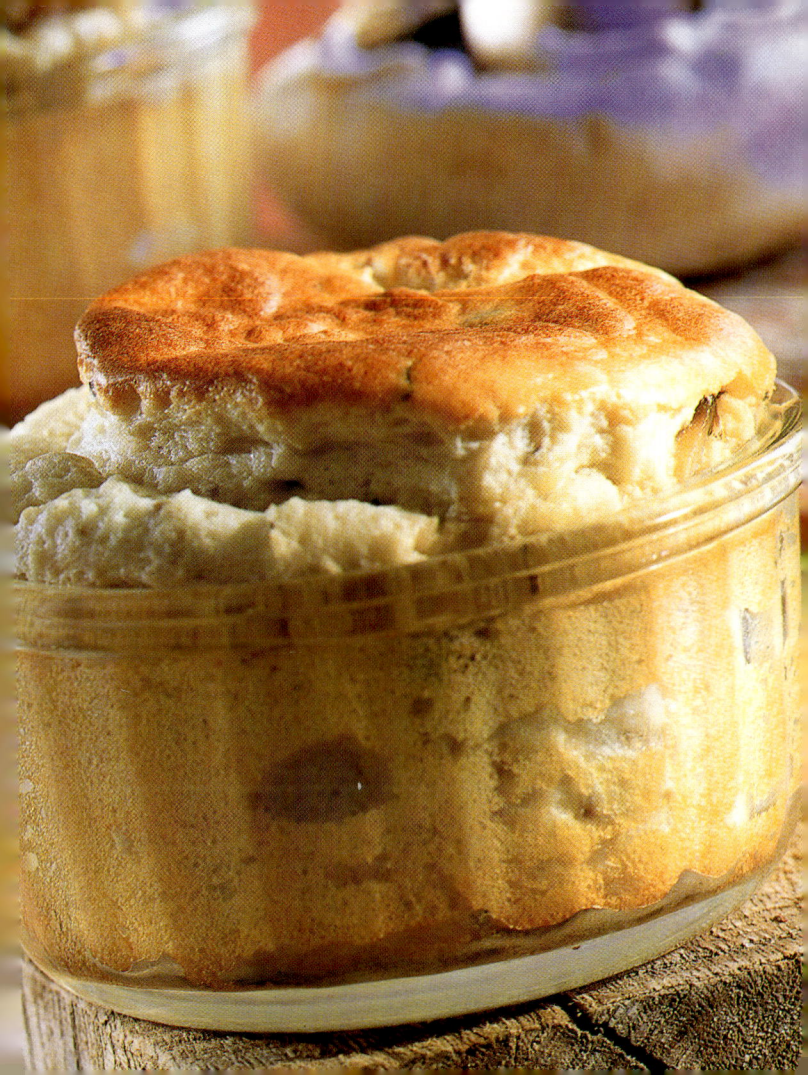

Revoltillo de zanahoria, hinojo y patata

Para 4 personas

INGREDIENTES

Fennel

2 cucharadas de aceite de oliva
1 patata cortada en tiras finas
1 bulbo de hinojo cortado en juliana
2 zanahorias ralladas
1 cebolla roja cortada en juliana

cebollino picado y ramitas de hinojo, para adornar

ALIÑO:
3 cucharadas de aceite de oliva
1 cucharada de vinagre de vino al ajo

1 diente de ajo chafado
1 cucharadita de mostaza de Dijon
2 cucharaditas de miel
sal y pimienta

1 Caliente el aceite de oliva en una sartén, y rehogue la patata y el hinojo hasta que se empiecen a dorar. Retírelos con una espumadera y deje que se escurran sobre papel absorbente.

2 En una bandeja para servir, haga montoncitos separados de zanahoria, cebolla roja y patata con hinojo.

3 Mezcle los ingredientes del aliño y viértalo sobre las verduras. Agite bien y espolvoree con cebollino picado y ramitas de hinojo. Puede dejar el revoltillo en la nevera hasta que lo vaya a servir.

SUGERENCIA

El hinojo es una planta aromática con sabor a anís. Se puede consumir crudo en ensalada, hervido, braseado, salteado o a la parrilla. En el caso de esta ensalada, si no lo encuentra puede utilizar 350 g de rodajas de puerro.

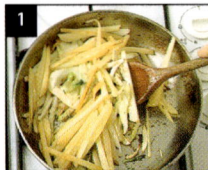

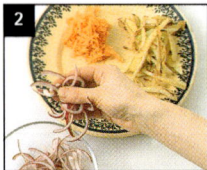

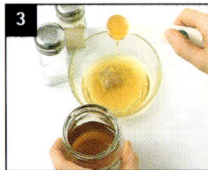

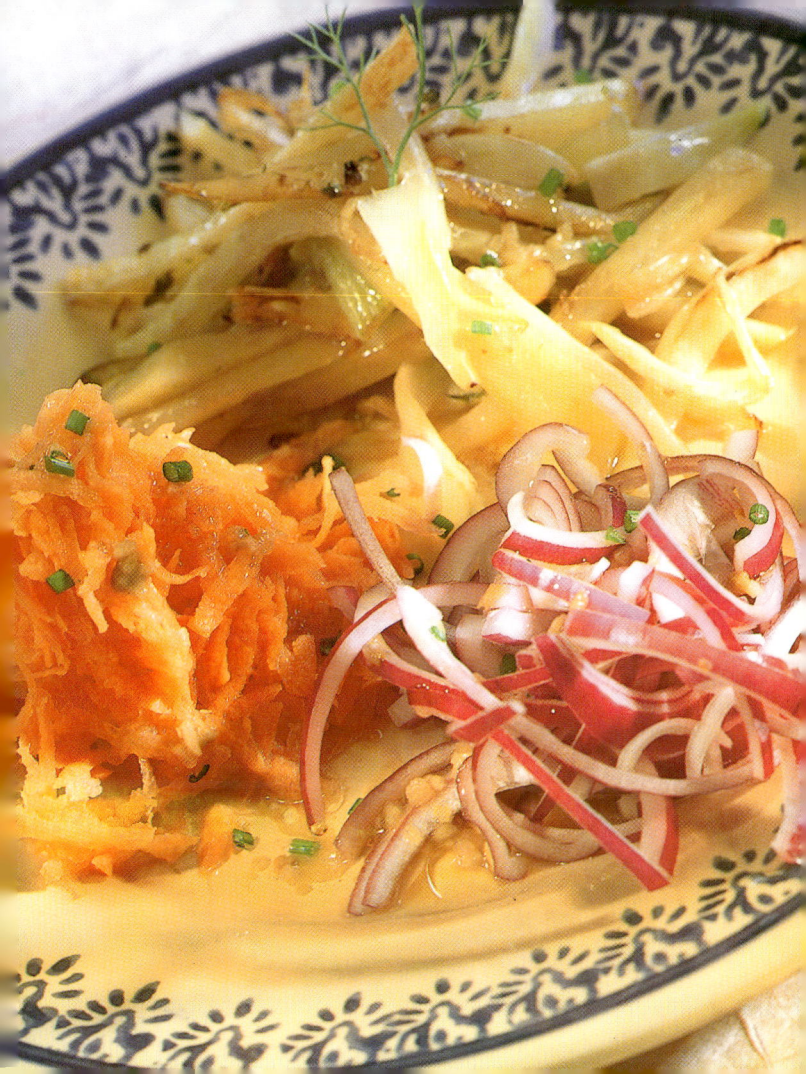

Chalotes al estilo griego

Para 4 personas

INGREDIENTES

450 g de chalotes	3 cucharadas de vino blanco seco	sal y pimienta
3 cucharadas de aceite de oliva	1 cucharada de pasta de tomate	hojas de apio picadas, para
3 cucharadas de miel	2 tallos de apio cortados en	adornar
2 cucharadas de vinagre de vino	rodajas	
al ajo	2 tomates, despepitados y picados	

1 Pele los chalotes. Caliente el aceite en una cazuela grande y saltéelos, removiendo, durante 3-5 minutos o hasta que empiecen a dorarse.

2 Añada la miel y saltee otros 30 segundos a fuego vivo. A continuación, agregue el vinagre y el vino blanco, sin dejar de remover.

3 Incorpore la pasta de tomate, el apio y el tomate y llévelo a ebullición. Cuézalo a fuego vivo durante 5-6 minutos.

Salpimente al gusto y deje que se entibie.

4 Adorne los chalotes al estilo griego con las hojas de apio picadas y sírvalos calientes, o bien fríos de la nevera.

SUGERENCIA

Este plato, servido caliente, sería un complemento ideal para el pastel de garbanzo de la página 114.

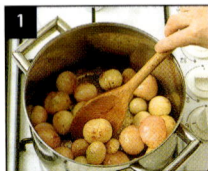

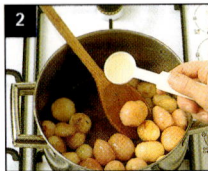

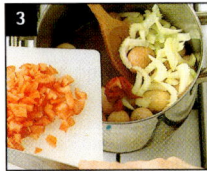

VARIACIÓN

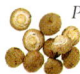

Para obtener otro estupendo entrante, utilice champiñones en lugar de chalotes, e hinojo en lugar de apio.

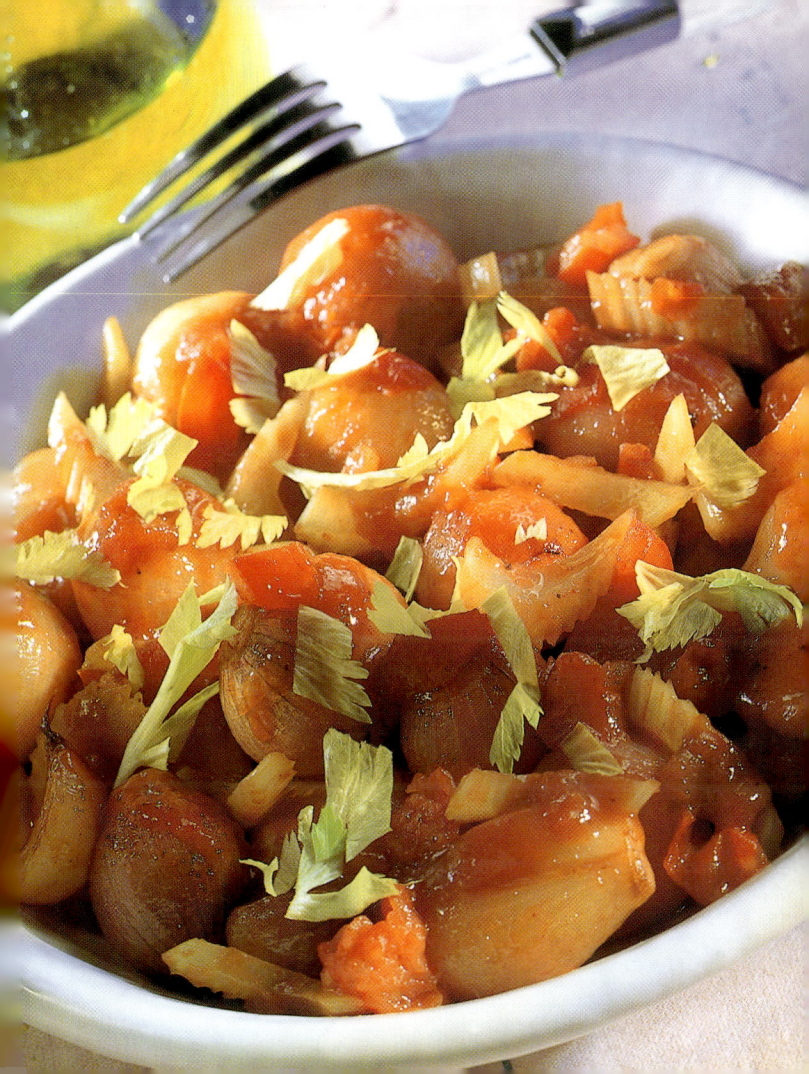

Flanes de berenjena

Para 4 personas

INGREDIENTES

1 berenjena grande	2 cucharadas de maíz de lata	SALSA:
50 g de macarrones	100 g de espinacas	4 cucharadas de aceite de oliva
1 cucharada de aceite vegetal	25 g de queso cheddar vegetal	2 cucharadas de vinagre de vino
1 cebolla picada	rallado	blanco
2 dientes de ajo chafados	1 huevo batido	2 dientes de ajo chafados
2 cucharadas de guisantes	225 g de tomate triturado de lata	3 cucharadas de albahaca
congelados, a temperatura	1 cucharada de albahaca picada	picada
ambiente	sal y pimienta	1 cucharada de azúcar lustre

1 Con un pelapatatas, corte la berenjena a lo largo en lonchas finas. Póngalas en un cuenco con agua hirviendo con sal y déjelas reposar 3-4 minutos. Pasado este tiempo, escúrralas bien.

2 Engrase ligeramente 4 flaneras individuales de 150 ml de capacidad y fórrelas con las lonchas de berenjena, dejando que sobresalgan unos 2,5 cm por el borde.

3 Cueza la pasta en agua hirviendo durante 8-10 minutos, hasta que esté al dente. Escúrrala. Caliente el aceite en una cazuela y saltee la cebolla y el ajo 2-3 minutos. Añada el maíz escurrido y los guisantes. Retire del fuego.

4 Escalde las espinacas, escúrralas bien y píquelas. Mezcle la pasta con el sofrito, el queso, el huevo, el tomate, la albahaca, sal y pimienta. Llene hasta la mitad las flaneras con parte de la pasta. Ponga las espinacas encima y después el resto de la pasta. Cubra el relleno con la berenjena. Coloque las flaneras en una fuente para asar con agua hirviendo hasta la mitad, cúbralas y cueza los flanes en el horno precalentado a 180 °C, durante 20-25 minutos o hasta que cuajen. Mientras tanto, caliente los ingredientes para la salsa en un cazo. Desmolde los flanes y sírvalos con la salsa.

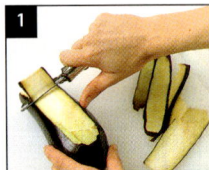

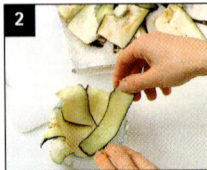

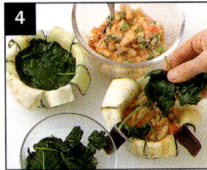

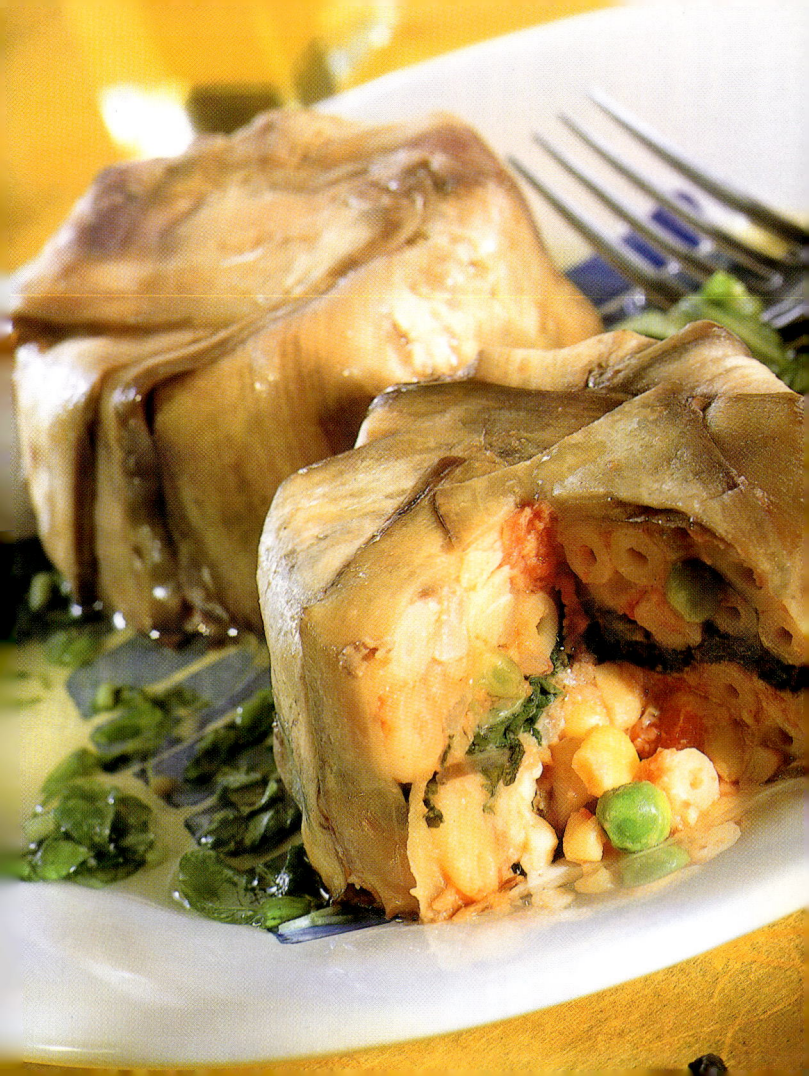

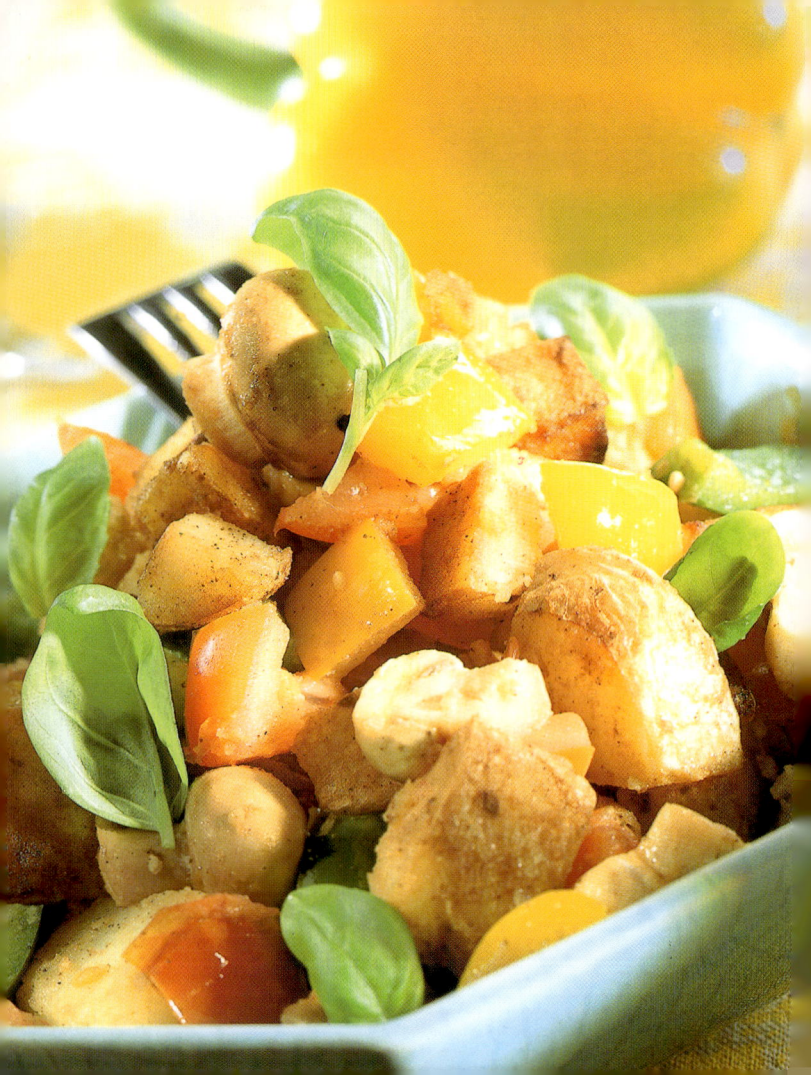

Tentempiés y comidas ligeras

La capacidad para improvisar un sencillo tentempié
o preparar una rápida comida ligera puede ser muy
útil, habida cuenta de la ajetreada vida actual.
En algunas ocasiones no apetece una gran comilona,
pero sí algo sabroso y que llene. A veces, cuando aún
falta un buen rato para el almuerzo o la cena, se tienen
ganas de picar algo. Tanto si lo que desea es un
tentempié como unas tapas para servir como aperitivo
o un primer plato, o incluso un almuerzo o una cena
informal, en este capítulo encontrará una serie de recetas
adecuadas y muy sabrosas, para todos los gustos y
cualquier momento del día. Además, muchas de ellas
se pueden preparar con antelación, lo que en
muchas ocasiones resulta práctico.

Este capítulo contiene una gran cantidad de recetas
de fácil preparación, que satisfarán su apetito y
complacerán su paladar, sin tener que recurrir al
socorrido emparedado. Los platos que aquí se incluyen
son más ligeros que los platos principales, y se pueden
servir con alguna guarnición o ensalada de las que
aparecen en otros capítulos.

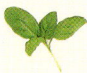

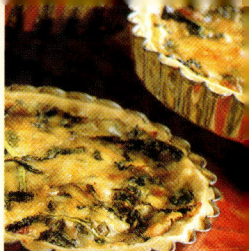

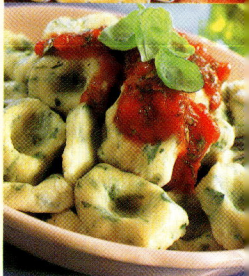

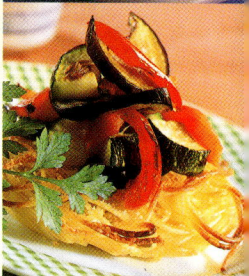

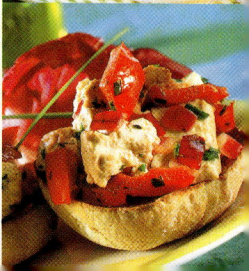

Tostadas con setas al ajillo

Para 4 personas

INGREDIENTES

75 g de margarina vegetal
2 dientes de ajo chafados
350 g de champiñones y
    setas frescas de varios
    tipos, cortados en láminas

8 rebanadas de pan
1 cucharada de perejil picado
sal y pimienta

1 Derrita la margarina en una sartén. Añada el ajo chafado y fríalo durante 30 segundos, removiendo.

2 Incorpore las setas y rehóguelas 5 minutos, removiendo de vez en cuando.

3 Tueste las rebanadas de pan bajo el grill precalentado durante 2-3 minutos, dándoles la vuelta una vez.

4 Disponga las tostadas en una fuente para servir.

5 Espolvoree las setas con el perejil, mezcle y salpimente al gusto.

6 Ponga unas cucharadas de la preparación a base de setas sobre las tostadas, y sírvalas de inmediato.

SUGERENCIA

Conserve las setas en la nevera en una bolsa de papel un máximo 24-36 horas. Algunas variedades pueden lavarse, pero otras sólo se deben limpiar con papel de cocina.

SUGERENCIA

Si lo desea, para realzar el sabor de las setas puede añadir condimentos como curry o guindilla molida.

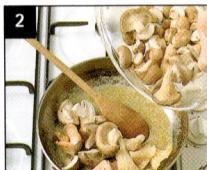

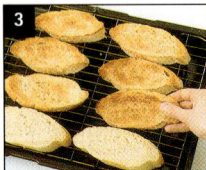

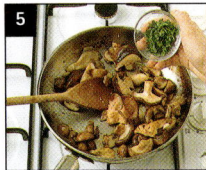

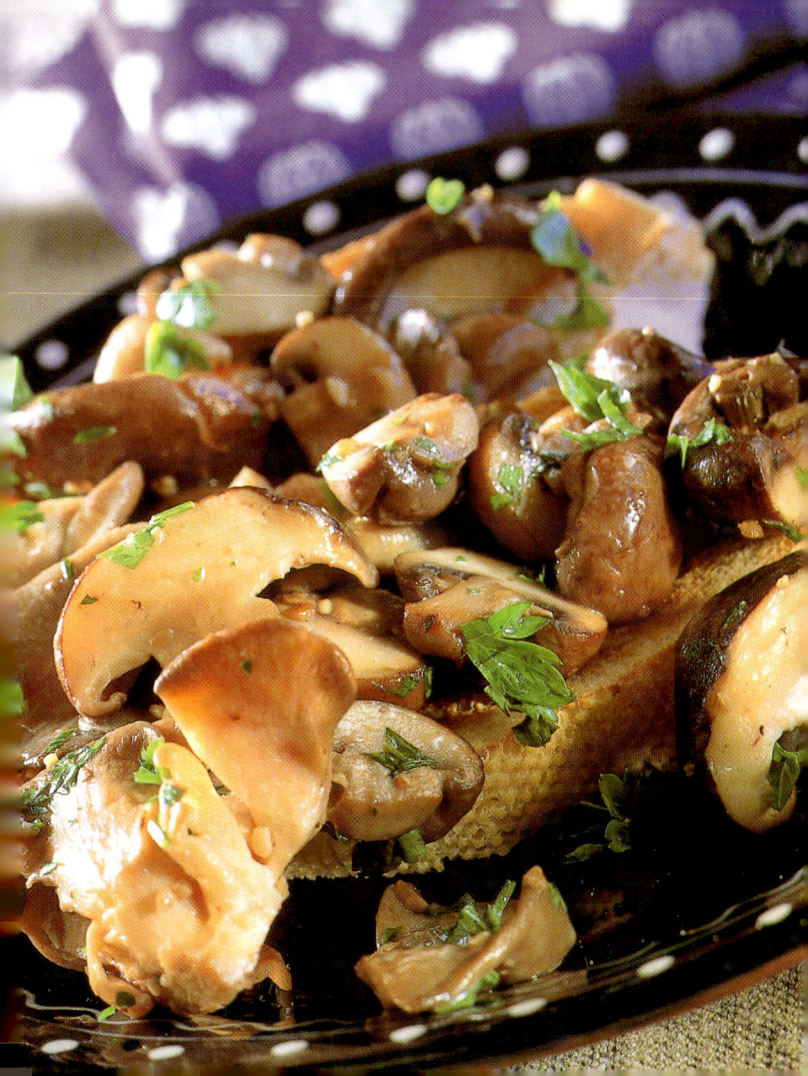

Revoltillo de patatas, pimientos y champiñones

Para 4 personas

INGREDIENTES

675 g de patatas cortadas en dados
1 cucharada de aceite de oliva
2 dientes de ajo chafados
1 pimiento verde cortado en dados
1 pimiento amarillo cortado en dados

3 tomates cortados en dados
75 g de champiñones cortados por la mitad
1 cucharada de salsa Worcester vegetariana
2 cucharadas de albahaca picada
sal y pimienta

ramitas de albahaca fresca, para adornar
pan crujiente caliente, para servir

1 Cueza las patatas en agua hirviendo con sal durante 7-8 minutos. Escúrralas bien y resérvelas.

2 Caliente el aceite en una sartén de base gruesa, y fría las patatas durante 8-10 minutos, removiendo, hasta que estén doradas.

3 Añada el ajo y los dos tipos de pimiento, y saltee durante otros 2-3 minutos.

4 Incorpore el tomate y los champiñones y rehogue, removiendo, durante 5-6 minutos.

5 Agregue la salsa Worcester vegetariana y la albahaca, y salpimente bien. Adorne el plato y sírvalo con pan crujiente.

VARIACIÓN

Este plato también se puede tomar frío, como ensalada.

SUGERENCIA

La mayoría de las salsas Worcester contienen anchoa; en esta receta, se utiliza la variedad vegetariana.

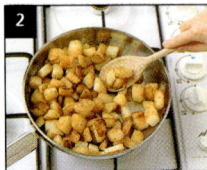

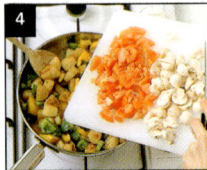

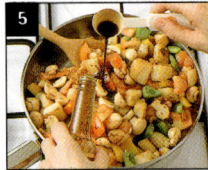

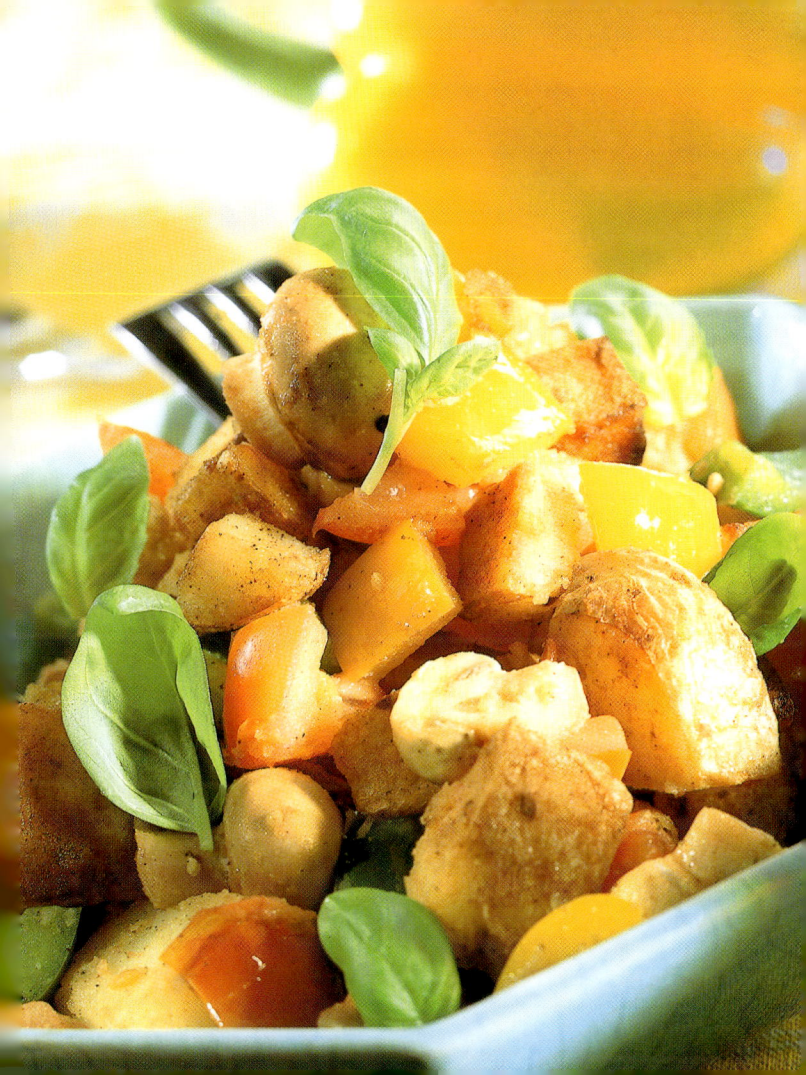

Samosas de verduras

Para 12 unidades

INGREDIENTES

RELLENO:

2 cucharadas de aceite vegetal

1 cebolla picada

$^1/_2$ cucharadita de cilantro molido

$^1/_2$ cucharadita de comino molido

una pizca de cúrcuma

$^1/_2$ cucharadita de jengibre molido

$^1/_2$ cucharadita de *garam masala*

1 diente de ajo chafado

225 g de patatas cortadas en dados

100 g de guisantes congelados, a temperatura ambiente

150 g de espinacas picadas

PASTA:

12 láminas de pasta filo

aceite para freír

1 Para el relleno, caliente el aceite en una sartén y saltee la cebolla durante 1-2 minutos, removiendo, hasta que se ablande. Añada todas las especias y el ajo y rehogue 1 minuto más.

2 Incorpore las patatas y rehogue a fuego suave 5 minutos, removiendo, hasta que se ablanden.

3 Añada los guisantes y las espinacas y rehogue otros 3-4 minutos.

4 Extienda las láminas de pasta filo sobre una superficie de trabajo limpia, y doble cada lámina por la mitad, a lo largo.

5 Esparza 2 cucharadas de relleno en uno de los extremos de cada lámina de pasta. Doble una esquina por encima para formar un triángulo. Siga doblando de esta manera la lámina hasta obtener un último triángulo y selle los bordes con agua.

6 Proceda así con el resto de las láminas de pasta y con el relleno.

7 Caliente el aceite para freír a 180 °C, o hasta que un dado de pan se dore en 30 segundos. Fría las *samosas* durante 1-2 minutos, en varias tandas, hasta que estén doradas. Deje que se escurran sobre papel absorbente y manténgalas calientes mientras fríe el resto.

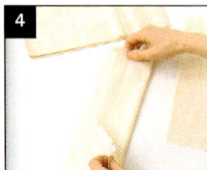

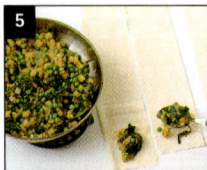

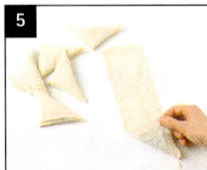

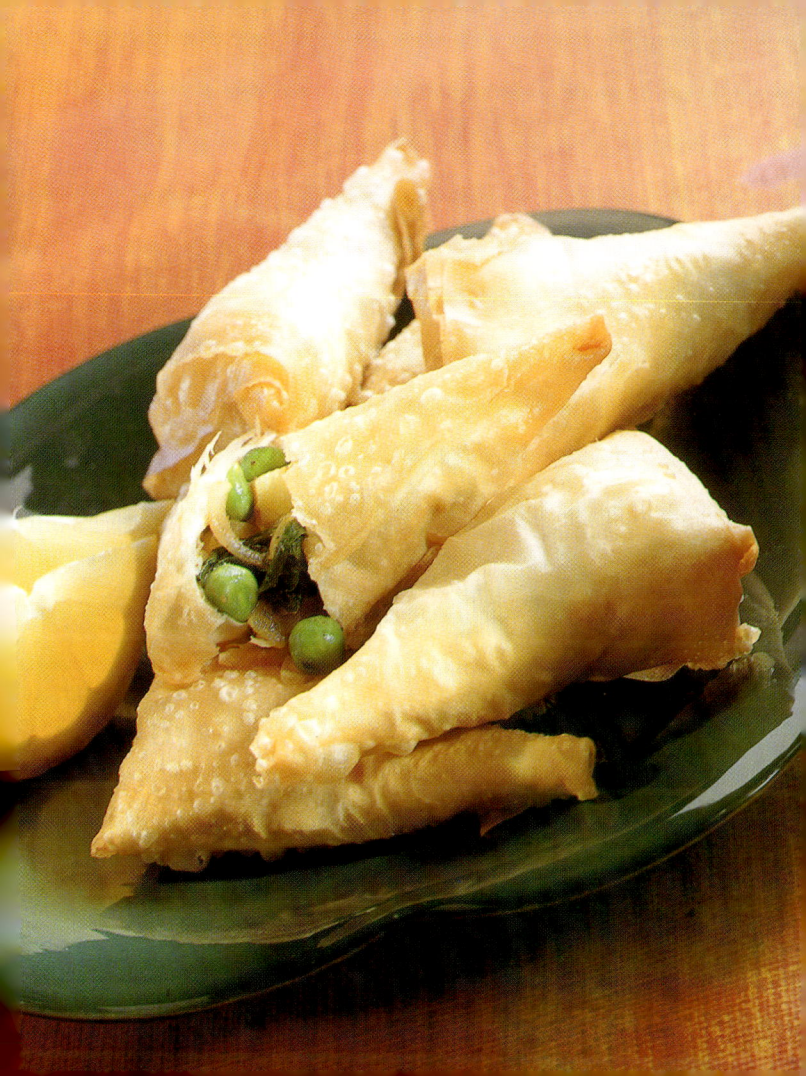

Tostadas con revuelto de tofu

Para 4 personas

INGREDIENTES

75 g de margarina vegetal
450 g de tofu macerado, de
    consistencia firme
1 cebolla roja picada

1 pimiento rojo picado
4 panecillos de chapata
2 cucharadas de hierbas
    variadas picadas

sal y pimienta
hierbas frescas, para adornar

1 Derrita la margarina en una sartén y desmenuce el tofu por encima.

2 Añada la cebolla y el pimiento y saltee durante 3-4 minutos, removiendo de vez en cuando.

3 Mientras tanto, corte los panecillos de chapata por la mitad y tuéstelos bajo el grill caliente 2-3 minutos, dándoles la vuelta una vez. Retírelos del horno y dispóngalos en una fuente para servir.

4 Añada las hierbas a la sartén, mezcle bien y sazone con sal y pimienta.

5 Ponga unas cucharadas de revuelto de tofu sobre las tostadas, y adórnelas con las hierbas frescas. Sírvalas en seguida.

SUGERENCIA

El tofu macerado aporta sabor a este plato. También se puede utilizar tofu ahumado.

SUGERENCIA

Para potenciar el sabor, frote el pan tostado con un diente de ajo.

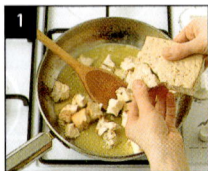

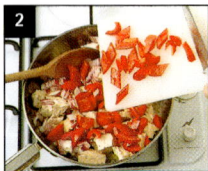

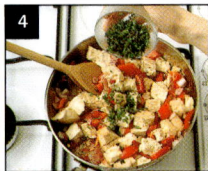

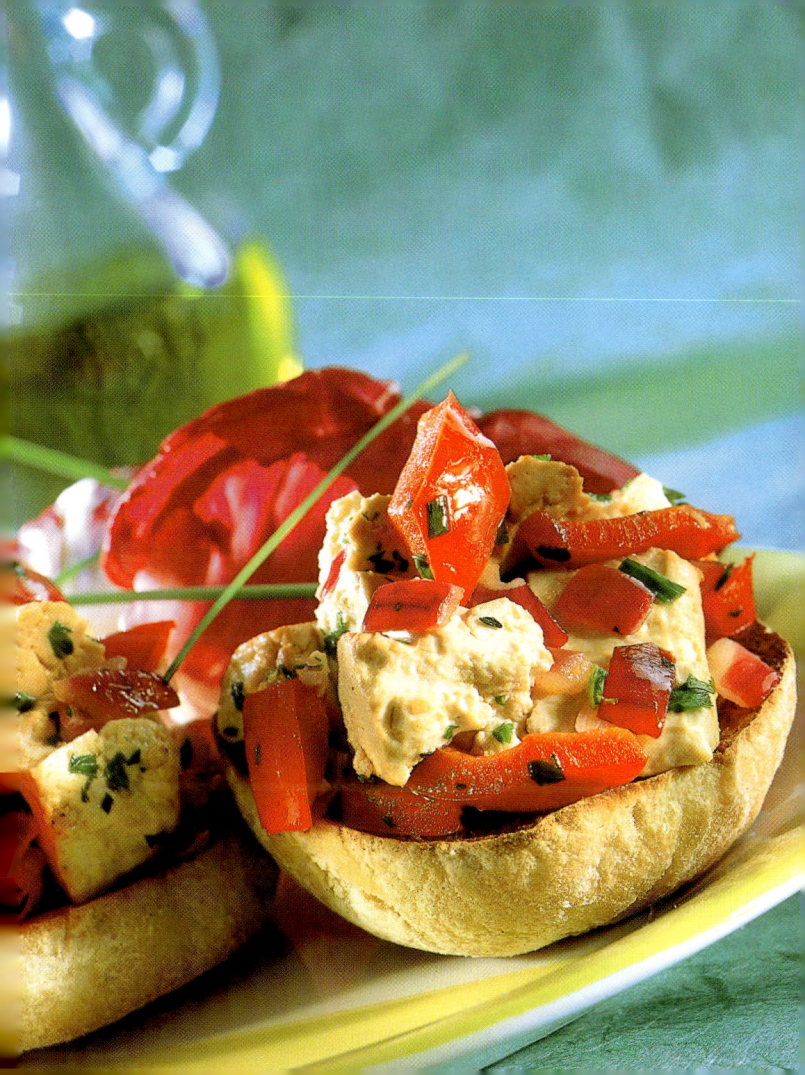

Sartenada de judías mixtas

Para 4 personas

INGREDIENTES

350 g de judías verdes de varios tipos
2 cucharadas de aceite vegetal
2 dientes de ajo chafados
1 cucharada de zumo de limón

1 cebolla roja cortada por la mitad, y después en rodajas
225 g de tofu macerado, de consistencia firme, en dados
½ cucharadita de cúrcuma

1 cucharadita de mezcla de especias molidas
150 ml de caldo vegetal
2 cucharaditas de semillas de sésamo

1 Despunte las judías verdes, trocéelas y resérvelas hasta que las necesite.

2 Caliente el aceite en una sartén y saltee el ajo y la cebolla durante 2 minutos, removiendo.

3 Añada el tofu y rehogue durante 2-3 minutos, hasta que empiece a dorarse.

4 Incorpore las judías, el zumo de limón, la cúrcuma, la mezcla de especias y el caldo vegetal, y llévelo a ebullición.

5 Reduzca la temperatura y cuézalo a fuego lento durante 5-7 minutos, o hasta que las judías estén tiernas. Espolvoree con las semillas de sésamo y sírvalo inmediatamente.

VARIACIÓN

Sustituya el zumo de limón por zumo de lima.

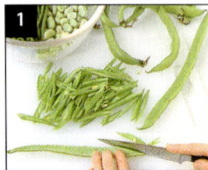

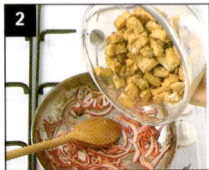

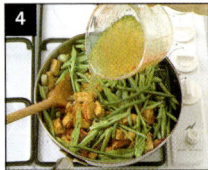

VARIACIÓN

Si lo prefiere, o para variar, utilice tofu ahumado en lugar de macerado.

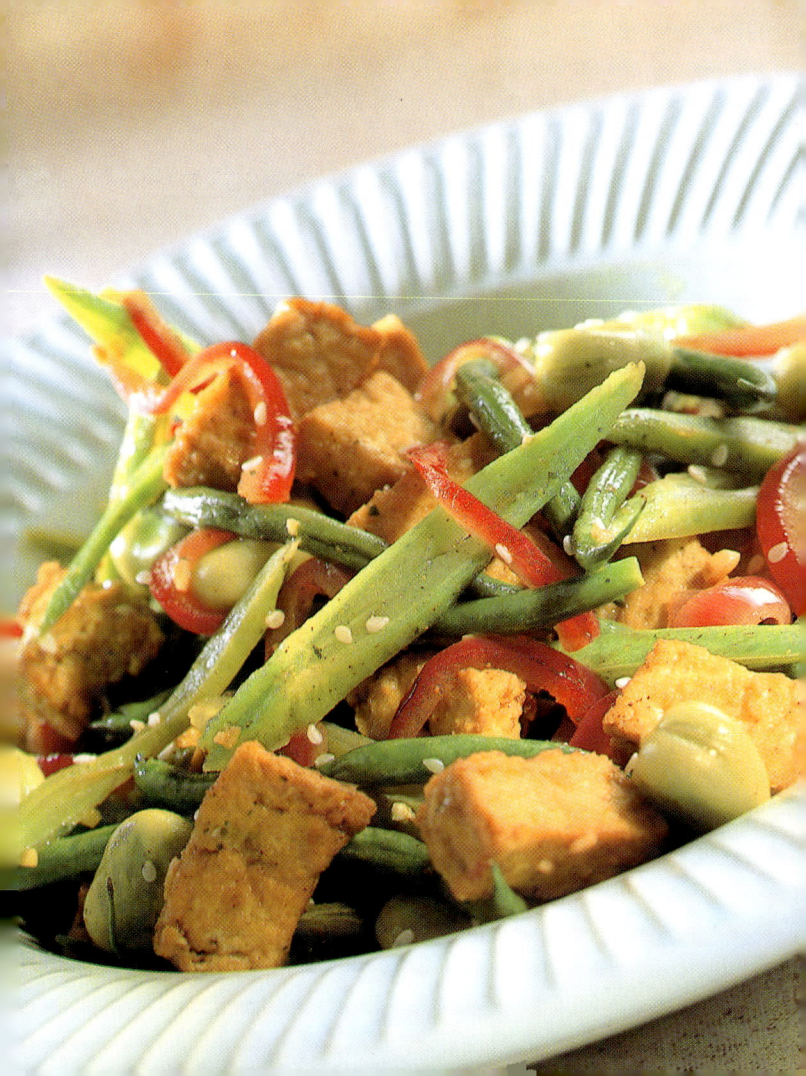

Calzone con tomate secado al sol y verduras

Para 4 unidades

INGREDIENTES

PASTA:
450 g de harina para pan
2 cucharaditas de levadura seca
    de fácil disolución
1 cucharadita de azúcar lustre
150 ml de caldo vegetal
150 ml de *passata* (preparación
    italiana de tomate triturado)
huevo batido

RELLENO:
1 cucharada de aceite vegetal
1 cebolla picada
1 diente de ajo chafado
2 cucharadas de tomates secados
    al sol, picados
100 g de espinacas picadas
3 cucharadas de maíz de lata,
    escurrido

25 g de judías verdes francesas
    cortadas cada una en 3 trozos
1 cucharada de pasta de tomate
1 cucharada de orégano picado
50 g de mozzarella en lonchas
sal y pimienta

1 Tamice la harina en un cuenco. Añada la levadura y el azúcar, junto con el caldo vegetal y la *passata*, y mezcle hasta obtener una pasta suave.

2 Sobre una superficie enharinada, amase la pasta durante 10 minutos. Colóquela en un cuenco limpio engrasado y déjela 1 hora en un lugar cálido.

3 Caliente el aceite en una sartén y saltee la cebolla unos 2-3 minutos. Añada el ajo, el tomate, las espinacas, el maíz y las judías y rehogue durante 3-4 minutos. Añada la pasta de tomate y el orégano, y salpimente bien.

4 Sobre una superficie enharinada, divida en 4 partes la pasta fermentada, y extiéndala con el rodillo. formando redondeles de 18 cm. Coloque ¼ del relleno sobre cada uno y esparza el queso encima. Doble la pasta sobre el relleno, selle los bordes con un tenedor y glasee con el huevo. Ase los *calzone* en en el horno precalentado a 220 ºC, 25-30 minutos o hasta que suban y estén dorados. Sírvalos calientes.

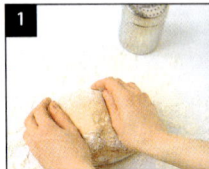

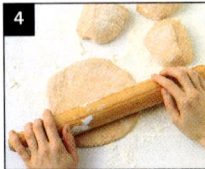

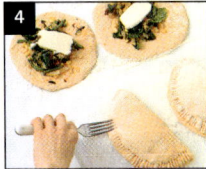

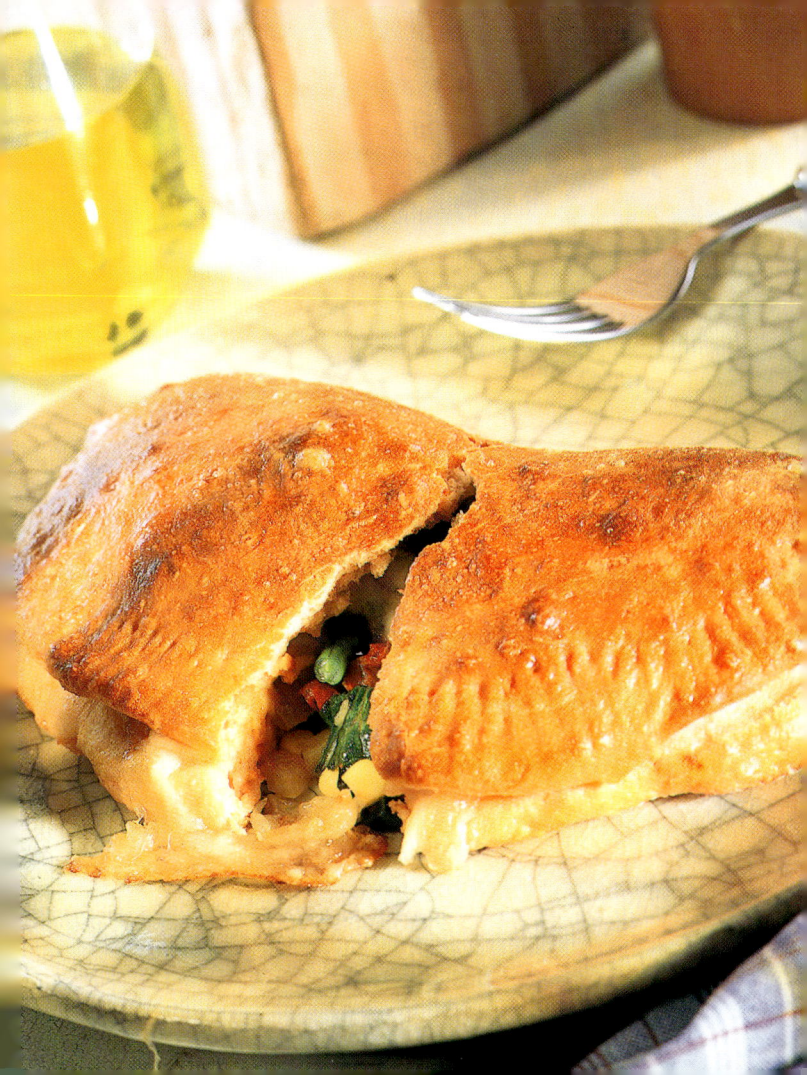

Enchiladas vegetarianas

Para 4 personas

INGREDIENTES

4 tortillas mexicanas de harina
    de trigo
75 g de queso cheddar vegetal
    rallado

RELLENO:
75 g de espinacas
2 cucharadas de aceite de oliva
8 mazorquitas de maíz cortadas
    en rodajas

1 pimiento rojo cortado en dados
25 g de guisantes congelados,
    a temperatura ambiente
1 zanahoria cortada en dados
1 puerro cortado en rodajas
2 dientes de ajo chafados
1 chile rojo picado
sal y pimienta

SALSA:
300 ml de *passata* (preparación
    italiana de tomate triturado)
2 chalotes picados
1 diente de ajo chafado
300 ml de caldo vegetal
1 cucharadita de azúcar lustre
1 cucharadita de chile molido

1 Para el relleno, escalde las espinacas en agua hirviendo durante unos 2 minutos, escúrralas bien y píquelas.

2 Caliente el aceite en una sartén y saltee el maíz, los guisantes, el pimiento, la zanahoria, el puerro, el ajo y el chile unos 3-4 minutos, removiendo con rapidez. Agregue las espinacas y salpimente.

3 Ponga todos los ingredientes de la salsa en una cazuela y llévela a ebullición, removiendo. Cuézala a fuego vivo unos 20 minutos, removiendo, hasta que se espese y quede reducida a un tercio.

4 Disponga una cuarta parte del relleno a lo largo de la parte central de cada tortilla. Enróllelas y colóquelas en una fuente para el horno, con el doblez hacia abajo.

5 Vierta la salsa por encima de las tortillas, y espolvoree con el queso. Cuézalas en el horno precalentado a 180 ºC durante 20 minutos, o hasta que el queso se haya fundido y dorado. Sírvalas de inmediato.

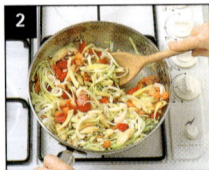

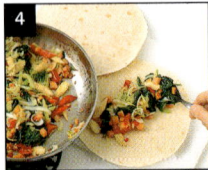

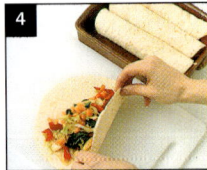

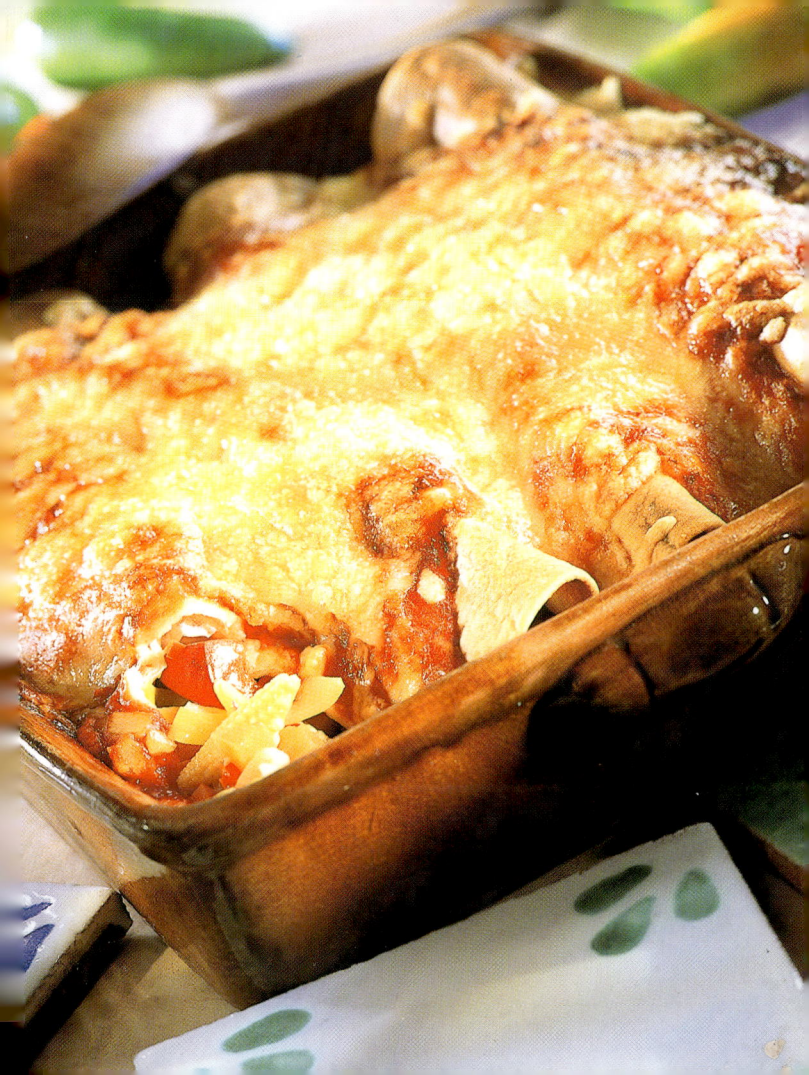

Ñoquis de espinacas con salsa de tomate y albahaca

Para 4 personas

INGREDIENTES

450 g de patatas para asar
75 g de espinacas
1 cucharadita de agua
25 g de mantequilla o margarina
   vegetal
1 huevo pequeño batido
150 g de harina

ramitas de albahaca fresca, para
   adornar

SALSA DE TOMATE:
1 cucharada de aceite de oliva
1 chalote picado
1 cucharada de pasta de tomate

1 lata de 225 g de tomate
   triturado
2 cucharadas de albahaca picada
85 ml de vino tinto
1 cucharadita de azúcar lustre
sal y pimienta

1 Cueza las patatas con la piel 20 minutos en agua salada. Escúrralas y páselas por el pasapurés. Cueza las espinacas con 1 cucharadita de agua durante 5 minutos, hasta que se ablanden. Escúrralas y séquelas con papel de cocina. Píquelas y mézclalas con las patatas.

2 Incorpore en el puré la mantequilla, el huevo y la mitad de la harina, y mézclelo bien. Sobre una superficie enharinada, amase la pasta e incorpore poco a poco el resto de la harina; forme una pasta suave. Con las manos enharinadas, forme con ella cilindros finos y córtelos en trozos de 2 cm. Presione el centro de cada trozo con el dedo, con la punta hacia usted, para curvar los ñoquis. Cúbralos y déjelos en la nevera.

3 Caliente el aceite para la salsa en una cazuela y saltee el chalote 5 minutos.

Añada la pasta de tomate, el tomate triturado, la albahaca, el vino tinto y el azúcar; salpimente. Llévelo a ebullición y cuézalo unos 20 minutos a fuego lento.

4 En una cazuela con agua hirviendo, cueza los ñoquis 2-3 minutos o hasta que suban a la superficie. Escúrralos bien y repártalos en los platos con algunas cucharadas de salsa de tomate por encima. Adorne y sirva.

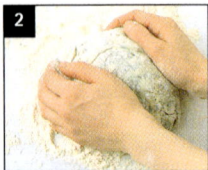

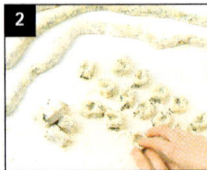

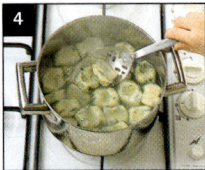

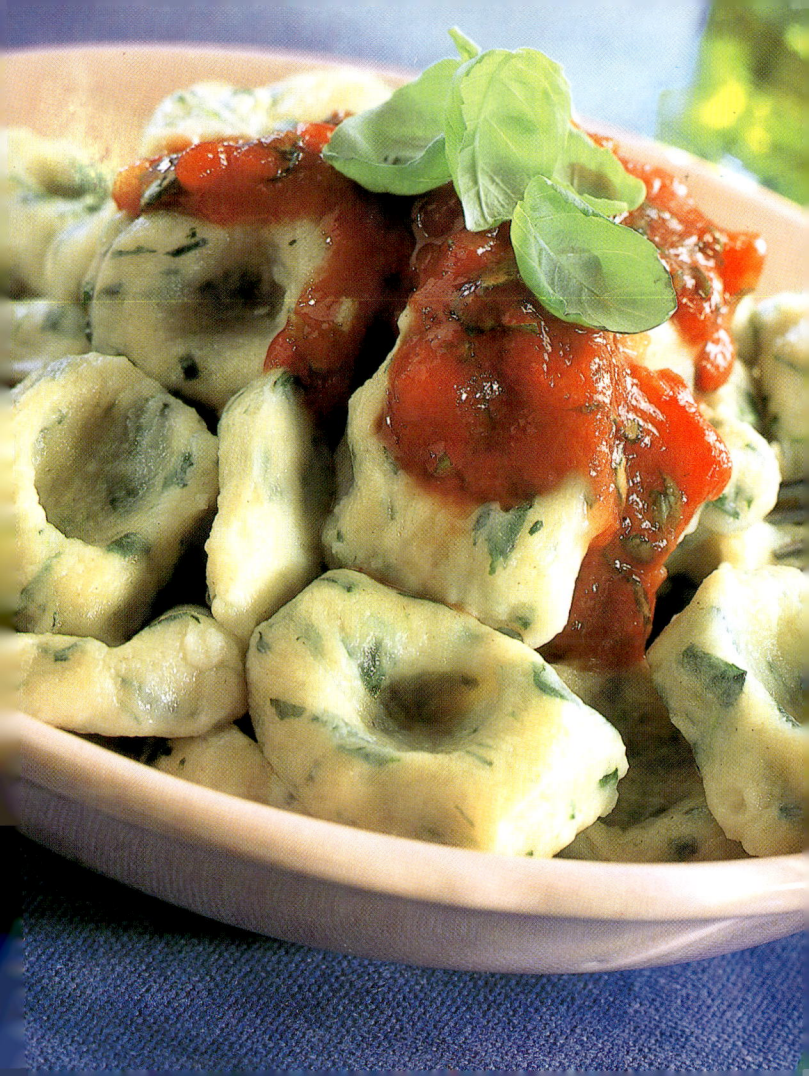

Jambalaya de verduras

Para 4 personas

INGREDIENTES

75 g de arroz integral
2 cucharadas de aceite de oliva
2 dientes de ajo chafados
1 cebolla roja cortada en 8 trozos
1 berenjena cortada en dados
1 pimiento verde cortado en dados
50 g de mazorquitas de maíz
    cortadas a lo largo

50 g de guisantes congelados
100 g de ramitos pequeños de
    brécol
150 ml de caldo vegetal
1 lata de 225 ml de tomate
    triturado
1 cucharada de pasta de tomate
1 cucharadita de aderezo criollo

½ cucharadita de guindilla
    en copos
sal y pimienta

1 Cueza el arroz en agua hirviendo durante 20 minutos o hasta que esté tierno. Escúrralo y resérvelo.

2 Caliente el aceite en una sartén de base gruesa y saltee el ajo y la cebolla 2-3 minutos, removiendo.

3 Incorpore la berenjena, el pimiento, el maíz, los guisantes y el brécol, y rehogue unos 2-3 minutos, removiendo.

4 Incorpore el caldo vegetal, el tomate triturado, la pasta de tomate, el aderezo criollo y los copos de guindilla.

5 Salpimente y cuézalo a fuego suave durante 15-20 minutos, o hasta que las verduras estén tiernas.

6 Incorpore el arroz y cuézalo todo junto, removiendo, durante 3-4 minutos, o hasta que esté bien caliente. Sirva

la *jambalaya* de verduras de inmediato, en platos calientes.

SUGERENCIA

Si desea añadir color y textura al plato, utilice una mezcla de arroces, como el salvaje o el rojo. Puede cocer el arroz con antelación.

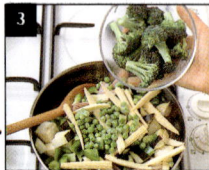

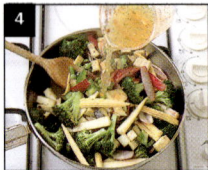

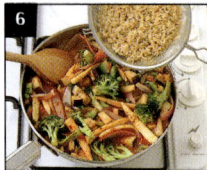

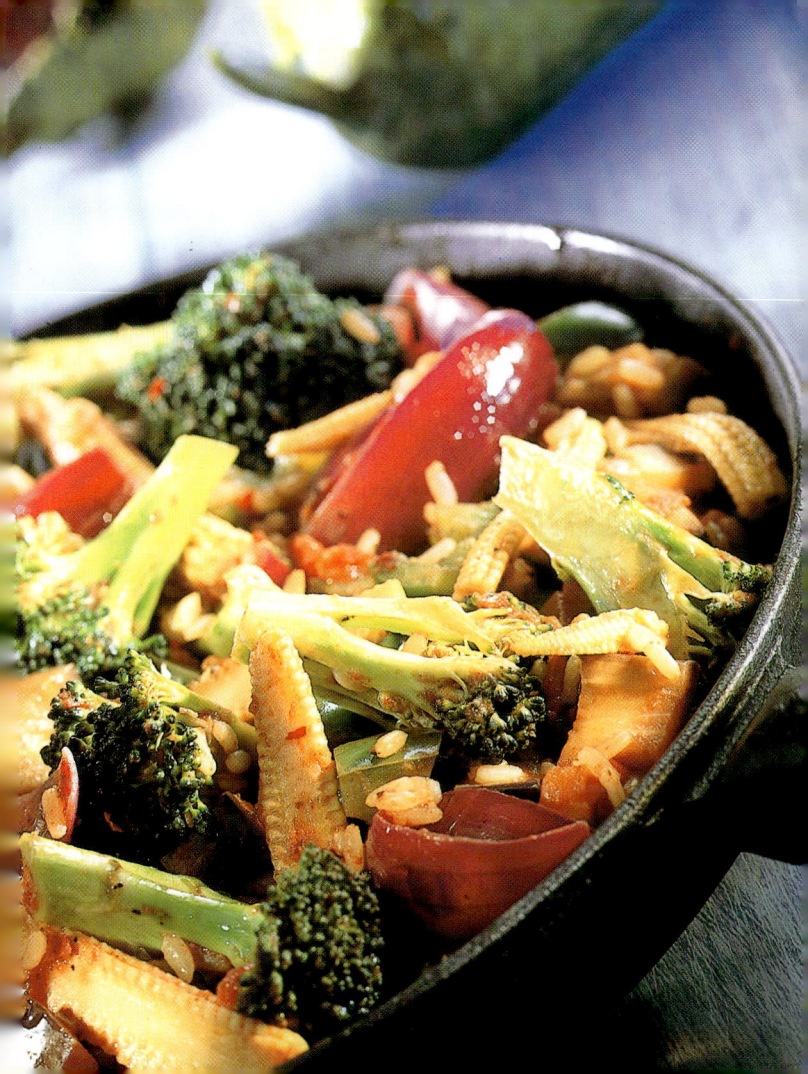

Champiñones rellenos

Para 4 personas

INGREDIENTES

8 champiñones grandes
1 cucharada de aceite de oliva
1 puerro pequeño picado
1 tallo de apio picado
100 g de tofu de consistencia
    firme, cortado en dados
1 calabacín picado

1 zanahoria picada
100 g de pan rallado integral
2 cucharadas de albahaca picada
1 cucharada de pasta de tomate
2 cucharadas de piñones
75 g de queso cheddar vegetal,
    rallado

150 ml de caldo vegetal
sal y pimienta
ensalada verde, para acompañar

1 Separe los pies de los champiñones y píquelos bien finos.

2 Caliente el aceite en una sartén y saltee el picadillo de pies de champiñón junto con el puerro, el apio, el tofu, el calabacín y la zanahoria, durante 3-4 minutos, removiendo.

3 Incorpore el pan rallado, la albahaca, la pasta de tomate y los piñones. Salpimente.

4 Rellene los champiñones con la mezcla y espolvoree con el queso.

5 Colóquelos en una fuente para el horno poco honda y vierta el caldo vegetal alrededor de los champiñones.

6 Ase los champiñones en el horno precalentado a 220 ºC durante 20 minutos, o hasta que estén totalmente hechos y el queso se haya fundido y dorado. Retírelos de la fuente y sírvalos de inmediato, acompañados con una ensalada verde.

SUGERENCIA

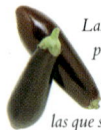

Las verduras se pueden variar, por su sabor y color, o según las que se tenga más a mano.

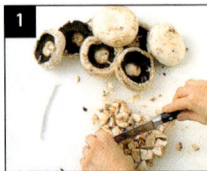

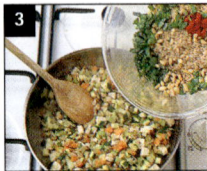

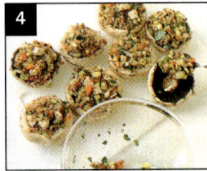

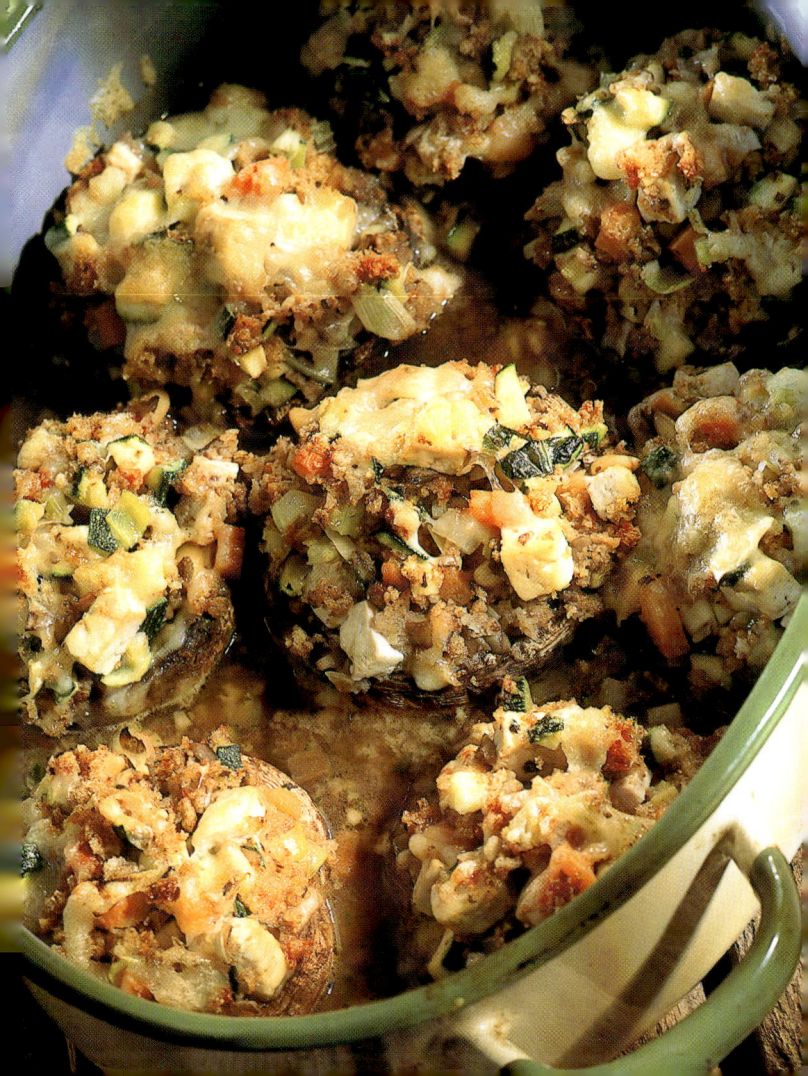

Crepes de verduras

Para 4 personas

INGREDIENTES

CREPES:	RELLENO:	SALSA:
100 g de harina	2 cucharadas de aceite vegetal	25 g de margarina vegetal
una pizca de sal	1 puerro cortado en tiras	25 g de harina
1 huevo batido	½ cucharadita de guindilla molida	150 ml de caldo vegetal
300 ml de leche	½ cucharadita de comino molido	150 ml de leche
aceite vegetal para freir	50 g de tirabeques	1 cucharadita de mostaza de Dijon
	100 g de champiñones	75 g de queso cheddar rallado
	1 pimiento rojo cortado en rodajas	2 cucharadas de cilantro picado
	25 g de anacardos picados	

1 Para las crepes, tamice la harina y la sal en un cuenco. Añada el huevo y la leche y haga una pasta. Para el relleno, caliente el aceite en una sartén y saltee el puerro 2-3 minutos. Agregue el resto de los ingredientes y rehogue 5 minutos, removiendo. Para la salsa, derrita la margarina en un cazo y añada la harina. Fríala 1 minuto y retire el cazo del fuego. Agregue el caldo y la leche y lleve la salsa a ebullición, removiendo hasta que se espese. Añada la mostaza, la mitad del queso y el cilantro y cuézala durante 1 minuto más.

2 Caliente 1 cucharada de aceite en una sartén antiadherente de 15 cm. Retire el aceite y cubra la base de la sartén con ⅛ de la pasta. Cuaje la crepe 2 minutos, déle la vuelta y hágala 1 minuto. Repita con el resto de la pasta. Rellene el centro de cada crepe a lo largo y enróllelas. Colóquelas en una fuente para el horno y vierta la salsa por encima. Espolvoree con el queso y gratínelas bajo el grill precalentado durante 3-5 minutos o hasta que el queso se funda y se dore.

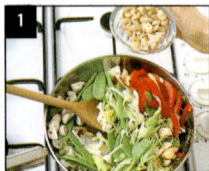

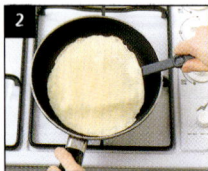

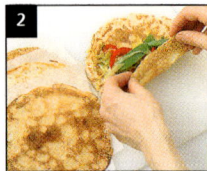

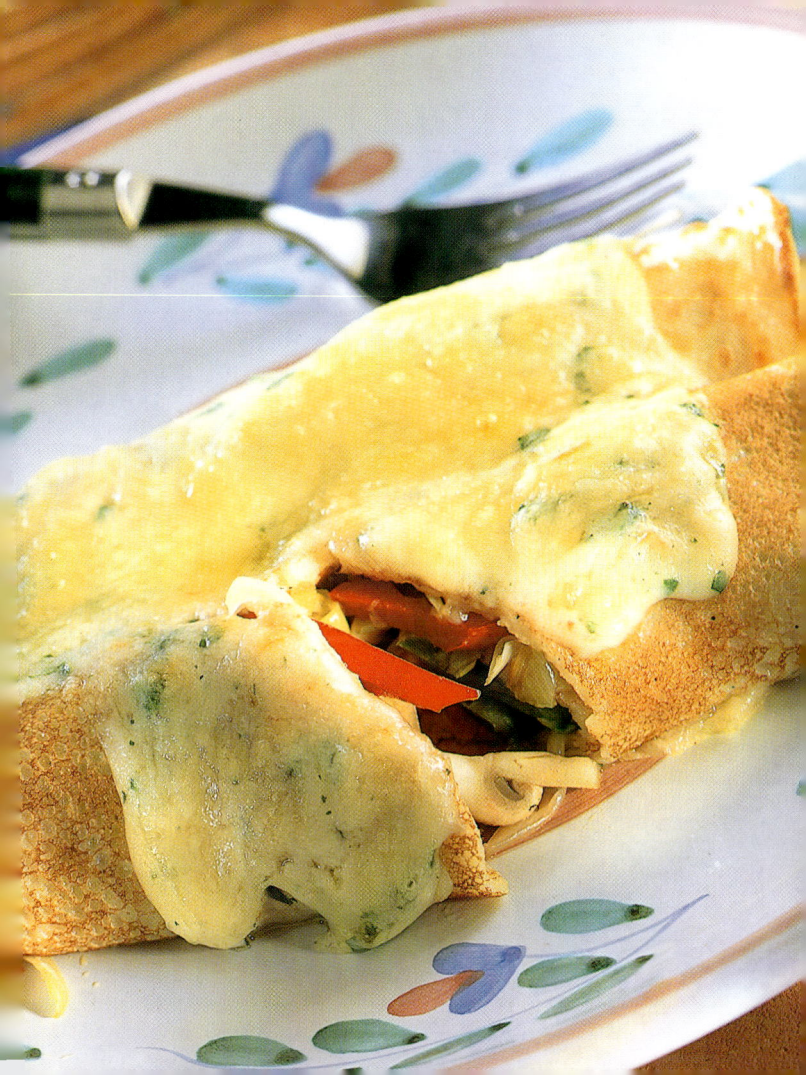

Nidos de pasta vegetarianos

Para 4 personas

INGREDIENTES

175 g de espaguetis
1 berenjena cortada por la mitad
    y después en rodajas
1 calabacín cortado en dados
2 dientes de ajo chafados

1 pimiento rojo, despepitado
    y cortado en rombos
6 cucharadas de aceite de oliva
50 g de mantequilla o margarina
    vegetal, derretida

15 g de pan rallado
sal y pimienta
ramitas de perejil fresco,
    para adornar

1 En una cazuela grande, lleve agua a ebullición; sumerja los espaguetis y cuézalos hasta que estén al dente, o siga las instrucciones del envase. Escúrralos bien y resérvelos.

2 Coloque la berenjena, el calabacín y el pimiento en una bandeja para el horno.

3 Mezcle el aceite con el ajo y viértalo sobre las verduras, agitando para que queden uniformemente recubiertas.

4 Ase las verduras bajo el grill precalentado durante 10 minutos; vaya dándoles vueltas, hasta que estén tiernas y un poco chamuscadas. Resérvelas calientes.

5 Reparta los espaguetis en 4 moldes bajos ligeramente engrasados. Enróllelos con un tenedor, para formar nidos.

6 Pinte los nidos de pasta con mantequilla o margarina derretida y espolvoree con pan rallado. Cuézalos en el horno precalentado a 200 °C durante 15 minutos o hasta que estén dorados. Retire los nidos de pasta de los moldes y colóquelos en los platos. Divida las verduras asadas entre los nidos de pasta, salpimente y adorne.

SUGERENCIA

Al dente (al diente) quiere decir que la pasta está cocida pero que se puede morder.

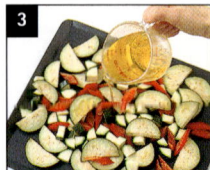

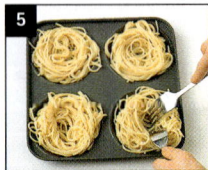

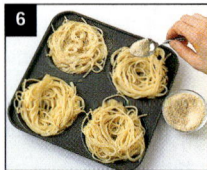

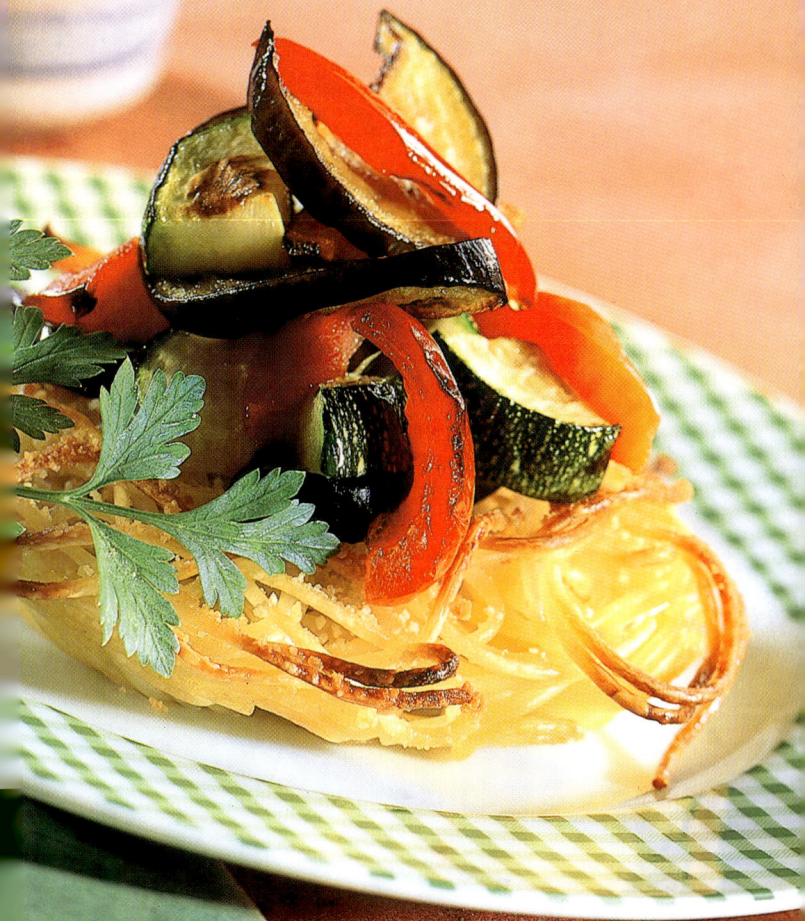

Hamburguesas vegetales con patatas

Para 4 personas

INGREDIENTES

HAMBURGUESAS VEGETALES:

100 g de espinacas
1 cucharada de aceite de oliva
1 puerro picado
2 dientes de ajo chafados
100 g de champiñones picados
300 g de tofu de consistencia
    firme, picado
1 cucharadita de guindilla molida

1 cucharadita de curry en polvo
1 cucharada de cilantro picado
75 g de pan rallado integral
1 cucharada de aceite de oliva

PATATAS:

2 patatas grandes
2 cucharadas de harina
1 cucharadita de guindilla molida
2 cucharadas de aceite de oliva
bollos o panecillos para
    hamburguesa y ensalada
    para acompañar

1 Para las hamburguesas, cueza las espinacas 2 minutos con un poco de agua. Escúrralas y séquelas con papel absorbente.

2 Caliente el aceite en una sartén y saltee el puerro y el ajo 2-3 minutos. Añada el resto de los ingredientes excepto el pan rallado y rehogue otros 5-7 minutos, hasta que las verduras se ablanden. Incorpore las espinacas y rehogue 1 minuto más.

3 Pique la mezcla unos 30 segundos, hasta obtener una pasta no demasiado fina. Añada el pan rallado, mezcle bien y déjelo enfriar hasta que se pueda trabajar. Con las manos enharinadas, forme 4 hamburguesas iguales. Refrigérelas 30 minutos.

4 Corte las patatas, en gajos finos y cuézalas en agua hirviendo durante 10 minutos. Escúrralas y rebócelas con

la harina y la guindilla. Colóquelas sobre una bandeja para el horno y rocíelas con el aceite. Áselas en el horno precalentado a 200 °C durante 30 minutos o hasta que estén doradas.

5 Mientras tanto, caliente 1 cucharada de aceite en una sartén y fría las hamburguesas unos 8-10 minutos. Sírvalas entre pan y pan, con una ensalada.

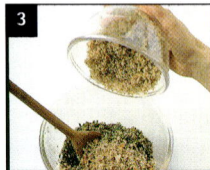

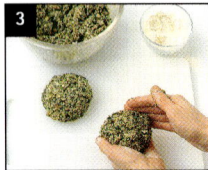

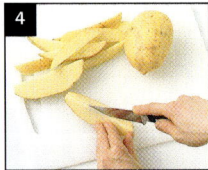

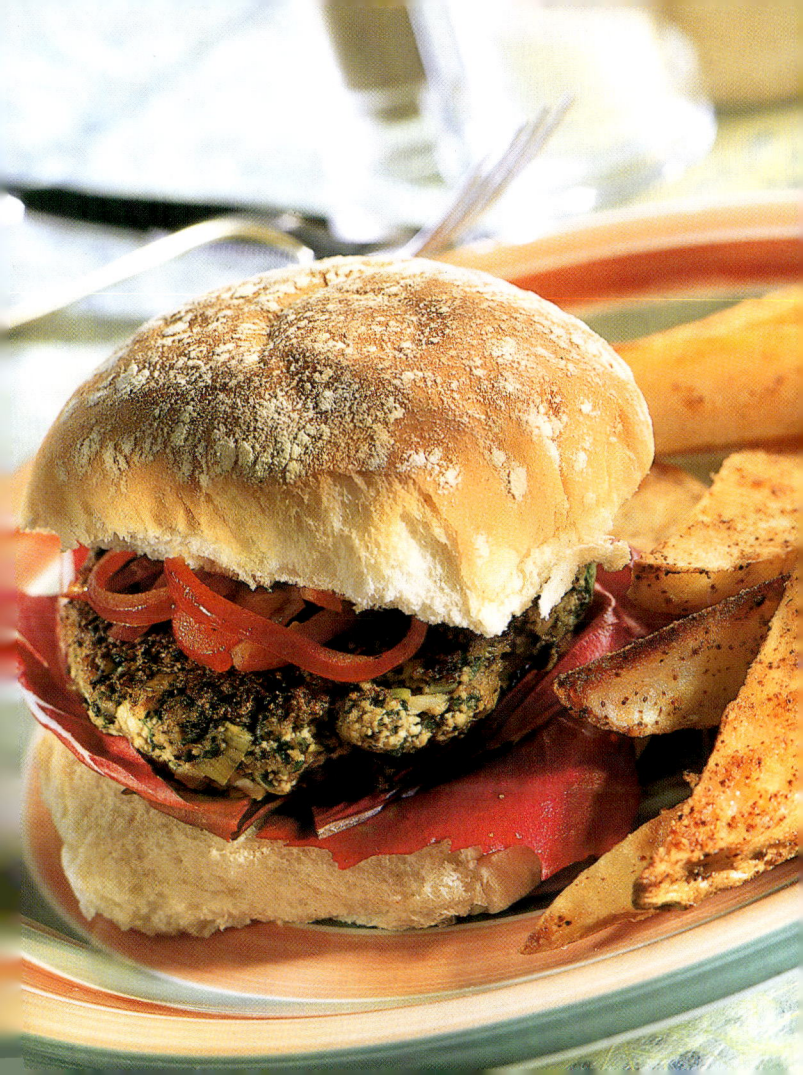

Dim sum de verduras

Para 4 personas

INGREDIENTES

2 cebolletas picadas
25 g de judías verdes picadas
½ zanahoria pequeña finamente picada
1 guindilla roja picada
25 g de brotes de soja picados
25 g de champiñones picados

25 g de anacardos sin sal, picados
1 huevo pequeño batido
2 cucharadas de harina de maíz
1 cucharadita de salsa de soja clara
1 cucharadita de salsa *hoisin*

1 cucharadita de aceite de sésamo
32 láminas de *wonton*
aceite para freír
1 cucharada de semillas de sésamo

1 Mezcle todas las verduras en un cuenco.

2 Agregue los anacardos, el huevo, la harina de maíz, las salsas de soja y *hoisin* y el aceite de sésamo, y mezcle bien.

3 Coloque las láminas de *wonton* sobre una tabla de cortar y deposite pequeñas cantidades de relleno en el centro de cada una de ellas. Frunza los bordes hacia arriba para formar pequeños hatillos, y deje la abertura hacia arriba.

4 Caliente el aceite en un wok a 180 °C o hasta que un dado de pan se dore en 30 segundos.

5 Fría los *dim sum*, por tandas, durante 1-2 minutos o hasta que se hayan dorado. Colóquelos sobre papel absorbente para que se escurran, y manténgalos calientes mientras fríe el resto.

6 Espolvoree los *dim sum* de verduras con las semillas de sésamo y sírvalos calientes, con una salsa para mojar, de soja o de ciruela.

SUGERENCIA

Si prefiere un sistema de cocción más saludable, introduzca los dim sum *en una vaporera y cuézalos al vapor durante 5-7 minutos.*

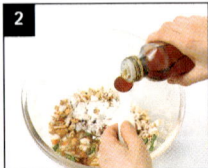

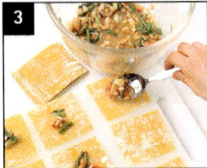

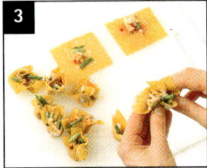

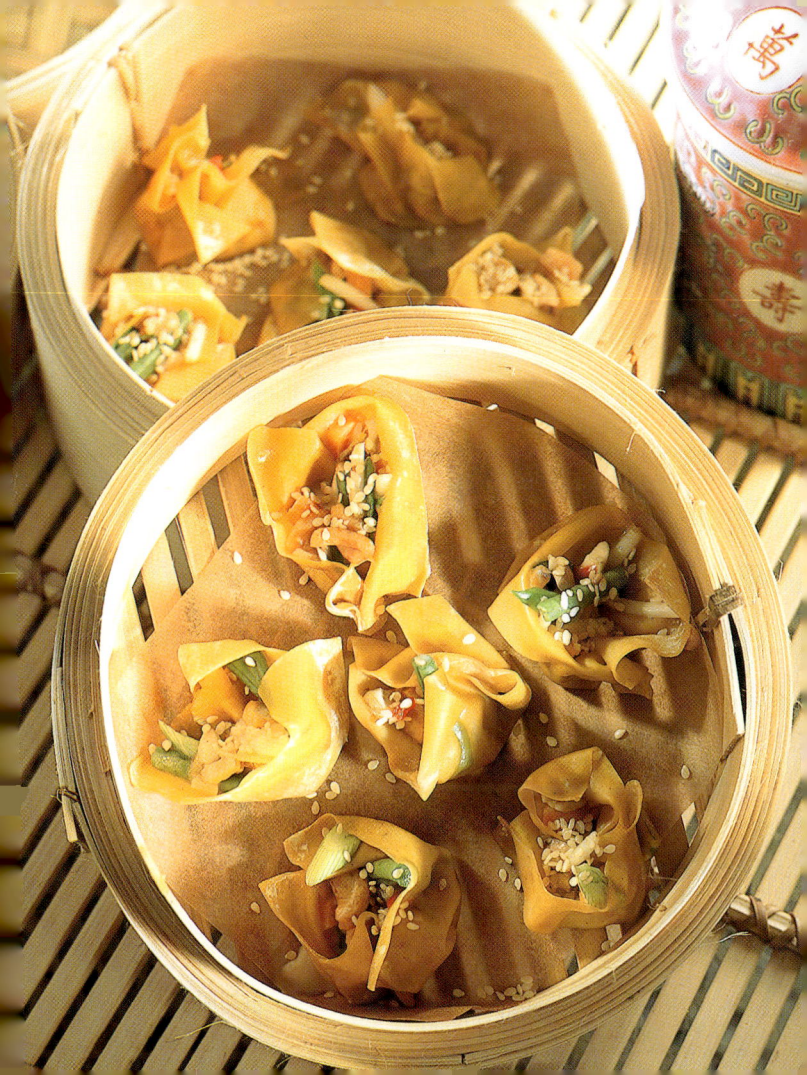

Pizza de setas al ajillo

Para 4 personas

INGREDIENTES

MASA:
450 g de harina para pan
2 cucharaditas de levadura
    de fácil disolución
2 dientes de ajo chafados
2 cucharadas de tomillo picado
2 cucharadas de aceite de oliva
300 ml de agua tibia

GUARNICIÓN:
25 g de mantequilla o margarina
    vegetal
350 g de setas variadas
2 dientes de ajo chafados
2 cucharadas de perejil picado
2 cucharadas de pasta de tomate

6 cucharadas de *passata*
    (preparación italiana de
    tomate triturado)
75 g de mozzarella rallada
sal y pimienta
perejil picado, para adornar

1 Ponga en un cuenco la harina, la levadura, el ajo y el tomillo. Haga un hoyo en el centro y vaya incorporando poco a poco el aceite y el agua, mezclando, hasta obtener una pasta suave.

2 En una superficie enharinada, amase la pasta 5 minutos. Extiéndala con el rodillo, forme un círculo de 35 cm y póngalo en una bandeja para el horno engrasada. Deje que la base de pizza se hinche en un lugar cálido 20 minutos.

3 Mientras tanto, prepare la guarnición. Derrita la mantequilla o margarina en una sartén y saltee las setas con el ajo y el perejil durante 5 minutos.

4 Mezcle la pasta de tomate con la *passata* y extiéndala con una cuchara sobre la base de la pizza, dejando un reborde de 1 cm libre. Disponga las setas por encima del tomate. Salpimiente bien y espolvoree con el queso. Cueza la pizza en el horno precalentado a 190 ºC durante 20-25 minutos o hasta que la base esté crujiente y el queso se haya fundido. Antes de servirla, adórnela con el perejil picado.

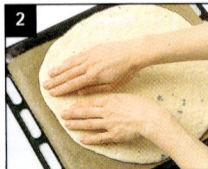

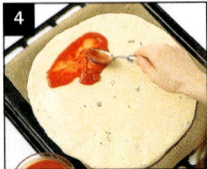

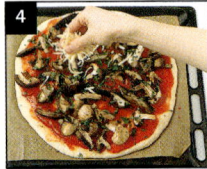

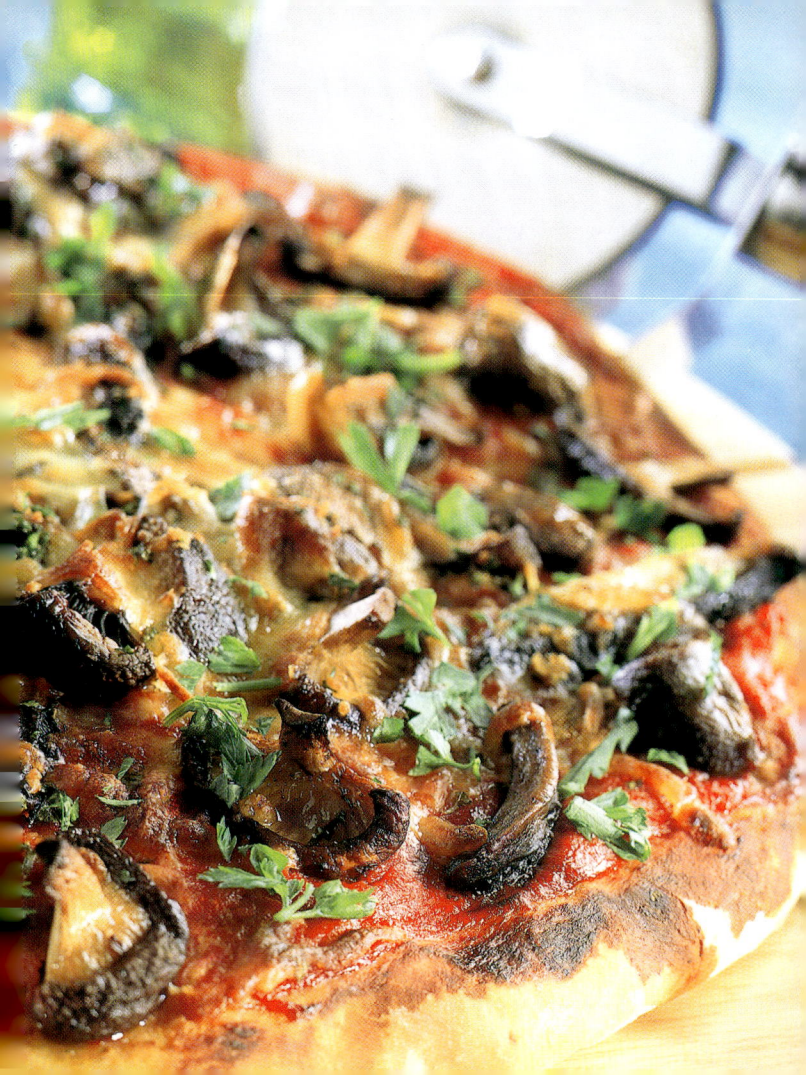

Tartaletas de berros y queso

Para 4 unidades

INGREDIENTES

100 g de harina	2 manojos de berros	4 cucharadas de yogur natural
una pizca de sal	2 dientes de ajo machacados	½ cucharadita de pimentón
75 g de mantequilla o margarina vegetal	1 chalote picado	
2-3 cucharadas de agua fría	150 g de queso cheddar vegetal, rallado	

1 Tamice la harina en un cuenco grande y añada la sal. Mezcle 50 g de la mantequilla o margarina con la harina, hasta obtener una consistencia de pan rallado.

2 Agregue el agua fría y amase la pasta.

3 Ayudándose con el rodillo, extienda la pasta sobre una superficie enharinada y forre con ella 4 moldes de 10 cm. Pinche la base con un tenedor y coloque los moldes en la nevera.

4 Caliente el resto de la mantequilla o margarina en una sartén. Retire el tallo de los berros y saltéelos con el ajo y el chalote 1-2 minutos, hasta que se ablanden.

5 Retire la sartén del fuego y añada el queso, el yogur y el pimentón.

6 Con una cuchara, deposite el relleno en los moldes de masa y cueza las tartaletas en el horno precalentado a 180 °C durante 20 minutos, o hasta que el relleno esté firme. Desmolde las tartaletas y sírvalas calientes.

VARIACIÓN

Se pueden utilizar espinacas en lugar de berros, siempre que se escurran bien antes de mezclarlas con el resto de los ingredientes.

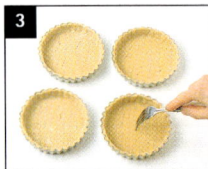

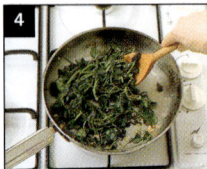

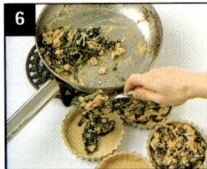

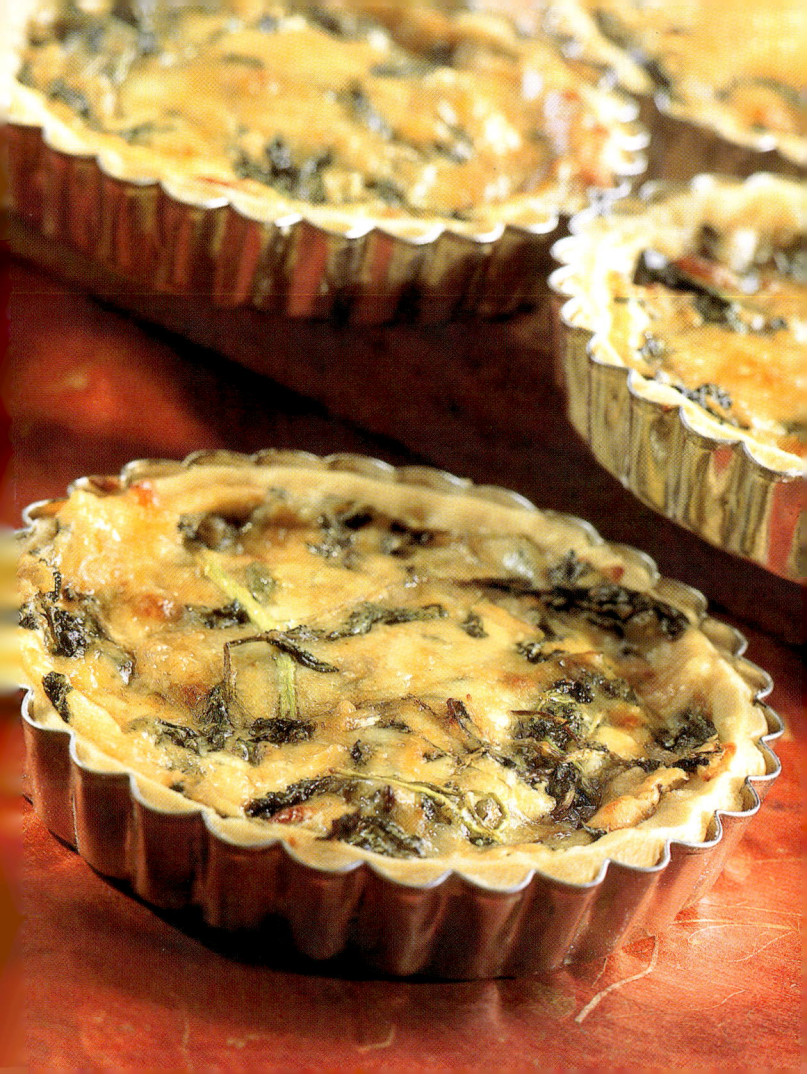

Raviolis de verduras

Para 4 personas

INGREDIENTES

RELLENO:

25 g de mantequilla o margarina
    vegetal
2 dientes de ajo chafados
1 puerro pequeño, picado
2 tallos de apio picados

200 g de champiñones
    picados
1 huevo batido
2 cucharadas de queso
    parmesano vegetal
sal y pimienta

RAVIOLIS:

4 láminas de pasta filo
25 g de margarina vegetal
aceite para freír

1 Para hacer el relleno,
derrita la mantequilla
o margarina vegetal en una
sartén y saltee el ajo y el
puerro 2-3 minutos, hasta
que se hayan ablandado.

2 Añada el apio y los
champiñones y
rehóguelo todo junto
durante 4-5 minutos,
hasta que las verduras
estén tiernas.

3 Apague el fuego y
añada el huevo y el
queso parmesano rallado.
Salpimente al gusto.

4 Extienda las láminas
de pasta sobre una
tabla de cortar y córtelas
en 10 cuadrados cada una.

5 Deposite un poco de
relleno en el centro de
cada recuadro y pinte los
bordes de la pasta con
mantequilla o margarina.
Coloque otro cuadrado
encima y selle los bordes
para formar los raviolis.

5 Caliente el aceite para
freír a 180 ºC o hasta
que un dado de pan se dore
en 30 segundos. Fría los

raviolis por tandas, durante
2-3 minutos o hasta que
estén dorados. Retírelos
con una espumadera y
séquelos con papel de
cocina. Llévelos a la mesa
en una fuente caliente.

SUGERENCIA

*El queso parmesano no suele
ser de tipo vegetariano,
aunque hay una variedad,
llamada grano padano, que
normalmente sí lo es.
También se puede utilizar
queso pecorino.*

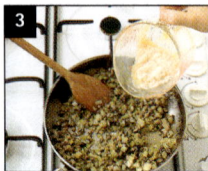

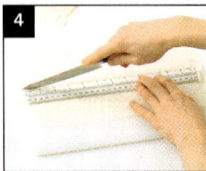

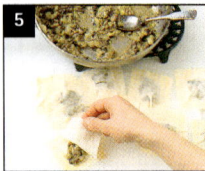

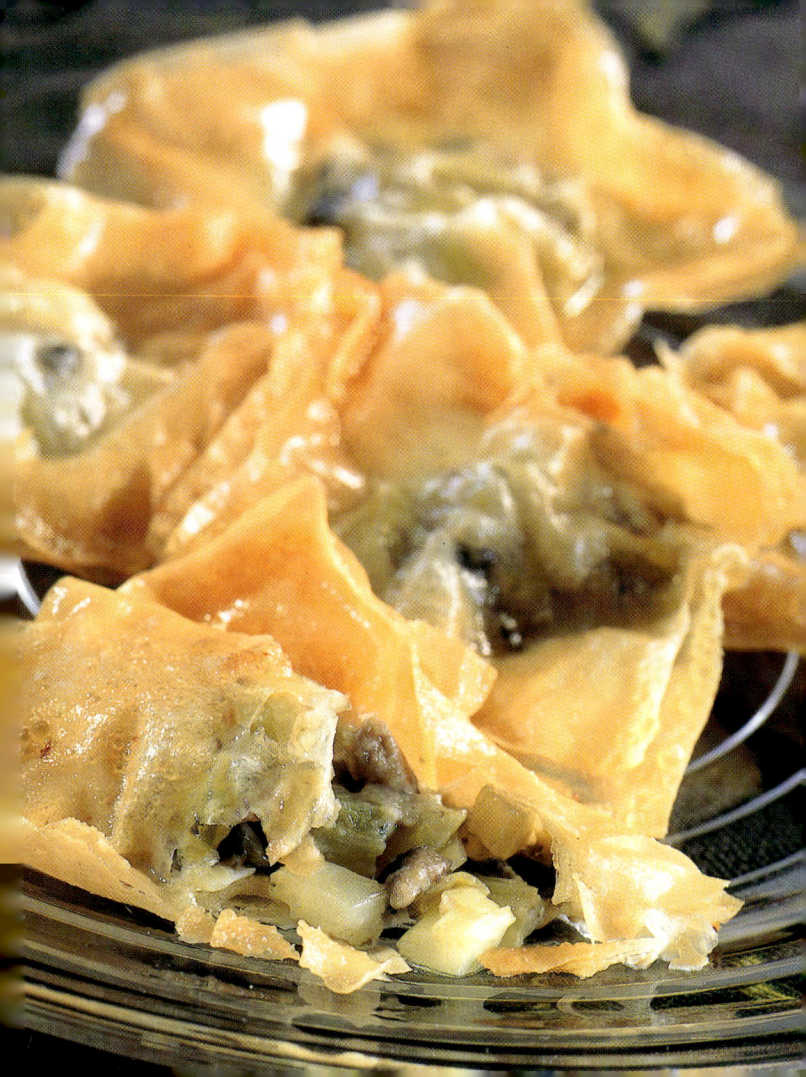

Berenjenas rellenas de bulgur

Para 4 personas

INGREDIENTES

4 berenjenas medianas
sal
175 g de bulgur (sémola de trigo
    troceada)
300 ml de agua hirviendo
3 cucharadas de aceite de oliva
2 dientes de ajo chafados

2 cucharadas de piñones
½ cucharadita de cúrcuma
1 cucharadita de guindilla
    molida
2 tallos de apio picados
4 cebolletas picadas

1 zanahoria rallada
50 g de champiñones picados
2 cucharadas de pasas
2 cucharadas de cilantro fresco
    picado
ensalada verde, para acompañar

1 Corte las berenjenas por la mitad, a lo largo, y extraiga la pulpa ayudándose con una cucharita. Pique la pulpa y resérvela. Frote el interior de las berenjenas, una vez extraída la pulpa, con un poco de sal, y déjelas reposar durante 20 minutos.

2 Mientras tanto, ponga el bulgur en un cuenco grande y vierta el agua hirviendo sobre él. Déjelo reposar durante 20 minutos, o hasta que haya absorbido el agua por completo.

3 Caliente el aceite en una sartén y saltee el ajo, los piñones, la cúrcuma, la guindilla molida, el apio, la cebolleta, la zanahoria, los champiñones y las pasas, durante 2-3 minutos.

4 Agregue la pulpa de berenjena y rehogue otros 2-3 minutos. Añada el cilantro y mézclelo todo bien.

5 Retire la sartén del fuego e incorpore el bulgur. Lave las cáscaras de la berenjena bajo el chorro de agua fría y séquelas con papel de cocina.

6 Rellene las berenjenas y dispóngalas en una fuente honda para el horno. Vierta en el fondo un poco de agua hirviendo y cuézalas en el horno precalentado a 180 °C unos 15-20 minutos.

7 Sirva las berenjenas calientes, acompañadas con ensalada verde.

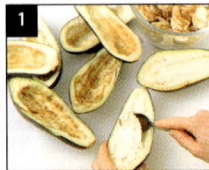

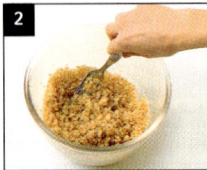

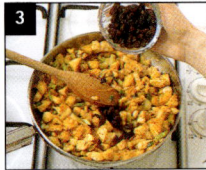

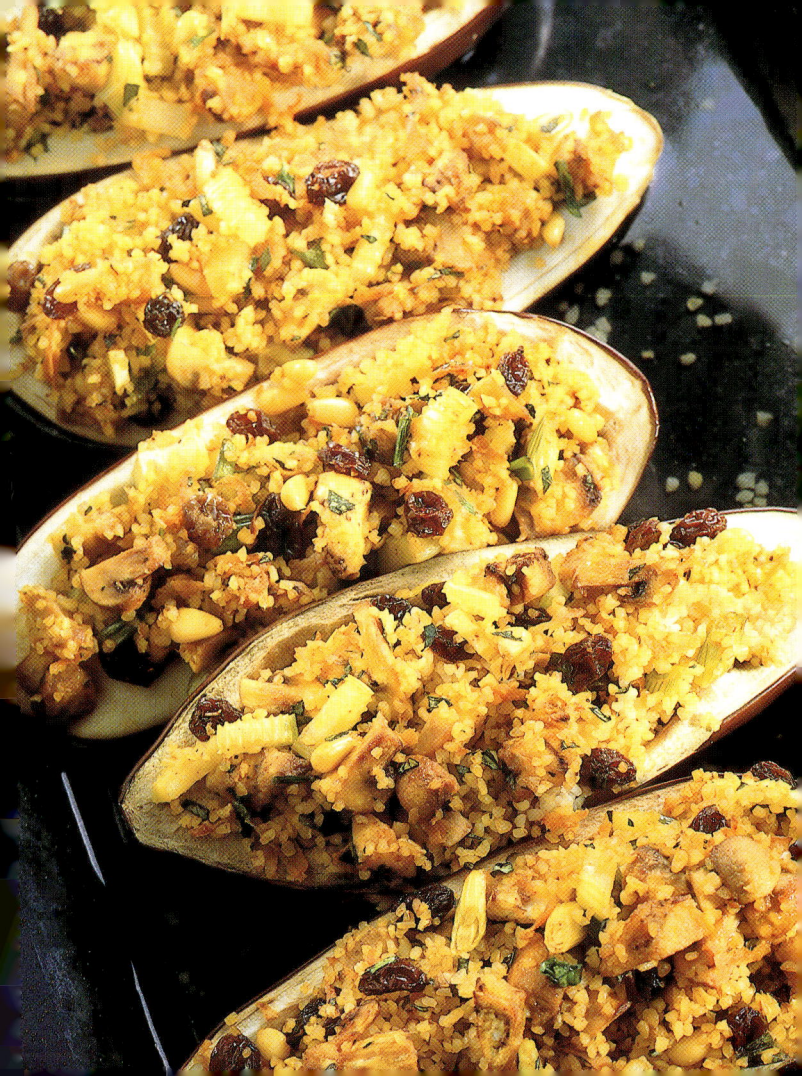

Croquetas de lentejas

Para 4 personas

INGREDIENTES

225 g de lentejas que no
   necesiten remojo
1 pimiento verde finamente
   picado
1 cebolla roja finamente picada
2 dientes de ajo chafados
1 cucharadita de *garam masala*

½ cucharadita de guindilla
   molida
1 cucharadita de comino molido
2 cucharaditas de zumo de limón
2 cucharadas de cacahuetes sin sal
600 ml de agua
1 huevo batido

3 cucharadas de harina
1 cucharadita de cúrcuma
1 cucharadita de guindilla molida
4 cucharadas de aceite vegetal
sal y pimienta
hojas de ensalada y hierbas
   frescas

1 Ponga en una cazuela grande las lentejas, el pimiento, la cebolla, el ajo, la *garam masala*, la guindilla, el comino molido, el zumo de limón y los cacahuetes picados.

2 Vierta el agua y llévelo a ebullición. Cuézalo a fuego lento, removiendo de vez en cuando, 30 minutos o hasta que el líquido se haya absorbido.

3 Retire la cazuela del fuego y deje que el contenido se entibie. Añada el huevo y salpimente al gusto. Deje que se enfríe por completo.

4 Con las manos enharinadas, dé forma a 8 croquetas.

5 En un platito, mezcle la harina con la cúrcuma y la guindilla molida. Reboce las croquetas con esta mezcla.

6 Caliente el aceite en una sartén grande y fríalas por tandas, dándoles la vuelta una vez, hasta que estén crujientes. Sírvalas con ensalada y hierbas frescas.

SUGERENCIA

Las lentejas que no requieren remojo resultan más prácticas; si utiliza cualquier otro tipo, deberá cocerlas previamente.

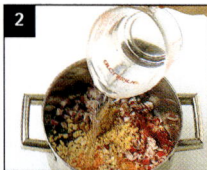

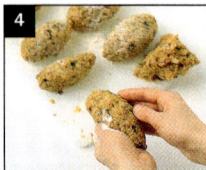

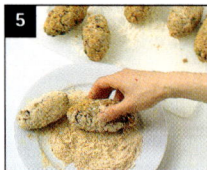

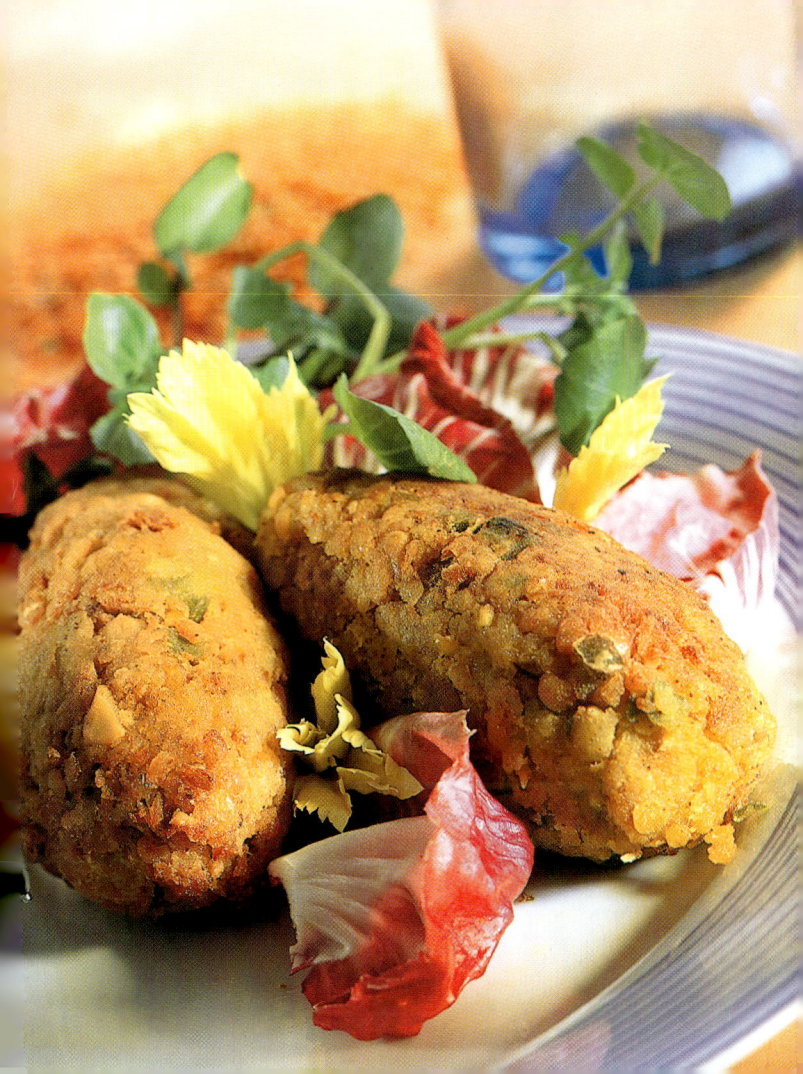

Refrito de frijoles con tortillas mejicanas

Para 4 personas

INGREDIENTES

FRIJOLES:

2 cucharadas de aceite de oliva

1 cebolla finamente picada

3 dientes de ajo picados

1 chile verde picado

1 lata de 400 g de frijoles rojos,
escurridos

1 lata de 400 g de alubias pintas,
escurridas

2 cucharadas de cilantro picado

150 ml de caldo vegetal

8 tortillas mexicanas de trigo

25 g de queso cheddar vegetal,
rallado

sal y pimienta

ADEREZO:

4 cebolletas picadas

1 cebolla roja picada

1 chile verde picado

1 cucharada de vinagre de vino
al ajo

1 cucharadita de azúcar lustre

1 tomate picado

1 Caliente el aceite para los frijoles en una sartén grande. Saltee la cebolla durante 3-5 minutos. Añada el ajo y el chile y rehogue durante 1 minuto más.

2 Haga un puré con los frijoles y las alubias, y póngalo en la sartén, así como el cilantro.

3 Agregue el caldo y cuézalo, removiendo, 5 minutos, hasta obtener una consistencia harinosa.

4 Coloque las tortillas sobre una bandeja para el horno y caliéntelas en el horno durante 1-2 minutos.

5 Mezcle todos los ingredientes del aderezo.

6 Coloque los frijoles en una fuente y espolvoree con el queso.

Salpimente bien. Enrolle las tortillas y sírvalas con el refrito de frijoles y el aderezo.

SUGERENCIA

Si la pasta de frijoles se empieza a pegar a la base de la sartén, agregue un poco más de líquido durante la cocción.

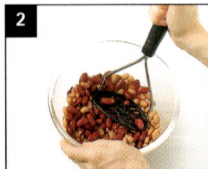

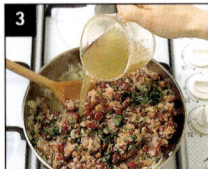

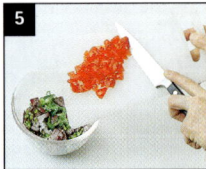

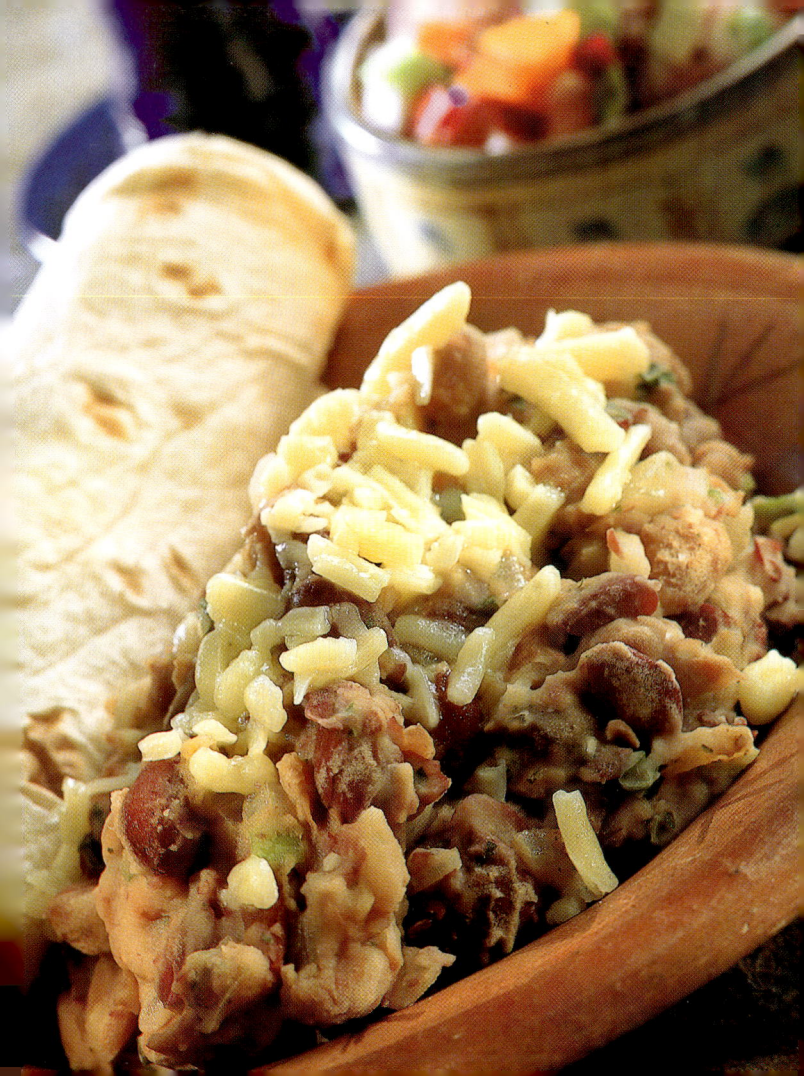

Gratinado de arroz integral con verduras a las hierbas

Para 4 personas

INGREDIENTES

100 g de arroz integral

2 cucharadas de mantequilla
o margarina

1 cebolla roja picada

2 dientes de ajo chafados

1 zanahoria cortada en juliana fina

1 calabacín cortado en rodajas

75 g de mazorquitas de maíz,
cortadas a lo largo

2 cucharadas de pipas de girasol

3 cucharadas de hierbas variadas

100 g de mozzarella rallada

sal y pimienta

2 cucharadas de pan rallado
integral

1 Cueza el arroz en agua hirviendo con sal durante 20 minutos. Escúrralo bien.

2 Engrase una fuente para el horno de 900 ml de capacidad.

3 Caliente la mantequilla en una sartén y saltee la cebolla, removiendo, durante 2 minutos o hasta que se ablande.

4 Añada el ajo, la zanahoria, el calabacín y las mazorquitas y rehogue otros 5 minutos, removiendo.

5 Mezcle el arroz con las pipas de girasol y las hierbas variadas y póngalo en la sartén.

6 Incorpore la mitad de la mozzarella y salpimente.

7 Ponga la mezcla en la fuente engrasada y espolvoréela con el pan rallado y el resto del queso. Gratínelo en el horno precalentado a 180 °C durante 25-30 minutos, o hasta que el queso se empiece a dorar. Sírvalo de inmediato.

VARIACIÓN

Si lo desea, utilice algún otro tipo de arroz, por ejemplo basmati, y sazone el plato con algún curry.

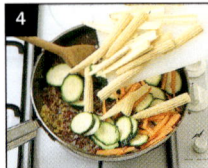
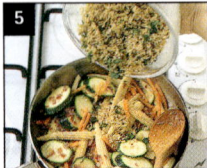
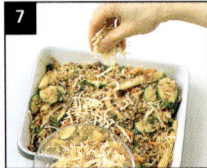

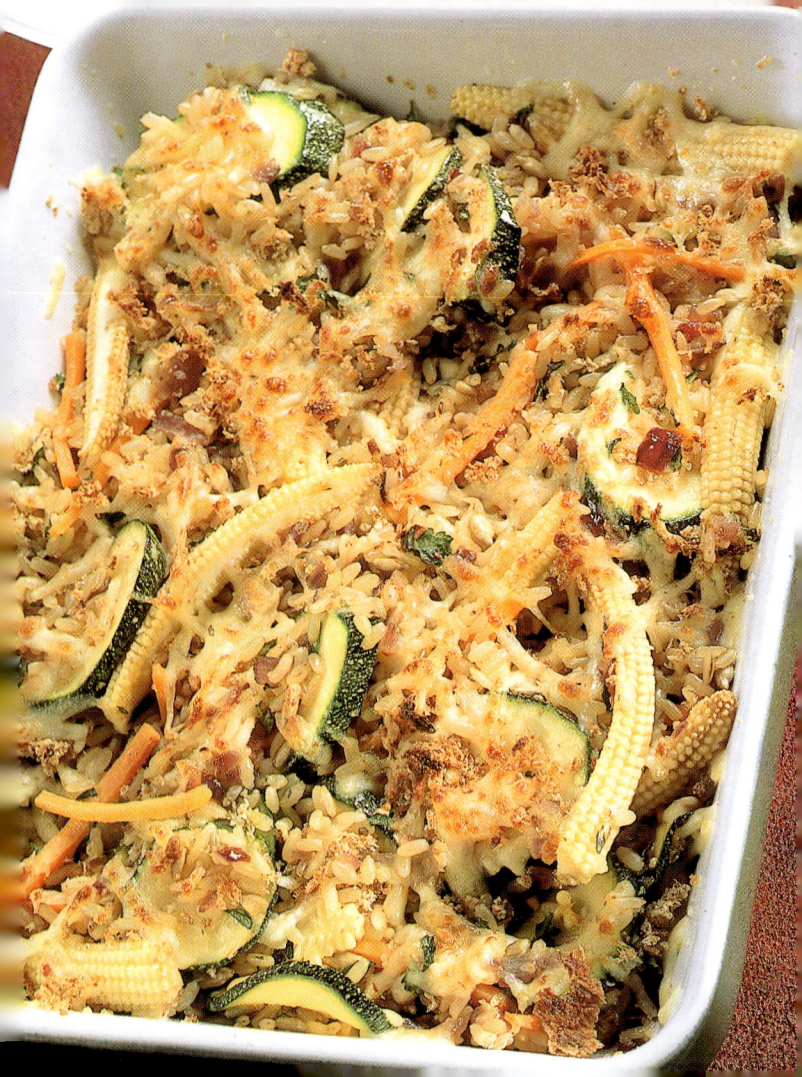

Sartenada de lentejas y verduras variadas

Para 4 personas

INGREDIENTES

150 g de lentejas rubias

4 cucharadas de mantequilla
o margarina vegetal

2 dientes de ajo chafados

2 cucharadas de aceite de oliva

1 cucharada de vinagre de sidra

1 cebolla roja cortada en 8 trozos

50 g de mazorquitas de maíz
cortadas a lo largo

1 pimiento amarillo cortado
en tiras

1 pimiento rojo cortado en tiras

50 g de judías verdes francesas
partidas por la mitad

125 ml de caldo vegetal

2 cucharadas de miel

sal y pimienta

pan crujiente, para servir

1 Incorpore las lentejas en una cazuela con agua fría, y déjelas en remojo durante 25 minutos. Llévelas a ebullición, y después cuézalas a fuego lento durante 20 minutos. Escúrralas bien.

2 Añada 1 cucharada de mantequilla o margarina, 1 diente de ajo, 1 cucharada de aceite y el vinagre, y mezcle bien.

3 Caliente el resto de la mantequilla, el ajo y el aceite en una sartén y saltee la cebolla, las mazorquitas, el pimiento y las judías durante 3-4 minutos.

4 Agregue el caldo vegetal y deje que hierva 10 minutos, o hasta que el líquido se haya evaporado.

5 Añada la miel y salpimente al gusto.

Incorpore la mezcla de lentejas y caliéntelo bien durante 1 minuto. Sirva la sartenada en platos individuales, acompañada con pan crujiente.

VARIACIÓN

Esta sartenada es muy versátil, pues se puede preparar con cualquier hortaliza que se tenga a mano. Pruebe con calabacín, zanahoria o tirabeques.

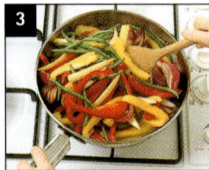

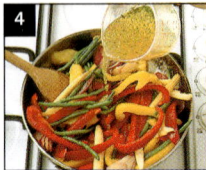

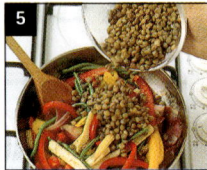

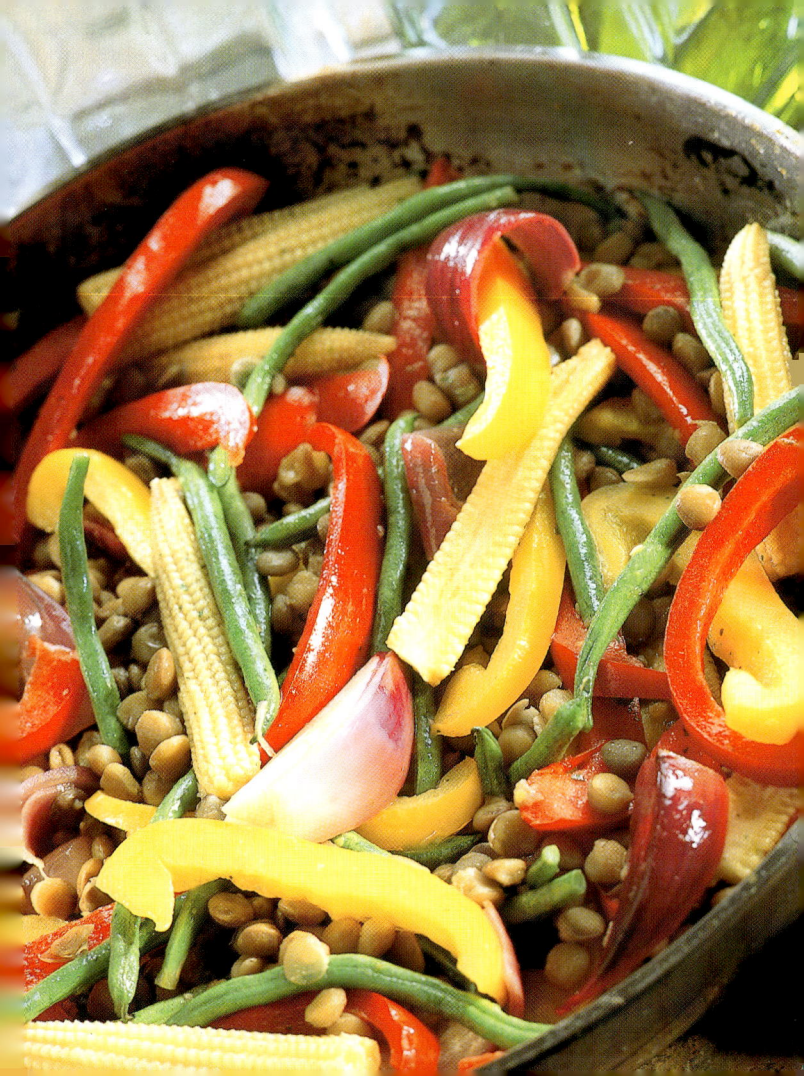

Falafel

Para 4 personas

INGREDIENTES

1 lata de 650 g de garbanzos,
  escurridos
1 cebolla roja picada
3 dientes de ajo chafados
100 g de pan integral
2 guindillas rojas pequeñas

1 cucharadita de comino molido
1 cucharadita de cilantro molido
½ cucharadita de cúrcuma
1 cucharada de cilantro picado,
  y un poco más para adornar
1 huevo batido

100 g de pan rallado integral
aceite vegetal para freír
sal y pimienta
ensalada de tomate y pimiento,
  y gajos de limón, para servir

1 Ponga los garbanzos, la cebolla, el ajo, el pan, las guindillas, las especias y el cilantro en una picadora, y píquelo durante 30 segundos. Remueva y salpimente bien.

2 Retire la mezcla de la picadora y prepare albóndigas del tamaño de una nuez.

3 Ponga el huevo batido en un cuenco y el pan rallado en un plato. Reboce las albóndigas pasándolas primero por el huevo y después por el pan rallado; sacuda el exceso de pan.

4 Caliente el aceite para freír a 180 °C o hasta que un dado de pan se dore en 30 segundos. Fría las croquetas, por tandas, durante 2-3 minutos, hasta que estén crujientes y doradas. Retírelas con una espumadera y deje que se escurran sobre papel absorbente. Esparza el cilantro por encima de los *falafel* y sírvalos con una ensalada de tomate y pimiento para acompañar y adornados con gajos de limón.

SUGERENCIA

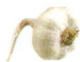

Sirva los falafel con una salsa de cilantro y yogur; para prepararla, mezcle 150 ml de yogur natural con 2 cucharadas de cilantro picado y 1 diente de ajo chafado.

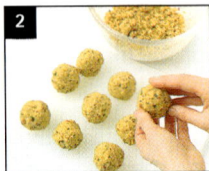

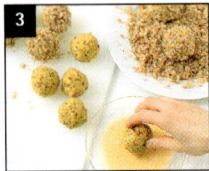

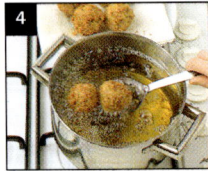

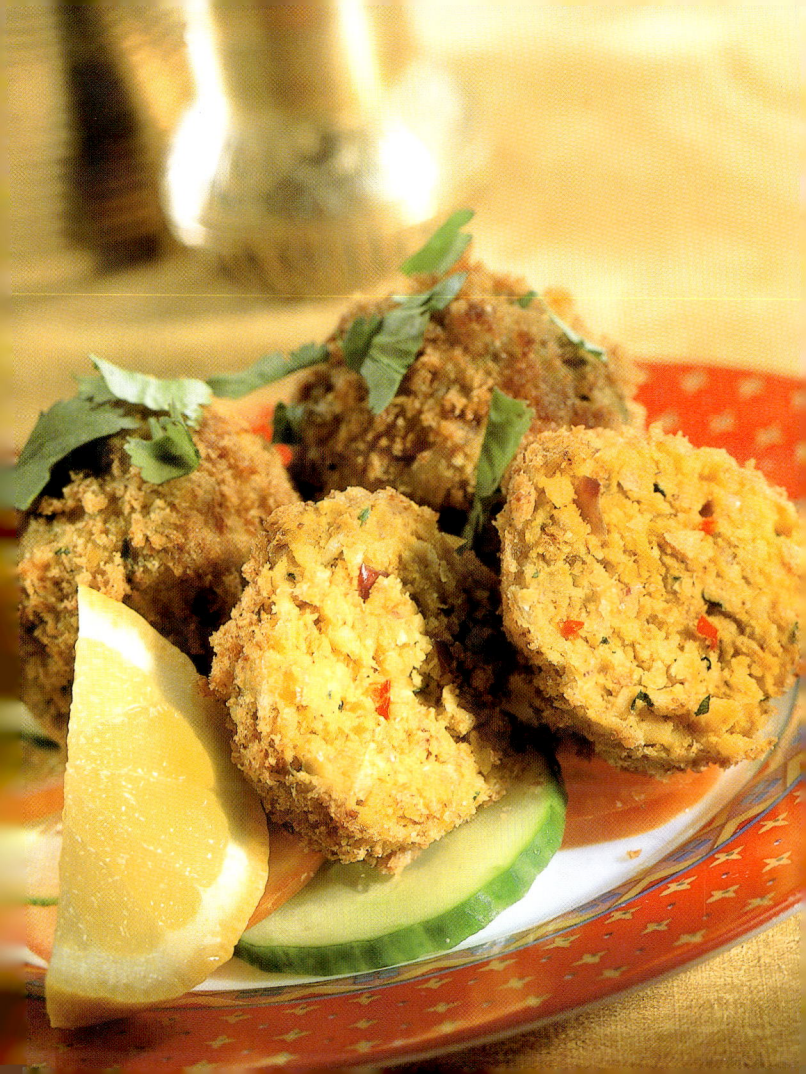

Salteado de col y nueces

Para 4 personas

INGREDIENTES

350 g de col blanca	2 dientes de ajo chafados	100 g de nueces partidas
350 g de col lombarda	8 cebolletas enteras, limpias	2 cucharaditas de mostaza de Dijon
4 cucharadas de aceite de cacahuete	225 g de tofu de consistencia firme, cortado en dados	sal y pimienta
1 cucharada de aceite de nuez	2 cucharadas de zumo de limón	2 cucharaditas de semillas de amapola

1 Con un cuchillo afilado, corte los dos tipos de col en juliana fina; reserve.

2 En un wok calentado previamente en seco, vierta el aceite de cacahuete y el de nuez. Cuando esté caliente el aceite, saltee el ajo, la col, las cebolletas y el tofu durante 5 minutos, removiendo.

3 Agregue el zumo de limón, las nueces y la mostaza, salpimente y saltee otros 5 minutos o hasta que la col esté tierna.

4 Disponga el salteado en un bol caliente y sírvalo espolvoreado con las semillas de amapola.

SUGERENCIA

Además de aportar proteínas, vitaminas y lípidos necesarios, las nueces y las semillas dan sabor y textura a los platos vegetarianos. Tenga un buen surtido en su despensa, pues se pueden incorporar en muchos platos, como ensaladas, asados y salteados, entre otros.

VARIACIÓN

Si lo prefiere, puede utilizar semillas de sésamo en lugar de amapola y aliñar el plato con 1 cucharadita de aceite de sésamo justo antes de servirlo.

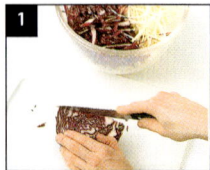

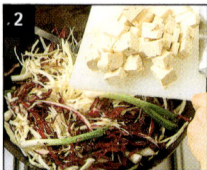

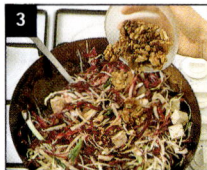

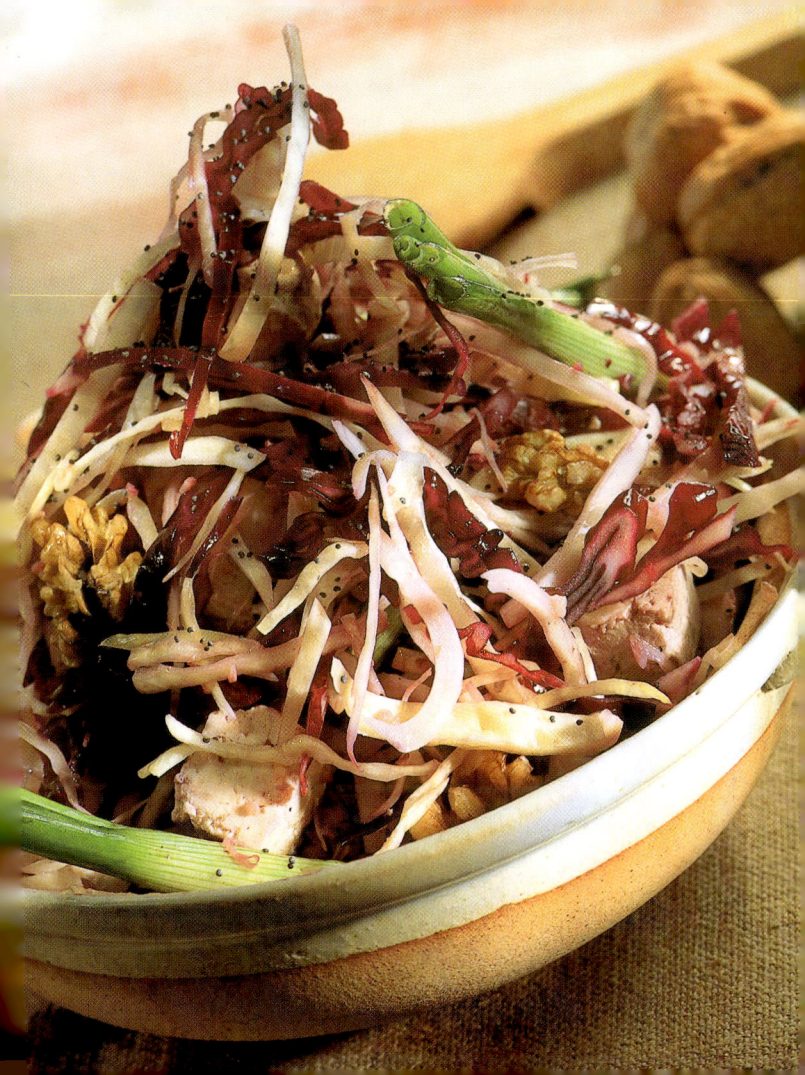

Frittata de espinacas

Para 4 personas

INGREDIENTES

450 g de espinacas
2 cucharaditas de agua
4 huevos
2 cucharadas de nata líquida
2 dientes de ajo chafados
50 g de maíz de lata, escurrido
1 tallo de apio picado
1 guindilla roja picada

2 tomates, despepitados
   y picados
2 cucharadas de aceite de oliva
2 cucharadas de mantequilla
25 g de pacanas partidas
   por la mitad
2 cucharadas de queso pecorino
   rallado

25 g de queso fontina cortado
   en dados
una pizca de pimentón

1 Incorpore las espinacas en una cazuela, y añada 2 cucharadas de agua. Tape la cazuela y cuézalas unos 5 minutos. Escúrralas bien y séquelas con papel absorbente.

2 Bata los huevos en un cuenco, y añada las espinacas, la nata líquida, el ajo, el maíz, el apio, la guindilla y el tomate; mezcle bien todos los ingredientes.

3 Caliente el aceite y la mantequilla en una sartén de base gruesa de 20 cm de diámetro.

4 Vierta la mezcla de huevo y verduras en la sartén y espolvoree con las pacanas, los quesos pecorino y fontina y el pimentón. Cuézalo sin remover, a fuego moderado, durante 5-7 minutos o hasta que la parte inferior de la *frittata* esté dorada.

5 Coloque un plato grande sobre la sartén e inviértala sujetando bien para darle la vuelta a la *frittata*. Deslícela de nuevo en la sartén y cuézala por el otro lado 2-3 minutos. Llévela la *frittata* a la mesa directamente en la sartén, o bien dispóngala en una fuente.

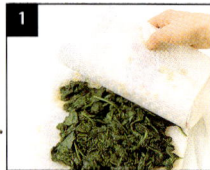

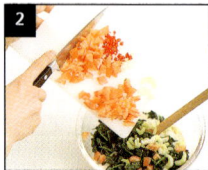

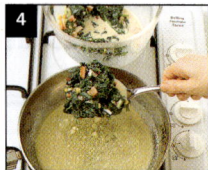

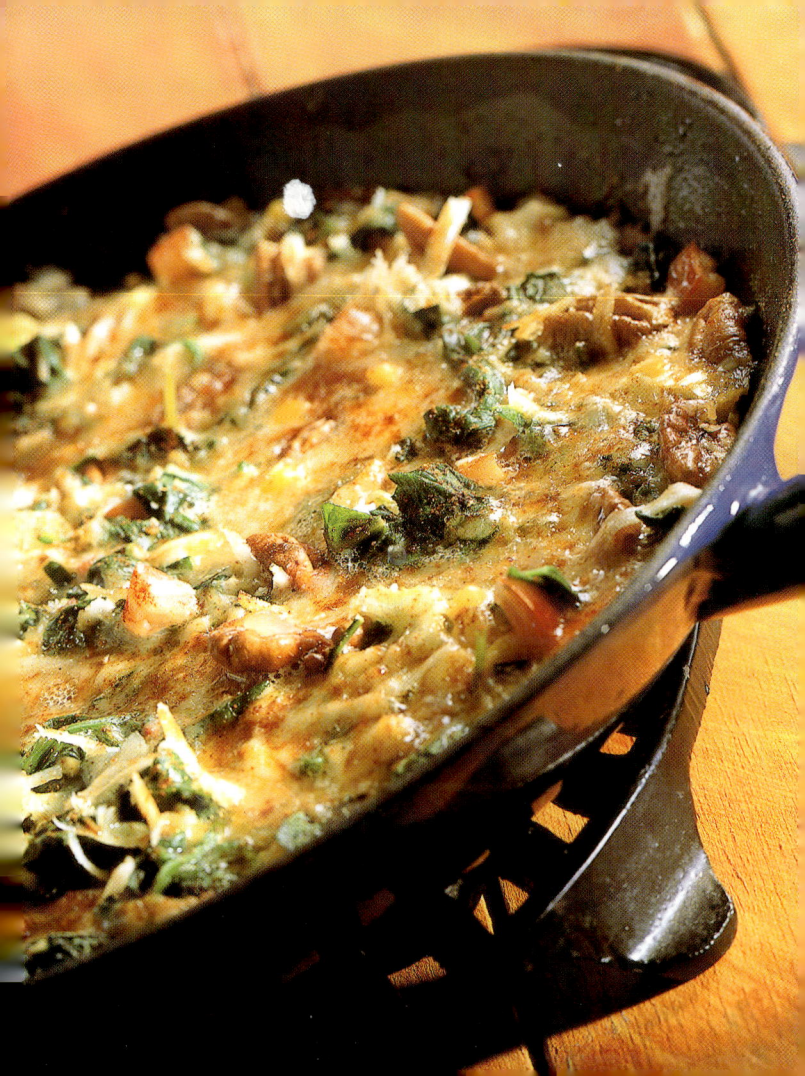

Pinchitos de hinojo macerado

Para 4 personas

INGREDIENTES

2 bulbos de hinojo
1 pimiento rojo cortado en dados
　grandes
1 lima cortada en 8 trozos

ADOBO:
2 cucharadas de zumo de lima
4 cucharadas de aceite de oliva
2 dientes de ajo chafados

1 cucharadita de mostaza de
　grano entero
1 cucharada de tomillo picado
ramitas de hinojo, para adornar
ensalada, para acompañar

1 Corte cada bulbo de hinojo en 8 trozos y colóquelos en una fuente llana mezclados con el pimiento.

2 Para el adobo, mezcle el zumo de lima con el aceite, el ajo, la mostaza y el tomillo. Viértalo sobre el hinojo y el pimiento, y déjelo macerar 1 hora.

3 Ensarte el hinojo, el pimiento y gajos de lima en brochetas de madera. Caliente el grill a temperatura media y ase las brochetas 10 minutos,
dándoles la vuelta de vez en cuando, y untándolas con el adobo.

4 Sirva las brochetas en los platos, adornadas con ramitas de hinojo y acompañadas con ensalada.

VARIACIÓN

Para un sabor más dulce, sustituya el zumo de lima por zumo de naranja y añada 1 cucharada de miel.

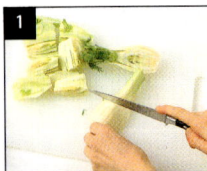

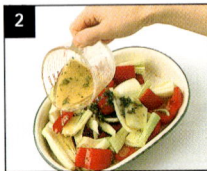

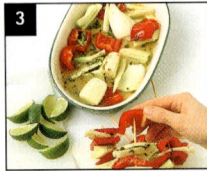

SUGERENCIA

Deje las brochetas de madera en remojo 20 minutos antes de usarlas; así evitará que se quemen durante la cocción.

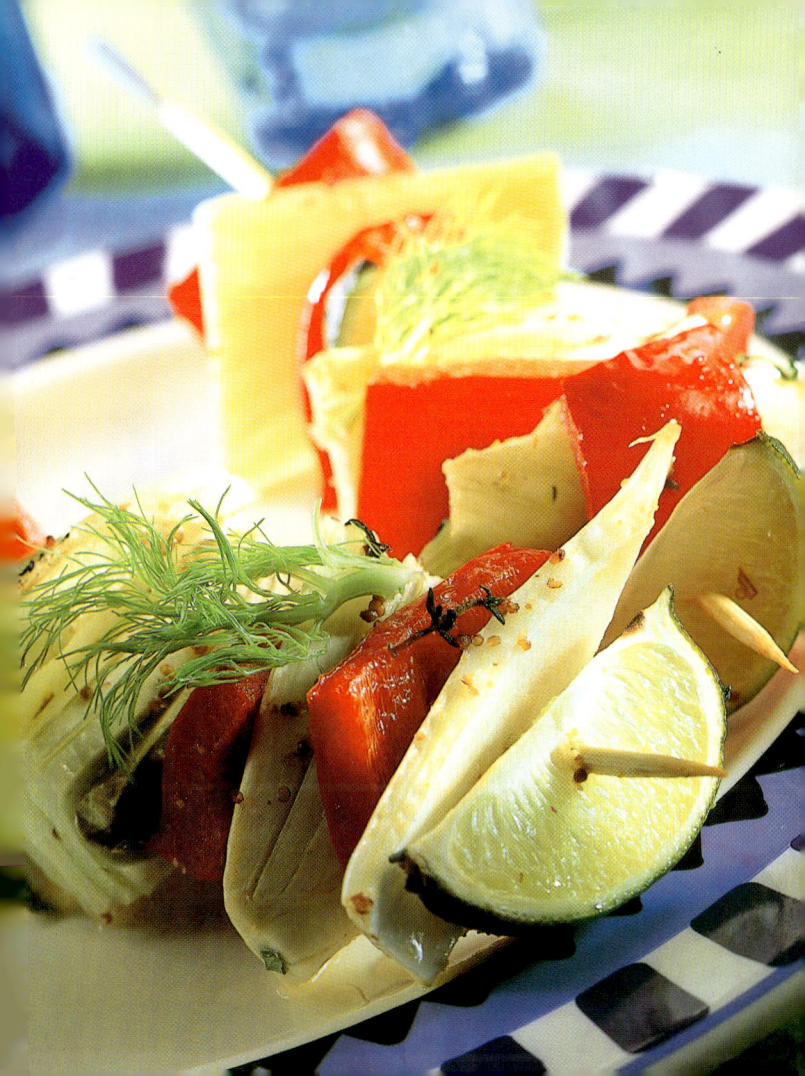

Emparedados de chapata

Para 4 personas

INGREDIENTES

4 panecillos de chapata	RELLENO:	1 manojo de berros
2 cucharadas de aceite de oliva	1 pimiento rojo	100 g de queso cremoso
1 diente de ajo chafado	1 pimiento verde	
	1 pimiento amarillo	
	4 rábanos cortados en rodajas	

1 Abra los panecillos de chapata por la mitad. Caliente el aceite de oliva y el ajo chafado en una sartén. Vierta la mezcla de ajo y aceite sobre la superficie cortada de los panecillos y déjelos reposar.

2 Corte los pimientos por la mitad a lo largo y áselos, con la piel hacia arriba, bajo el grill precalentado, durante 8-10 minutos o hasta que empiecen a chamuscarse. Retire los pimientos del horno, pélelos y córtelos en rodajitas.

3 Coloque sobre una de las mitades de cada panecillo unas rodajas de rábano y hojas de berro; encima, el queso cremoso, y sobre éste, el pimiento. Cúbralas con la otra mitad del panecillo, y sirva los emparedados de inmediato.

SUGERENCIA

Para pelar los pimientos, envuélvalos en papel de aluminio después de asarlos. Eso facilitará la tarea, pues el vapor desprenderá la piel.

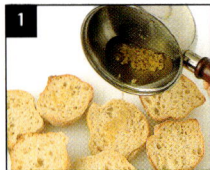

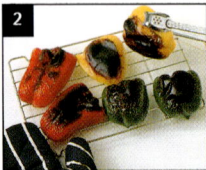

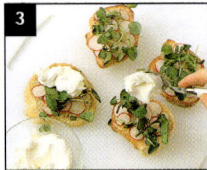

SUGERENCIA

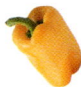

Deje que los pimientos se enfríen un poco antes de rellenar el panecillo, para que el queso no se funda.

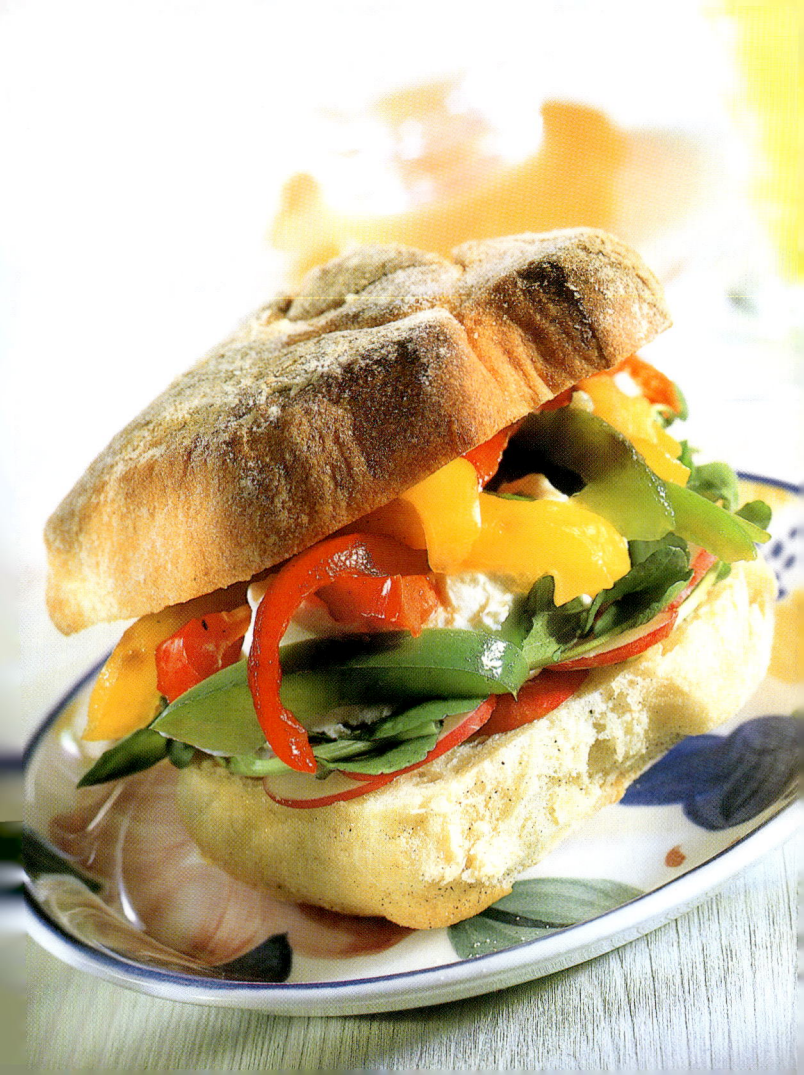

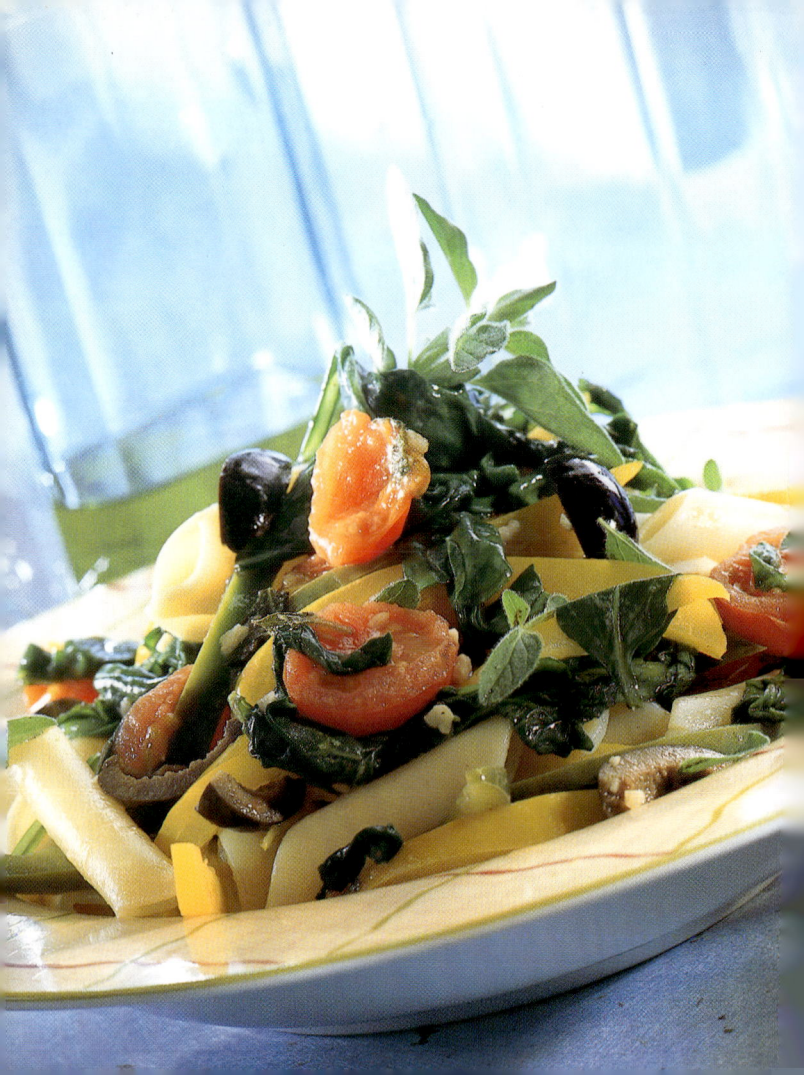

Platos principales

Éste es el capítulo más completo del libro, quizás el más importante. En una dieta vegetariana es imprescindible ingerir alimentos de forma equilibrada, y las recetas que aquí aparecen cubren toda la gama –legumbres, cereales, tofu y verduras– para que eso sea posible. Las recetas de este capítulo le permitirán diseñar un menú equilibrado, nutritivo y sabroso, que satisfará todas sus necesidades.

Cualquiera que pensara que los platos vegetarianos eran aburridos verá, gracias a la rica variedad de recetas que ofrece este capítulo, lo equivocado que estaba. Reconocerá influencias de la cocina india, mexicana y china, pero también encontrará tradicionales estofados, así como suculentos asados y horneados. Todos ellos se pueden consumir en cualquier época del año y ocasión.

Aquí encontrará ideas para comidas de diario o para fiestas, algunas tradicionales y otras más originales. No tenga miedo de sustituir algún ingrediente si le parece adecuado. No existe razón alguna que le impida disfrutar experimentando y añadiendo su toque personal a estas imaginativas ideas.

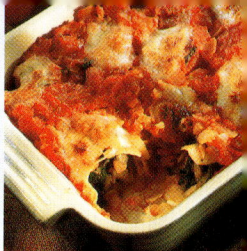

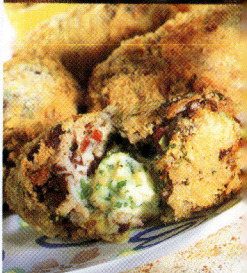

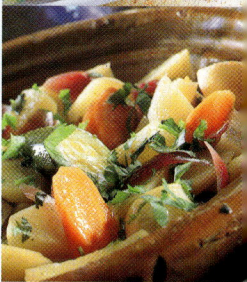

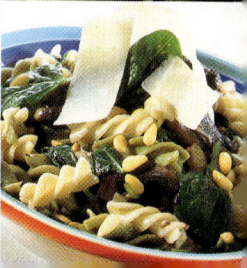

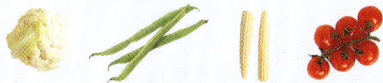

Hojaldre de champiñones y espinacas

Para 4 personas

INGREDIENTES

2 cucharadas de mantequilla

1 cebolla roja cortada por la mitad
    y después en rodajas

2 dientes de ajo chafados

225 g de champiñones, en láminas

175 g de espinacas frescas

una pizca de nuez moscada

4 cucharadas de nata líquida espesa

225 g de pasta de hojaldre lista
    para usar

1 huevo batido

sal y pimienta

2 cucharaditas de semillas
de amapola

1 Derrita la mantequilla en una sartén y saltee el ajo y la cebolla durante 3-4 minutos, removiendo bien, hasta que la cebolla se haya ablandado.

2 Incorpore los champiñones, las espinacas y la nuez moscada y rehogue otros 2-3 minutos.

3 Agregue la nata líquida y mezcle bien.

4 Salpimente al gusto y retire la sartén del fuego.

5 Extienda la pasta sobre una superficie enharinada y recorte 4 círculos de 15 cm de diámetro.

6 Deposite una cuarta parte del relleno sobre la mitad de cada redondel y doble la pasta por encima del relleno. Presiónela para sellar los bordes y píntela con el huevo batido. Espolvoree con las semillas de amapola.

7 Coloque las pastas sobre una bandeja para el horno humedecida, y cuézalas en el horno precalentado a 200 ºC durante 20 minutos o hasta que suban y estén doradas.

8 Disponga las pastas de hojaldre en los platos y sírvalas de inmediato.

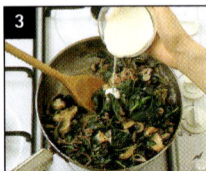

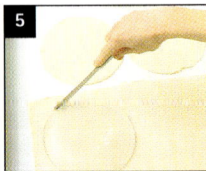

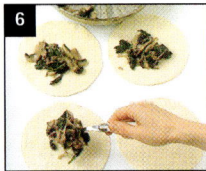

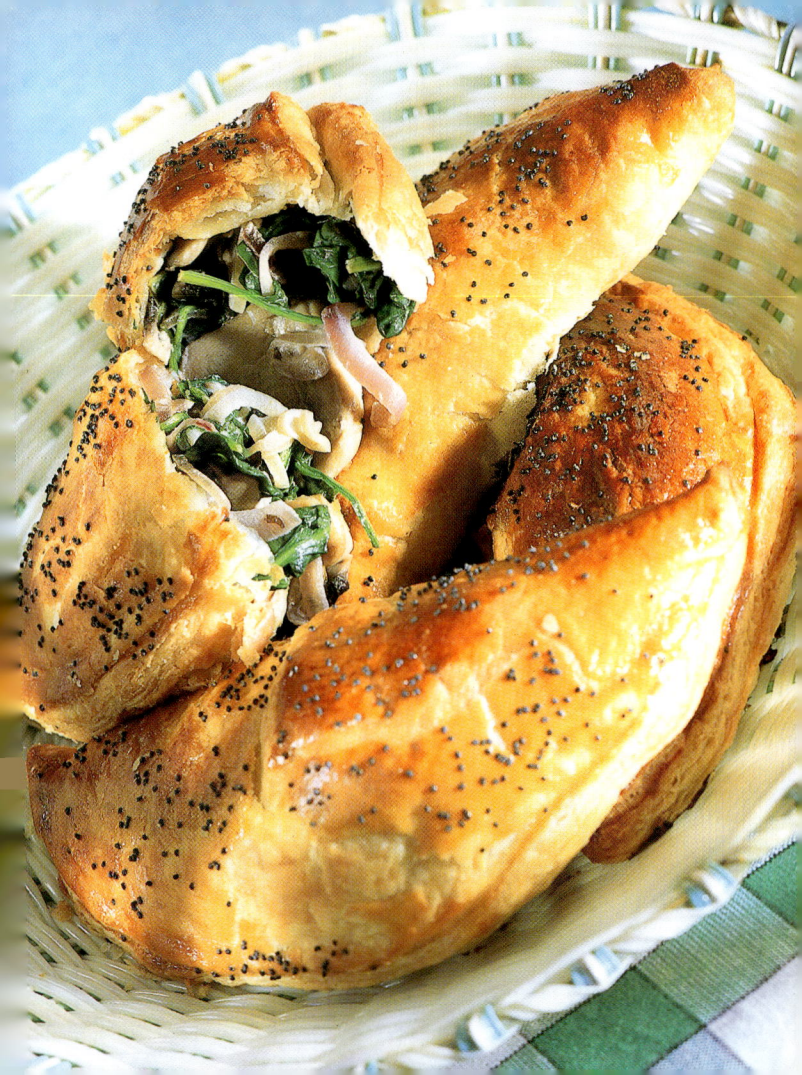

Pastel de garbanzo con salsa al jerez

Para 4 personas

INGREDIENTES

450 g de garbanzos escurridos
1 cucharadita de *marmite*
   (extracto de levadura)
150 g de nueces picadas
150 g de pan rallado
1 cebolla finamente picada
100 g de champiñones cortados
   en láminas
50 g de maíz de lata, escurrido

2 dientes de ajo machacados
2 cucharadas de jerez seco
2 cucharadas de caldo vegetal
1 cucharada de cilantro picado
sal y pimienta
225 g de pasta de hojaldre lista
   para usar
1 huevo batido
2 cucharadas de leche

SALSA:
1 cucharada de aceite vegetal
1 puerro cortado en rodajitas
4 cucharadas de jerez seco
150 ml de caldo vegetal

1 En una picadora, pique los garbanzos con el extracto de levadura, las nueces y el pan rallado durante 30 segundos. En una sartén, saltee la cebolla y los champiñones en su propio jugo, durante 3-4 minutos. Añada la pasta de garbanzo, el maíz y el ajo. Agregue el jerez, el caldo, el cilantro, sal y pimienta y forme una mezcla homogénea. Retírelo del fuego y deje que se enfríe.

2 Extienda la pasta y forme un rectángulo 35,5 x 30 cm. Dé forma de tronco a la masa de garbanzo y fórrela con el hojaldre; selle los bordes. Coloque el pastel, con el doblez hacia abajo, sobre una bandeja para el horno húmeda. Con un cuchillo, dibuje una rejilla en la parte superior. Píntelo con el huevo batido con la leche. Cuézalo en el horno precalentado a 200 ºC durante 25-30 minutos. Caliente el aceite para la salsa en una cazuela y saltee el puerro 5 minutos. Agregue el jerez y el caldo, y cuézalo a fuego lento 5 minutos; sirva el pastel de garbanzo con la salsa.

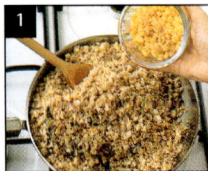

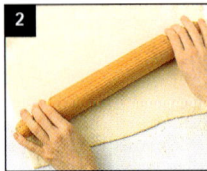

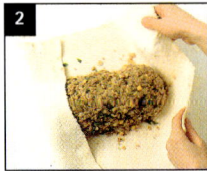

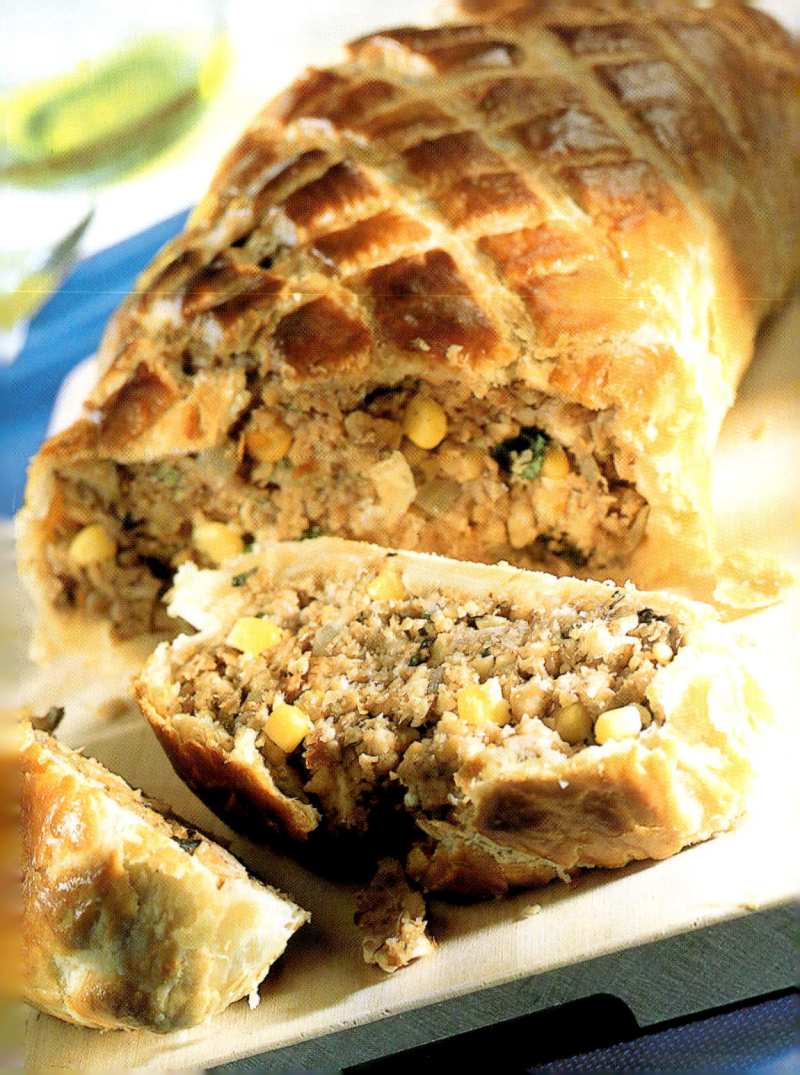

Alubias al estilo de Kíev

Para 4 personas

INGREDIENTES

MANTEQUILLA DE AJO:	PASTELITOS DE ALUBIAS:	1 cucharada de perejil picado
100 g de mantequilla	650 g de alubias rojas de lata	sal y pimienta
3 dientes de ajo chafados	150 g de pan rallado	1 huevo batido
1 cucharada de perejil picado	25 g de mantequilla	aceite vegetal para freir
	1 puerro picado	
	1 tallo de apio picado	

1 Para preparar la mantequilla de ajo, ponga la mantequilla, el ajo y el perejil en un bol y mezcle con una cuchara de madera. Coloque la pasta de mantequilla sobre una lámina de papel vegetal, envuélvala para formar un cilindro y deje que se enfríe en la nevera.

2 Con un triturador de patatas, haga un puré con las alubias en un cuenco grande. Añada 75 g de pan rallado y mézclelo todo bien.

3 Derrita la mantequilla en una sartén y saltee el puerro y el apio durante 3-4 minutos, removiendo.

4 Incorpore la pasta de alubias y el perejil. Salpimente al gusto y mezcle bien. Retírelo del fuego y deje que se entibie.

5 Forme 4 pastelitos ovalados del mismo tamaño.

6 Corte la mantequilla de ajo en 4 trozos y coloque un redondel en el centro de cada pastelito. Moldee la masa alrededor de la mantequilla para que quede totalmente recubierta.

7 Pase los pastelitos por el huevo batido y después rebócelos con el resto del pan rallado.

8 Caliente un poco de aceite en una sartén y fría los pastelitos, dándoles la vuelta una vez, durante 7-10 minutos o hasta que estén dorados. Sírvalos de inmediato.

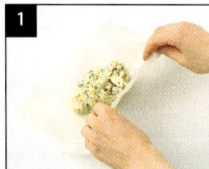

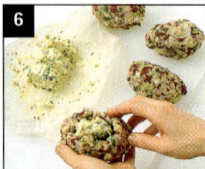

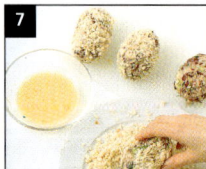

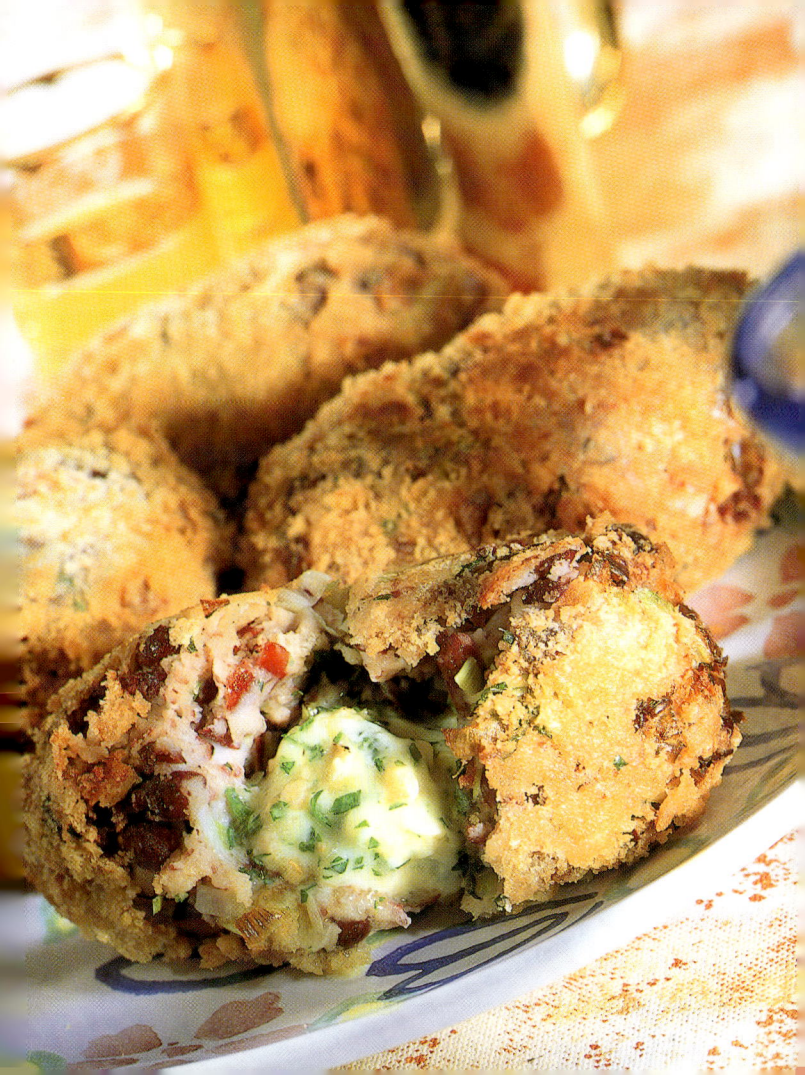

Paella de anacardos

Para 4 personas

INGREDIENTES

2 cucharadas de aceite de oliva	1 guindilla verde cortada en rodajas	1 tomate grande, despepitado
1 cucharada de mantequilla	1 pimiento verde cortado en dados	y cortado en dados
1 cebolla roja picada	1 pimiento rojo cortado en dados	75 g de anacardos sin sal
150 g de arroz *arborio*	75 g de mazorquitas de maíz	25 g de guisantes congelados
1 cucharadita de cúrcuma molida	cortadas a lo largo	sal y pimienta
1 cucharadita de comino molido	2 cucharadas de aceitunas negras	2 cucharadas de perejil picado
½ cucharadita de guindilla molida	deshuesadas	una pizca cayena molida
3 dientes de ajo chafados	450 ml de caldo vegetal	hierbas frescas, para adornar

1 Caliente el aceite de oliva y la mantequilla en una sartén grande o paellera, hasta que la mantequilla se derrita.

2 Saltee la cebolla durante 2-3 minutos, removiendo, hasta que se haya ablandado.

3 Añada el arroz, la cúrcuma, el comino, la guindilla molida, el ajo, la guindilla, los pimientos, las mazorquitas, las aceitunas y el tomate, y rehogue a fuego moderado durante 1-2 minutos, removiendo de vez en cuando.

4 Agregue el caldo y llévelo a ebullición. Baje la temperatura y cuézalo durante 20 minutos, removiendo.

5 Incorpore los anacardos y los guisantes y cuézalo otros 5 minutos, removiendo de vez en cuando. Salpimente al gusto y espolvoree con perejil y cayena molida. Disponga la paella en platos individuales calientes, adórnela y sírvala de inmediato.

SUGERENCIA

Para lograr un sabor más genuino y exquisito, sustituya la cúrcuma por hebras de azafrán remojadas en agua hirviendo.

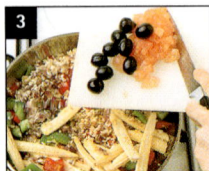
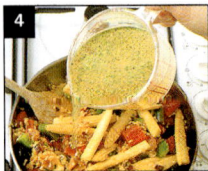
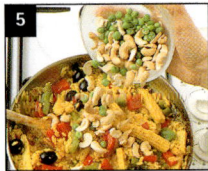

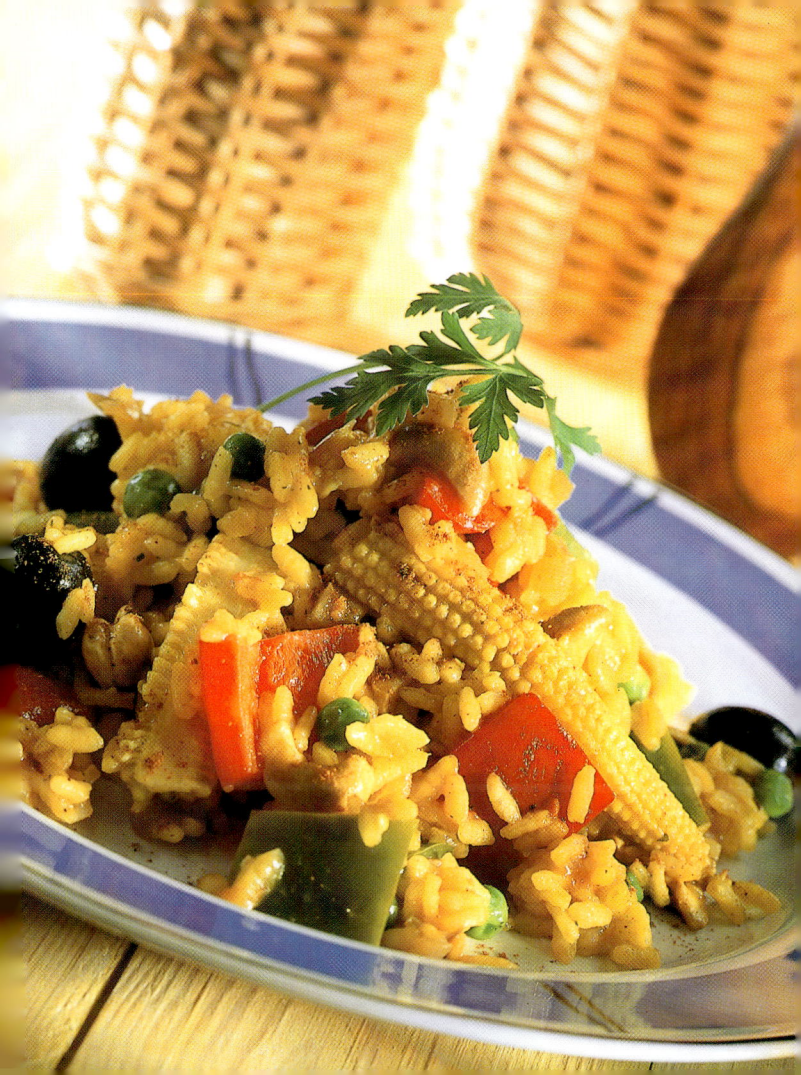

Strudels de tofu y verduras

Para 4 personas

INGREDIENTES

RELLENO:

2 cucharadas de aceite vegetal

2 cucharadas de mantequilla
o margarina vegetal

150 g de patatas cortadas en
dados pequeños

1 puerro cortado en tiras

2 dientes de ajo chafados

1 cucharadita de *garam masala*

$^1/_2$ cucharadita de guindilla molida

$^1/_2$ cucharadita de cúrcuma

50 g de quingomboes cortados
en rodajas

2 tomates cortados en dados

100 g de champiñones cortados
en láminas

225 g de tofu cortado en dados

sal y pimienta

12 láminas de pasta filo

2 cucharadas de mantequilla o
margarina vegetal, derretida

1 Para el relleno, caliente el aceite y la mantequilla en una sartén y saltee la patata y el puerro durante 2-3 minutos, removiendo.

2 Incorpore el ajo y las especias, el tomate, los quingomboes, el tofu, los champiñones, sal y pimienta. Rehogue, removiendo, 5-7 minutos o hasta que todo esté tierno.

3 Extienda la pasta sobre una superficie plana y pinte cada lámina con mantequilla. Superponga 3 hojas y repita la operación hasta obtener 4 pilas.

4 Rellene la parte central de cada rectángulo a lo largo, y pinte los bordes con mantequilla. Doble los extremos cortos hacia dentro y enrolle a lo ancho para formar un cilindro; pinte la superficie con mantequilla. Coloque los *strudels* sobre una bandeja para el horno engrasada.

5 Cuézalos en el horno precalentado a 190 °C durante 20 minutos o hasta que se doren.

SUGERENCIA

Para mejorar el aspecto de los strudels, *antes de hornearlos decórelos con recortes de pasta filo plegados.*

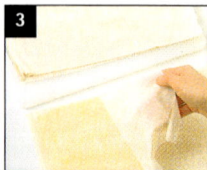

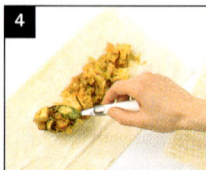

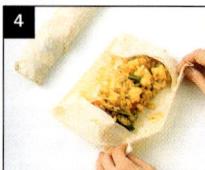

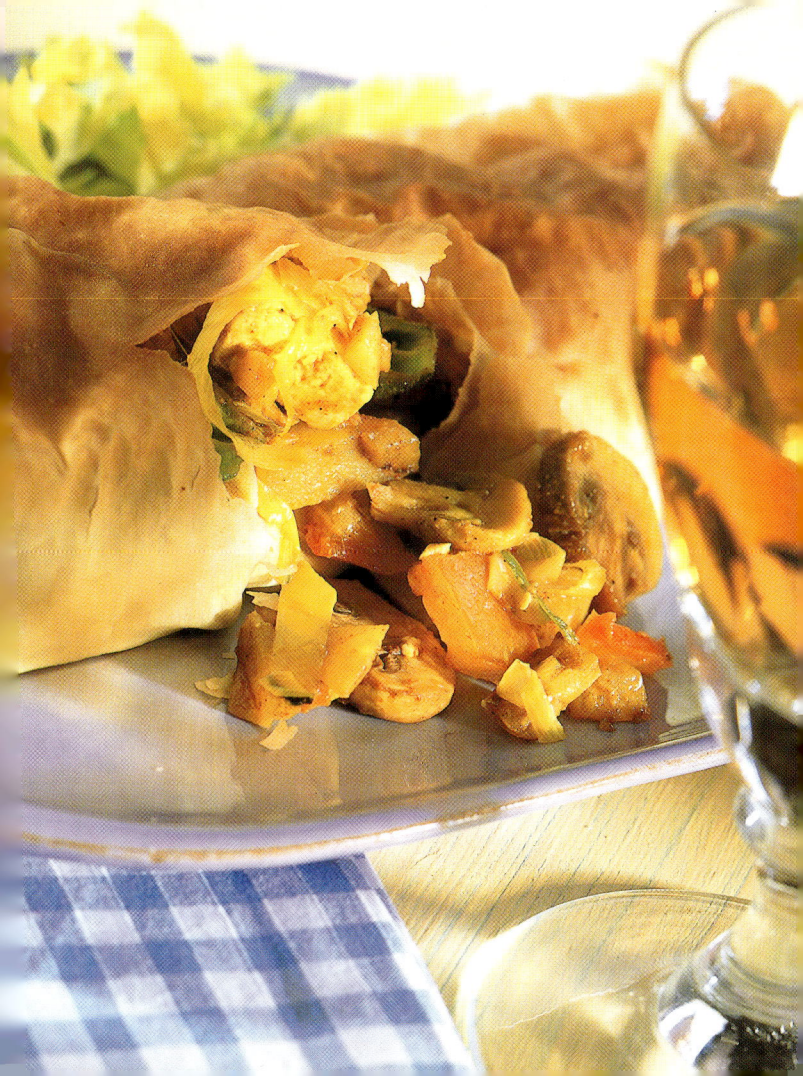

Lasaña vegetariana

Para 4 personas

INGREDIENTES

1 berenjena cortada en rodajas

3 cucharadas de aceite de oliva

2 dientes de ajo chafados

1 cebolla roja cortada por la mitad
   y después en rodajas

1 pimiento verde cortado en dados

1 pimiento rojo cortado en dados

1 pimiento amarillo cortado
   en dados

225 g de setas variadas o
   champiñones

2 tallos de apio cortados en rodajas

1 calabacín cortado en dados

$\frac{1}{2}$ cucharadita de guindilla molida

$\frac{1}{2}$ cucharadita de comino molido

2 tomates picados

300 ml de *passata* (preparación
   italiana de tomate triturado)

2 cucharadas de albahaca picada

sal y pimienta

8 láminas de lasaña verde que
   no precisen cocción previa

SALSA DE QUESO:

2 cucharadas de mantequilla
   o margarina vegetal

1 cucharada de harina

150 ml de caldo vegetal

300 ml de leche

75 g de queso cheddar vegetal,
   rallado

1 cucharadita de mostaza de Dijon

1 cucharada de albahaca picada

1 huevo batido

1 En un escurridor, espolvoree las rodajas de berenjena con sal, y déjelas reposar 20 minutos. Lávelas con agua fría, escúrralas y resérvelas. Saltee el ajo y la cebolla en una sartén 1-2 minutos. Añada los pimientos, las setas, el apio y el calabacín y rehogue 3-4 minutos, removiendo. Incorpore las especias y cueza 1 minuto más. Mezcle el tomate con la *passata* y la albahaca y salpimente bien.

2 En un cazo, derrita la mantequilla, añada la harina y fríala 1 minuto. Retírelo del fuego y agregue el caldo y la leche. Vuelva a ponerlo al fuego y añada la mitad del queso y la mostaza. Sin dejar de remover, deje que hierva hasta que se espese. Agregue la albahaca, y salpimente. Retire la salsa del fuego y añada el huevo. Ponga la mitad de las láminas de lasaña en una fuente, y cúbralas con la mitad de las verduras y la salsa de tomate. Ponga encima la mitad de las berenjenas. Repita las capas y vierta la salsa de queso por encima. Espolvoree la lasaña con queso y manténgala unos 40 minutos en el horno precalentado a 180 °C.

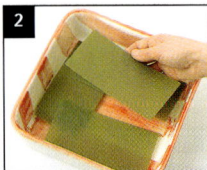

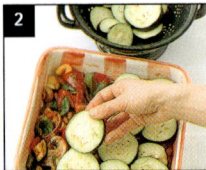

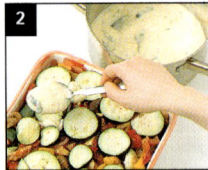

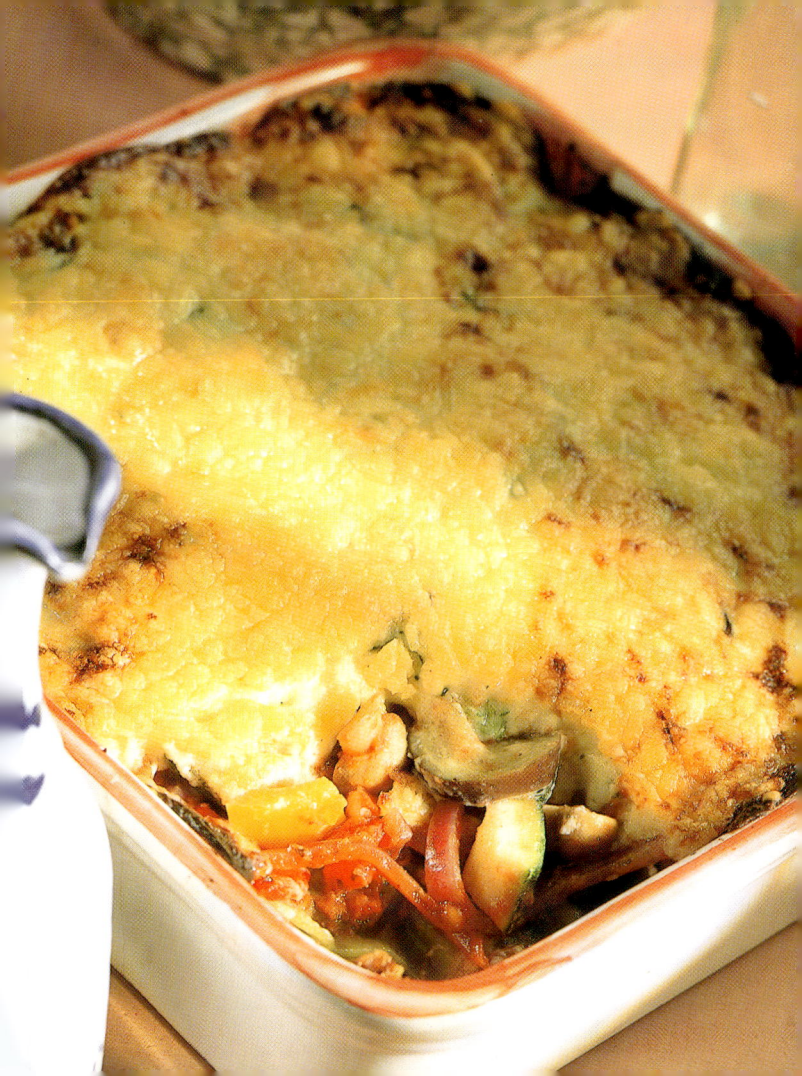

Estofado de arroz y lentejas

Para 4 personas

INGREDIENTES

225 g de lentejas que no
   requieran remojo previo
50 g arroz no integral de grano
   largo
1 litro de caldo vegetal
150 ml de vino blanco seco
1 puerro cortado en trozos
3 dientes de ajo chafados

1 lata de 400 g de tomate
   triturado
1 cucharadita de comino molido
1 cucharadita de guindilla molida
1 cucharadita de *garam masala*
1 pimiento rojo cortado en
   rodajas
100 g de ramitos pequeños de
   brécol

8 mazorquitas de maíz cortadas
   por la mitad a lo largo
50 g de judías verdes francesas
   partidas por la mitad
1 cucharada de albahaca fresca
   cortada en tiras
sal y pimienta
ramitas de albahaca fresca, para
   adornar

1 En una cazuela para estofados, cueza las lentejas, el arroz, el caldo vegetal y el vino blanco a fuego suave durante 20 minutos, removiendo de vez en cuando.

2 Añada el puerro, el ajo, el tomate, el comino, la guindilla molida, la *garam masala*, el pimiento, el brécol, las mazorquitas y las judías verdes.

3 Llévelo a ebullición, baje la temperatura, tápelo y cuézalo a fuego lento otros 10-15 minutos, o hasta que las verduras estén tiernas.

4 Incorpore las tiras de albahaca y salpimente al gusto.

5 Adorne el estofado con ramitas de albahaca fresca y sírvalo de inmediato.

VARIACIÓN

Puede utilizar otros tipos de arroces, como el arroz integral o el arroz salvaje.

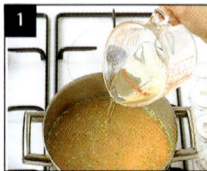

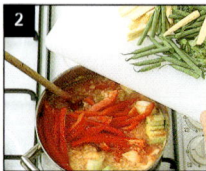

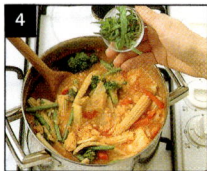

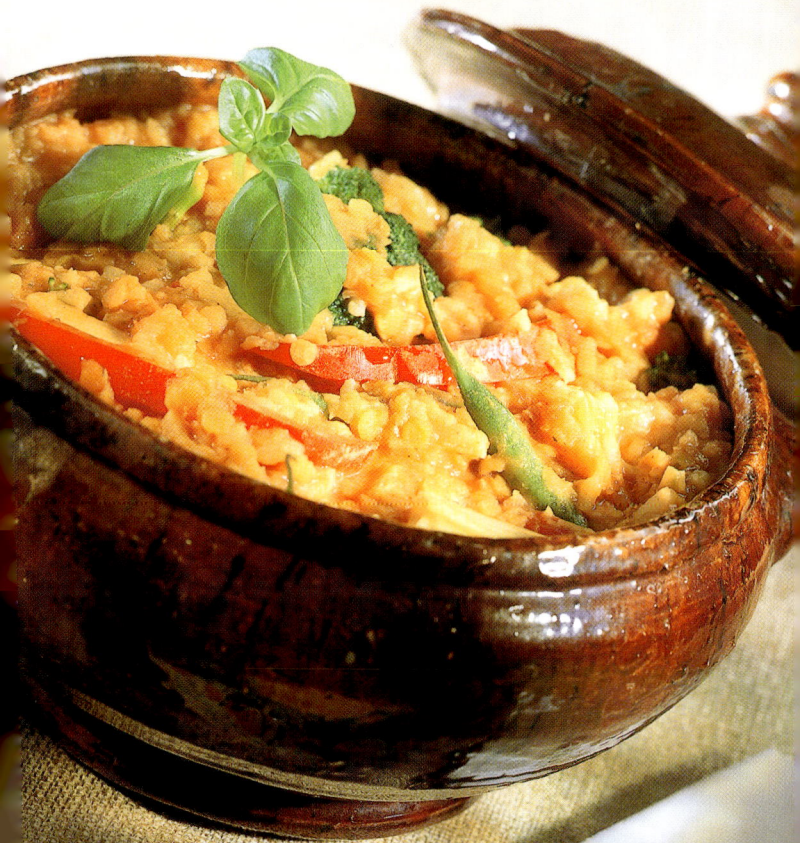

Estofado vegetariano

Para 4 personas

INGREDIENTES

2 patatas grandes en rodajas finas	100 g de ramitos de brécol	1 manzana de postre cortada
2 cucharadas de aceite vegetal	100 g de ramitos de coliflor	en rodajas
1 cebolla roja cortada por la mitad	2 nabos pequeños cortados	2 cucharadas de salvia picada
y después en rodajas	en cuartos	una pizca de cayena molida
1 puerro cortado en rodajas	1 cucharada de harina	sal y pimienta
2 dientes de ajo chafados	700 ml de caldo vegetal	50 g de queso cheddar vegetal,
1 zanahoria cortada en trozos	150 ml de sidra seca	rallado

1 Cueza las rodajas de patata en agua hirviendo durante 10 minutos. Escúrralas bien y resérvelas.

2 Caliente el aceite en una cazuela, y saltee la cebolla, el puerro y el ajo durante 2-3 minutos. Añada el resto de las verduras y rehogue otros 3-4 minutos, removiendo.

3 Agregue la harina y rehogue 1 minuto más. Poco a poco, incorpore el caldo y la sidra, y llévelo a ebullición. Añada la manzana, la salvia y la cayena, y salpimente bien. Retire la cazuela del fuego y ponga las verduras en una fuente para el horno.

4 Cubra la preparación de verduras con las rodajas de patata.

5 Esparza por encima el queso y cueza el estofado en el horno precalentado a 190 ºC durante 30-35 minutos, o hasta que la patata esté gratinada y se empiece a curvar por los bordes. Sirva el estofado en cuanto lo saque del horno.

SUGERENCIA

Si la patata se dora muy rápido, cúbrala con papel de aluminio durante los últimos 10 minutos, para evitar que se queme el gratinado.

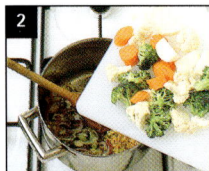
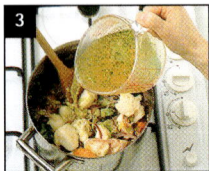
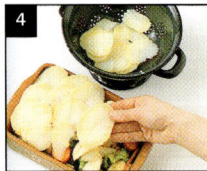

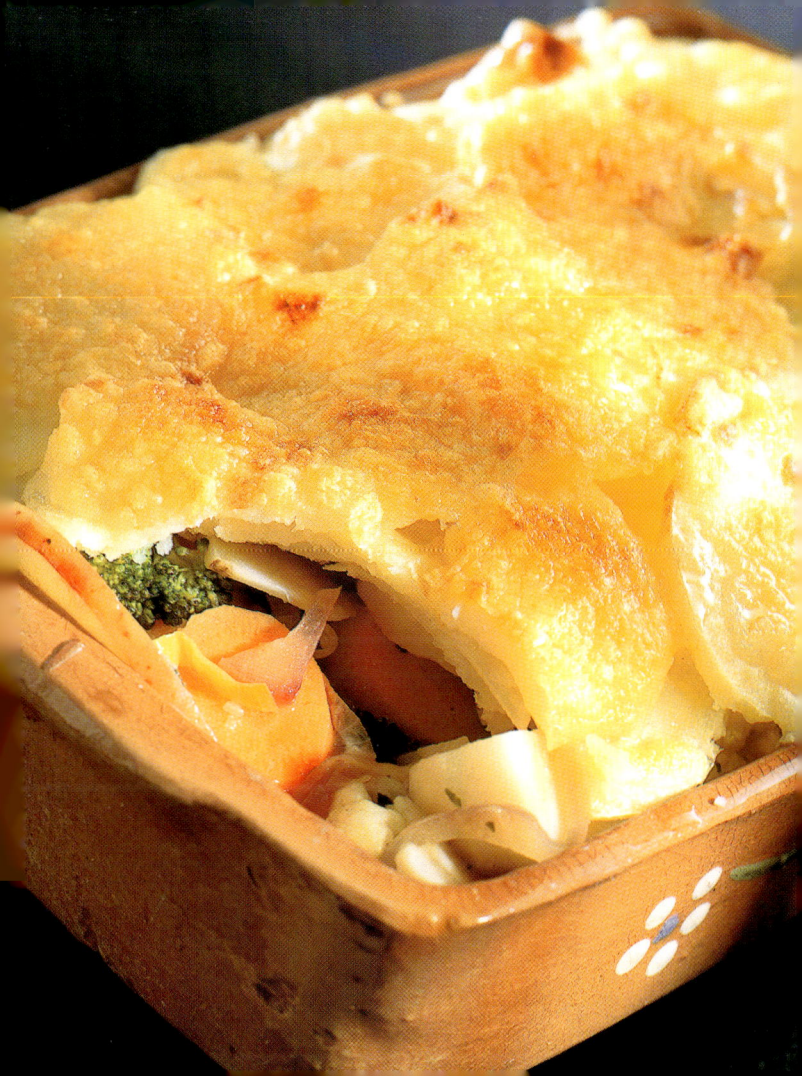

Chop suey de verduras

Para 4 personas

INGREDIENTES

2 cucharadas de aceite de cacahuete	1 pimiento rojo cortado en dados	2 cucharadas de azúcar moreno
1 cebolla picada	75 g de ramitos de brécol	2 cucharadas de salsa de soja clara
3 dientes de ajo chafados	1 calabacín cortado en rodajas	125 ml de caldo vegetal
1 pimiento verde cortado en dados	25 g de judías verdes francesas	sal y pimienta
	1 zanahoria cortada en juliana	fideos chinos, para acompañar
	100 g de brotes de soja	

1 Caliente un wok en seco, vierta el aceite y caliéntelo hasta que casi humee. Saltee la cebolla y el ajo durante 30 segundos.

2 Incorpore al wok los pimientos, el brécol, el calabacín, las judías y la zanahoria, y saltee durante otros 2-3 minutos.

3 Agregue los brotes de soja, el azúcar moreno, la salsa de soja y el caldo vegetal. Salpiméntelo todo al gusto y cuézalo unos 2 minutos.

4 Distribuya el *chop suey* entre los platos y sírvalo de inmediato, acompañado con fideos chinos.

SUGERENCIA

El ingenioso diseño del wok, con la base redondeada y los lados curvados, permite remover bien los alimentos, que se cuecen rápidamente y por igual. Es muy importante calentarlo bien antes de empezar a saltear para que la cocción sea rápida y homogénea.

SUGERENCIA

Corte la verdura en trozos no muy grandes, para que se cuezan en el tiempo especificado.

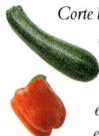

VARIACIÓN

Si lo desea, añada 1 cucharadita de aceite de guindilla; unos anacardos aportarán un toque crujiente.

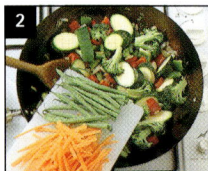

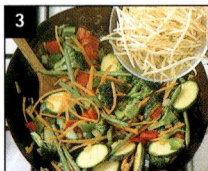

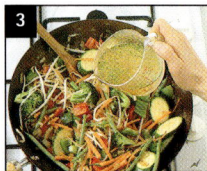

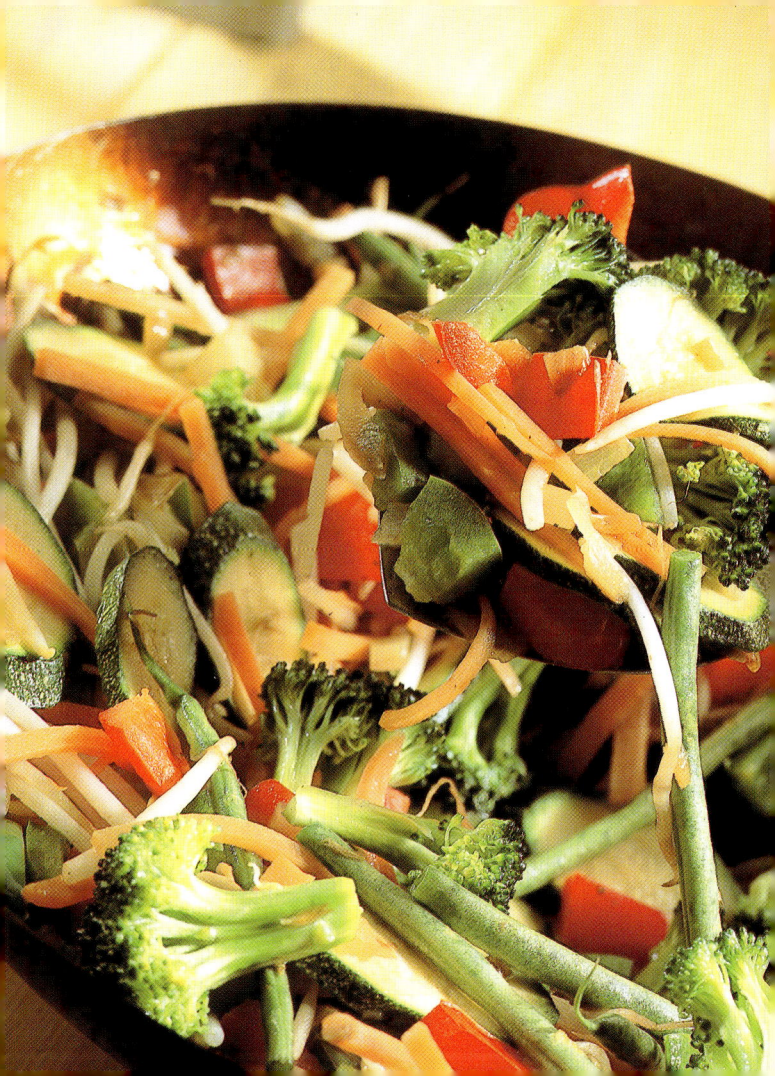

Toad-in-the-hole vegetariano

Para 4 personas

INGREDIENTES

PASTA:

100 g de harina

2 huevos batidos

200 ml de leche

2 cucharadas de mostaza de grano
entero

2 cucharadas de aceite vegetal

RELLENO:

2 cucharadas de mantequilla

2 dientes de ajo chafados

1 cebolla cortada en 8 trozos

75 g de zanahorias tiernas,
cortadas por la mitad a lo largo

50 g de judías verdes francesas

50 g de maíz de lata, escurrido

2 tomates, despepitados y troceados

1 cucharadita de mostaza de
grano entero

1 cucharada de hierbas variadas,
picadas

sal y pimienta

1 Para preparar la pasta, tamice la harina y una pizca de sal en un cuenco grande. Haga un hoyo en el centro e incorpore el huevo y la leche. Añada la mostaza y déjela reposar.

2 Vierta el aceite en una fuente llana para el horno y caliéntela en el horno precalentado a 200 °C durante 10 minutos.

3 Para el relleno, derrita la mantequilla en una sartén, y saltee el ajo y la cebolla durante 2 minutos, removiendo. Cueza las zanahorias y las judías en agua hirviendo, 7 minutos o hasta que estén tiernas. Escúrralas bien.

4 Incorpore en la sartén el maíz y el tomate, junto con la mostaza y las hierbas. Sazone bien con sal y pimienta y agregue las zanahorias y las judías.

5 Retire la fuente del horno y vierta la pasta en la base. Con una cuchara, disponga las verduras en el centro. Introduzca el toad-in-the-hole en el horno, y cuézalo de 30 a 35 minutos, hasta que la pasta haya subido y haya cuajado. Sírvalo de inmediato.

SUGERENCIA

Es importante que el aceite y la fuente estén bien calientes antes de verter la pasta; así ésta empezará a cocerse y a subir de inmediato.

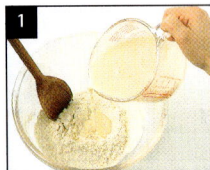

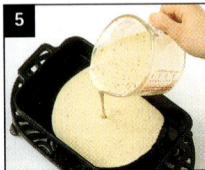

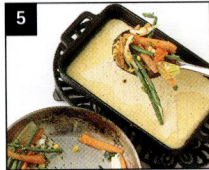

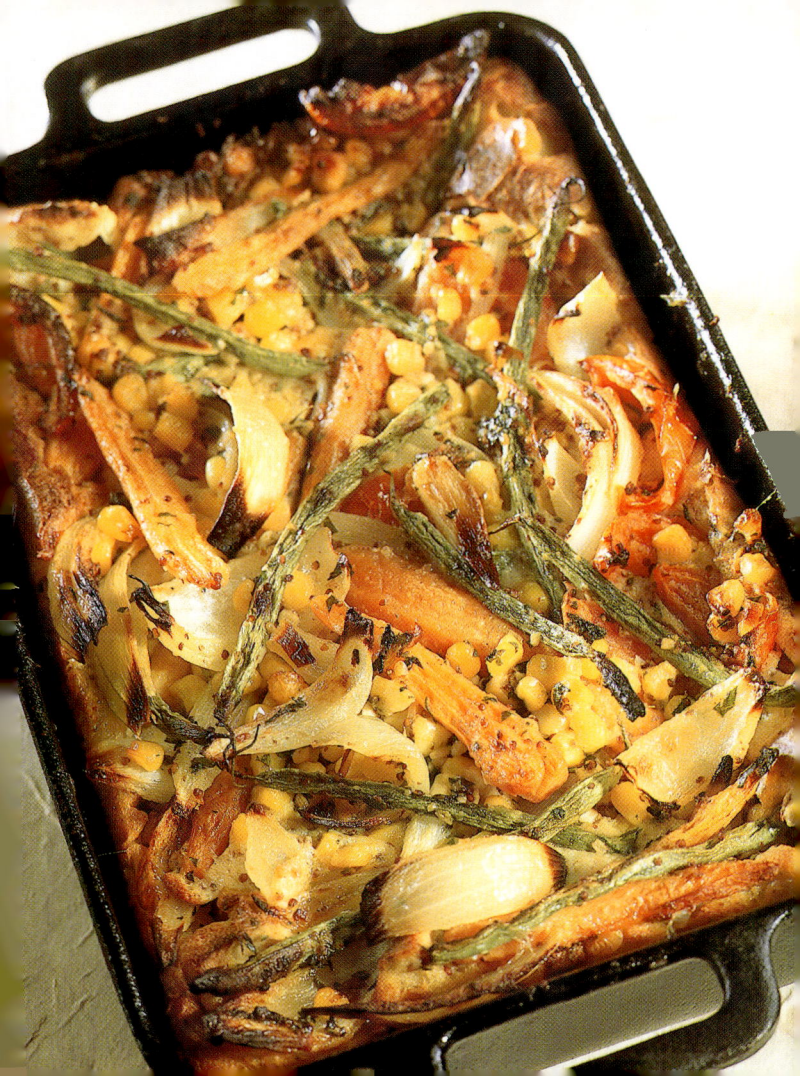

Enrejado de verduras

Para 4 personas

INGREDIENTES

450 g de pasta de hojaldre preparada	1 puerro cortado en tiras	75 g de espárragos pequeños
1 huevo batido	2 dientes de ajo chafados	2 cucharadas de harina
	1 pimiento rojo cortado en rodajas	85 ml de caldo vegetal
RELLENO:		85 ml de leche
2 cucharadas de mantequilla o margarina vegetal	1 pimiento amarillo cortado en rodajas	4 cucharadas de vino blanco seco
	50 g de champiñones laminados	1 cucharada de orégano
		sal y pimienta

1 Derrita la mantequilla o margarina en una cazuela y saltee el puerro y el ajo 2 minutos, removiendo. Añada el resto de las verduras y rehogue, removiendo, durante 3-4 minutos.

2 Añada la harina y rehogue 1 minuto más. Retire la cazuela del fuego, y agregue el caldo vegetal, la leche y el vino blanco. Vuelva a ponerla al fuego y llévelo a ebullición, removiendo, hasta que se espese. Agregue el orégano y salpimente al gusto.

3 Extienda con el rodillo la mitad de la pasta sobre una superficie enharinada y forme un rectángulo de 42,5 x 15 cm.

4 Extienda la otra mitad de la pasta, formando un rectángulo algo más grande. Coloque el rectángulo pequeño sobre una bandeja para el horno forrada con papel vegetal humedecido.

5 Deposite el relleno sobre el rectángulo pequeño, dejando un reborde libre de 1,25 cm.

6 Con el cuchillo, haga unas incisiones en diagonal en el rectángulo más grande, a una distancia de 2,5 cm del borde.

7 Pinte el borde del rectángulo pequeño con huevo, y coloque el grande encima; selle bien los bordes.

8 Pinte el enrejado con huevo y cuézalo en el horno precalentado a 200 °C durante 30-35 minutos, hasta que suba y esté dorado. Sírvalo de inmediato.

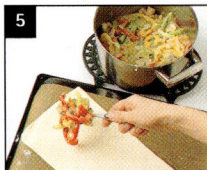

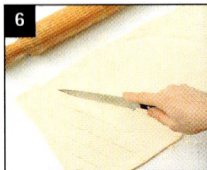

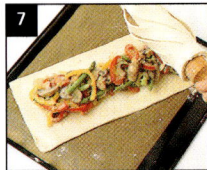

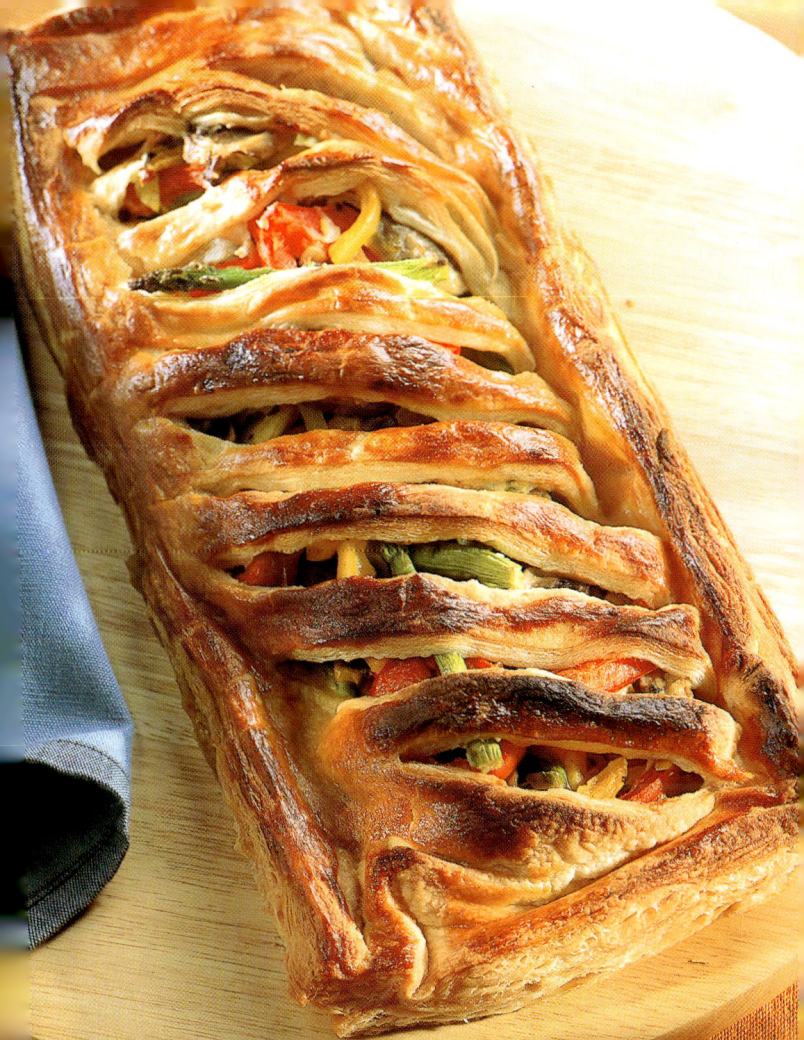

Tarta de coliflor, brécol y queso

Para 8 personas

INGREDIENTES

PASTA:

175 g de harina

una pizca de sal

½ cucharadita de pimentón

1 cucharadita de tomillo seco

75 g de margarina vegetal

3 cucharadas de agua

RELLENO:

100 g de ramitos de coliflor

100 g ramitos de brécol

1 cebolla cortada en 8 trozos

2 cucharadas de mantequilla
   o margarina vegetal

1 cucharada de harina

85 ml de caldo vegetal

125 ml de leche

75 g de queso cheddar vegetal,
   rallado

sal y pimienta

pimentón y tomillo, para
adornar

1 Para preparar la pasta, tamice la harina y la sal en un cuenco. Añada el pimentón, el tomillo y la margarina. Agregue el agua, mezcle y amase.

2 Con el rodillo, extienda la pasta sobre una superficie enharinada. Forre con ella la base de un molde para tartas desmontable de 18 cm e diámetro. Pinche la pasta con un tenedor y fórrela con papel vegetal. Esparza cuentas de cerámica o alubias para dar peso y cuézala en el horno precalentado a 190 °C durante 15 m. Retire los pesos y el papel y hornéela durante 5 minutos más.

3 Para el relleno, cueza las verduras en agua hirviendo 10-12 minutos, hasta que estén tiernas. Escúrralas y resérvelas.

4 Derrita la mantequilla en un cazo. Añada la harina y fríala, removiendo, 1 minuto. Retire el cazo del fuego, agregue el caldo y la leche, y vuelva a ponerlo al fuego. Llévelo a ebullición, removiendo, y añada 50 g de queso. Salpimente.

5 Esparza las verduras sobre la base de la tarta. Vierta la salsa y espolvoree con queso. Cuézala en el horno 10 minutos, hasta que el queso burbujee. Espolvoree con el pimentón y el tomillo, y sirva.

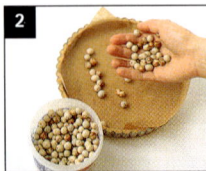

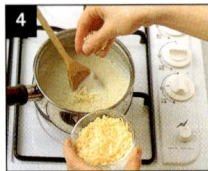

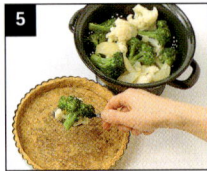

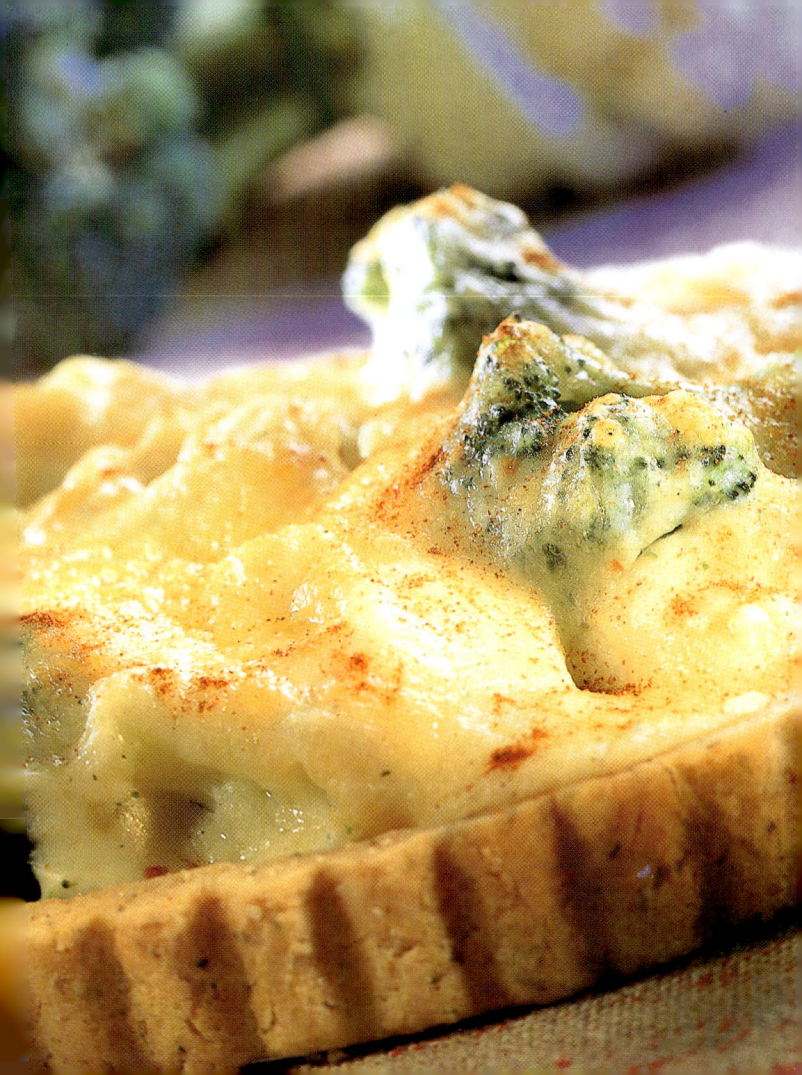

Tarta de pimientos asados

Para 4 personas

INGREDIENTES

PASTA:

175 g de harina

una pizca de sal

75 g de mantequilla o margarina
    vegetal

2 cucharadas de aceitunas verdes
    deshuesadas, finamente
    picadas

3 cucharadas de agua fría

RELLENO:

1 pimiento rojo

1 pimiento verde

1 pimiento amarillo

2 dientes de ajo chafados

2 cucharadas de aceite de oliva

100 g de mozzarella rallada

2 huevos

150 ml de leche

1 cucharada de albahaca picada

sal y pimienta

1 Para preparar la pasta, tamice la harina y una pizca de sal en un cuenco. Añada la mantequilla y trabaje hasta obtener una consistencia de pan rallado. Agregue las aceitunas y el agua fría. Mézclelo todo y amáselo.

2 Con el rodillo, extienda la pasta; forre con ella un molde para tartas desmontable de 20 cm. Pinche la base de la pasta con un tenedor y déjela en la nevera.

3 Corte los pimientos por la mitad a lo largo y colóquelos, con el lado de la piel hacia arriba, sobre una bandeja para el horno. Mezcle el ajo con el aceite y pinte con ello los pimientos. Áselos en el horno precalentado a 200 °C durante 20 minutos, o hasta que se empiecen a chamuscar un poco.

Deje que se entibien y córtelos en tiras finas. Dispóngalos sobre la base de la tarta y cúbralos con la mozzarella.

4 Bata los huevos con la leche y añada la albahaca. Salpimente y vierta la mezcla sobre los pimientos. Cueza la tarta en el horno durante 20 minutos, o hasta que cuaje. Puede servirla caliente o fría.

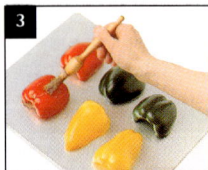

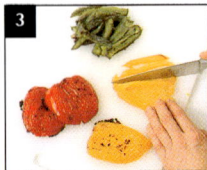

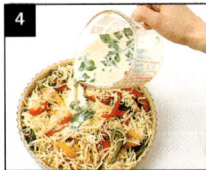

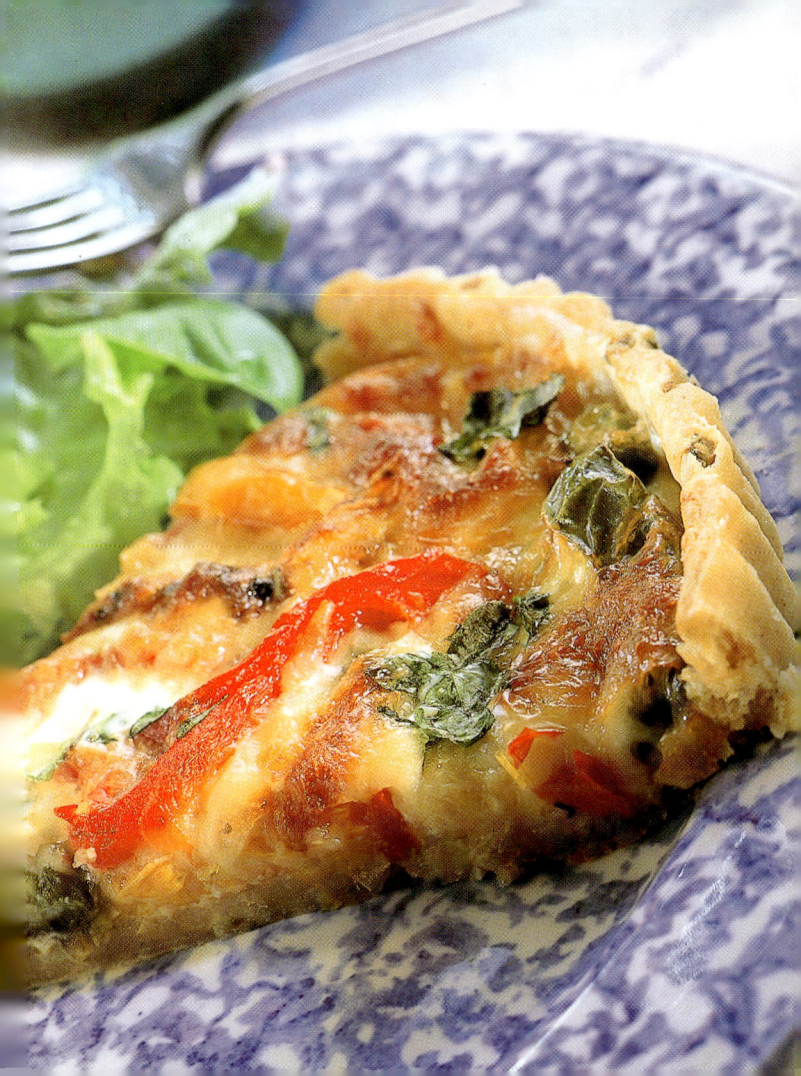

Biryani de verduras

Para 4 personas

INGREDIENTES

1 patata grande cortada en dados
100 g de zanahorias tiernas
50 g de quingombóes (okra)
    cortados en rodajas
    gruesas
2 tallos de apio cortados en rodajas
75 g de champiñones pequeños
    partidos por la mitad

1 berenjena cortada a lo largo,
    y después en rodajas
300 ml de yogur natural
1 cucharada de jengibre rallado
2 cebollas grandes, ralladas
4 dientes de ajo chafados
1 cucharadita de cúrcuma
1 cucharada de curry en polvo

2 cucharadas de mantequilla
2 cebollas cortadas en rodajas
225 g de arroz basmati
cilantro picado, para adornar

1 Cueza los dados de patata, la zanahoria y los quingombóes en agua hirviendo con sal durante 7-8 minutos. Escúrralo bien y póngalo en un cuenco grande. Mézclelo con el apio, los champiñones y la berenjena.

2 Mezcle el yogur con el jengibre, la cebolla rallada, el ajo, la cúrcuma y el curry en polvo, y recubra con ello las verduras. Déjelas macerar como mínimo durante 2 horas.

3 Caliente la mantequilla en una sartén y rehogue las rodajas de cebolla durante 5-6 minutos, hasta que estén doradas. Retire unas cuantas de la sartén y resérvelas para decorar.

4 En una cazuela, cueza el arroz en agua hirviendo durante 7 minutos. Escurra.

5 Incorpore las verduras maceradas en la sartén con la cebolla y rehogue unos 10 minutos.

6 Ponga la mitad del arroz en una cazuela para el horno de 2 litros de capacidad. Disponga las verduras encima y cubra con el resto de arroz. Tápelo y cuézalo en el horno precalentado a 190 °C durante 20-25 minutos, o hasta que el arroz esté cocido.

7 Disponga el biryani en una fuente de servir, adórnelo con la cebolla frita reservada y el cilantro picado, y sírvalo inmediatamente.

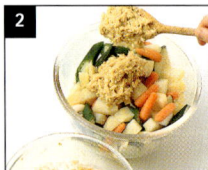

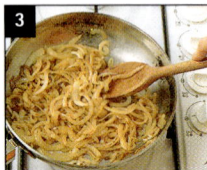

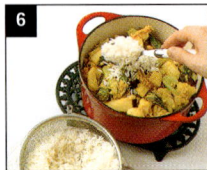

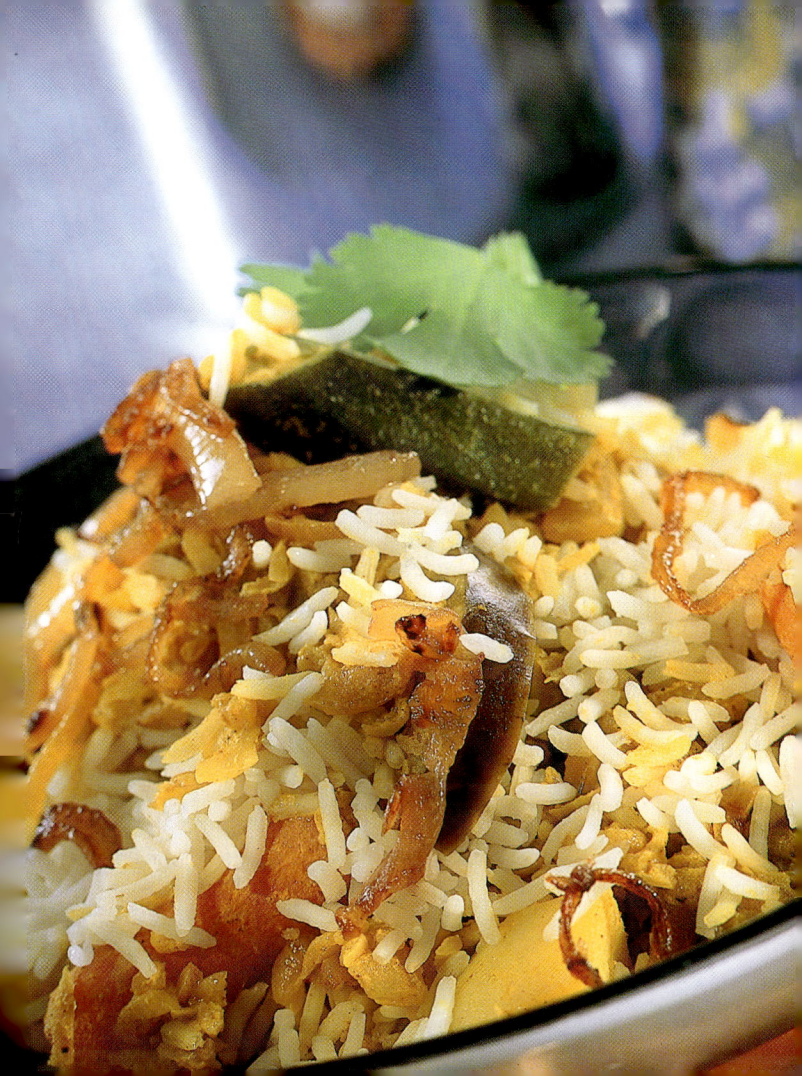

Macarrones al horno con queso y tomate

Para 4 personas

INGREDIENTES

225 g de macarrones
175 g de queso vegetal rallado
100 g de queso parmesano
    rallado
4 cucharadas de pan rallado
1 cucharada de albahaca picada

1 cucharada de mantequilla
    o margarina

SALSA DE TOMATE:
1 cucharada de aceite de oliva
1 chalote finamente picado
2 dientes de ajo chafados

1 lata de 450 g de tomate
    triturado
1 cucharada de albahaca picada
sal y pimienta

1 Para preparar la salsa de tomate, caliente el aceite en una cazuela y saltee el chalote y el ajo durante 1 minuto. Añada el tomate, la albahaca, sal y pimienta al gusto, y cuézalo todo a fuego moderado, removiendo, durante 10 minutos

2 Mientras tanto, cueza los macarrones en agua con sal durante 8 minutos, procurando que no estén cocidos del todo. Escúrralos.

3 Mezcle los dos tipos de queso.

4 Engrase una fuente honda para el horno. Coloque una tercera parte de la salsa de tomate sobre la base, disponga un tercio de los macarrones, esparza un tercio del queso, y salpimente. Repita la operación dos veces más.

5 Mezcle el pan rallado con la albahaca, y espolvoree. Disponga trozos de mantequilla

o margarina por encima, y cueza los macarrones en el horno precalentado a 190 °C unos 25 minutos, o hasta que el queso esté dorado y burbujee.

SUGERENCIA

Si no dispone de macarrones, puede utilizar otro tipo de pasta, por ejemplo plumas.

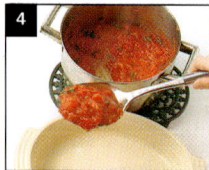

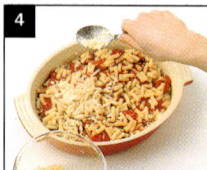

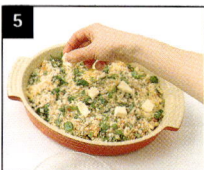

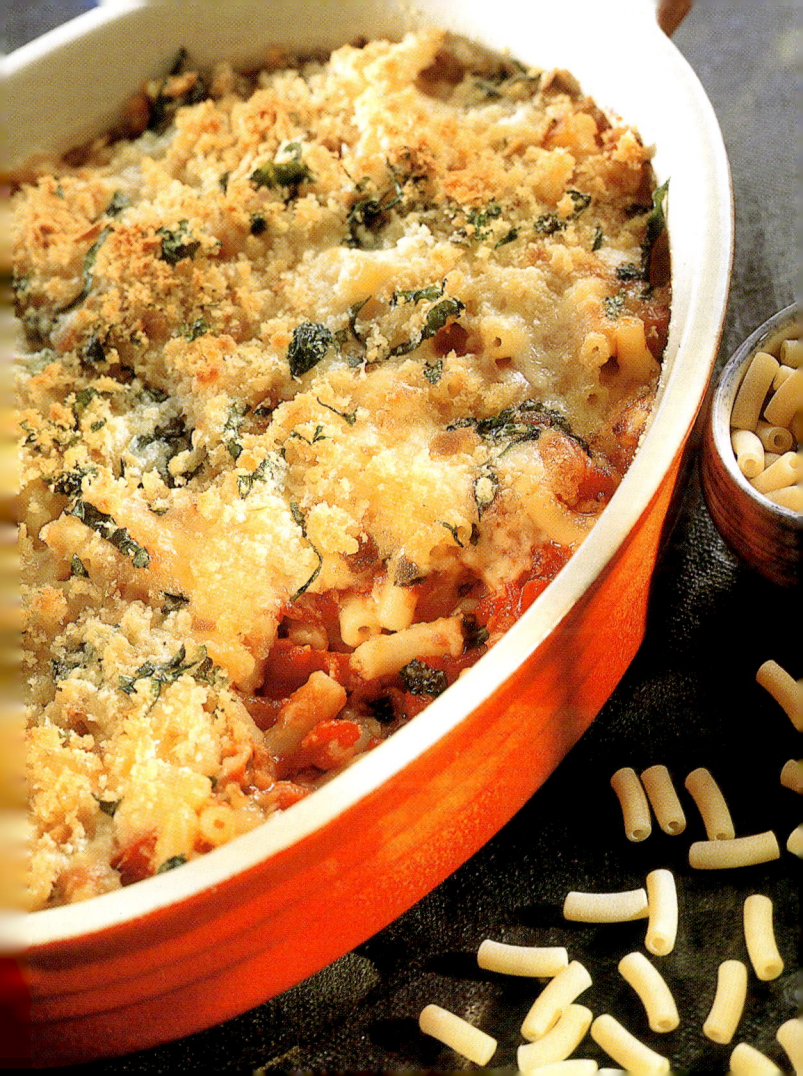

Estofado de garbanzos con verduras

Para 4 personas

INGREDIENTES

1 cucharada de aceite de oliva	1 pimiento rojo cortado en dados	1 cucharadita de cilantro
1 cebolla roja cortada por la mitad	1 cucharada de harina	molido
y después en rodajas	450 ml de caldo vegetal	½ cucharadita de pimentón
3 dientes de ajo chafados	85 ml de vino blanco seco	sal y pimienta
225 g de espinacas	1 lata de 400 g de garbanzos,	ramitas de hinojo, para adornar
1 bulbo de hinojo cortado	escurridos	
en 8 trozos	1 hoja de laurel	

1 Caliente el aceite de oliva en una cazuela grande, y saltee la cebolla y el ajo durante 1 minuto, removiendo. Añada las espinacas y rehogue unos 4 minutos o hasta que se ablanden.

2 Agregue el hinojo y el pimiento, y rehogue 2 minutos, removiendo.

3 Incorpore la harina y rehogue 1 minuto más.

4 Incorpore el caldo, el vino, los garbanzos, el laurel, el cilantro y el pimentón; tape la cazuela y cuézalo 30 minutos. Salpimente al gusto, adorne con las ramitas de hinojo y sirva el plato de inmediato.

VARIACIÓN

Si lo prefiere, sustituya el cilantro por nuez moscada, ya que combina muy bien con las espinacas.

SUGERENCIA

Puede utilizar otro tipo de legumbre envasada en lugar de garbanzos, por ejemplo una mezcla de alubias.

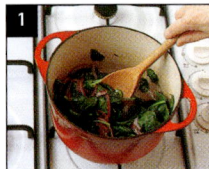

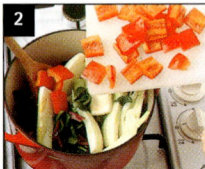

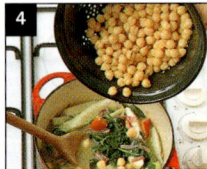

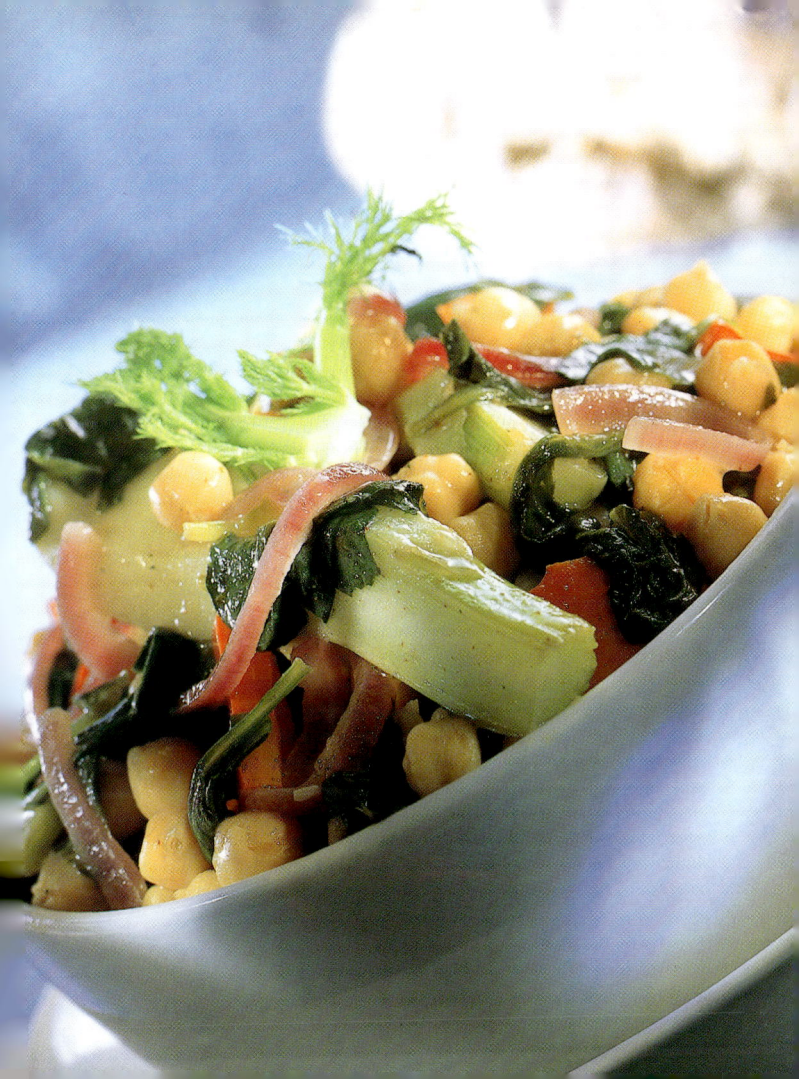

Salteado agridulce de verduras con tofu

Para 4 personas

INGREDIENTES

1 cucharada de aceite de cacahuete

2 dientes de ajo chafados

1 cucharadita de jengibre rallado

50 g de mazorquitas de maíz

50 g de tirabeques

1 zanahoria cortada en juliana

1 pimiento verde cortado en juliana

8 cebolletas limpias

50 g de tallos de bambú de lata

225 g de tofu macerado de consistencia firme, cortado en dados

2 cucharadas de jerez seco

2 cucharadas de vinagre de arroz

2 cucharadas de miel

1 cucharada de salsa de soja clara

150 ml de caldo vegetal

1 cucharada de harina de maíz

1 Caliente un wok en seco, vierta el aceite y caliéntelo hasta que casi humee

2 Saltee el ajo y el jengibre durante 30 segundos, removiendo.

3 Incorpore las mazorquitas, los tirabeques, la zanahoria y el pimiento, y saltéelo todo junto durante

5 minutos o hasta que las verduras estén tiernas.

4 Añada las cebolletas, el bambú y el tofu, y saltee durante unos 2 minutos más.

5 Agregue el jerez, el vinagre de arroz, la miel, la salsa de soja, el caldo vegetal y la harina de maíz, y llévelo a ebullición. Baje la temperatura y

cuézalo durante 2 minutos, a fuego lento. Sirva el salteado de inmediato, en cuencos individuales.

VARIACIÓN

Puede sustituir cualquier verdura de esta receta por otras de su elección, pero si quiere un plato que resulte llamativo, escójalas de colores vivos y contrastados.

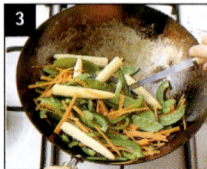

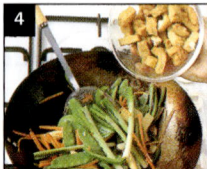

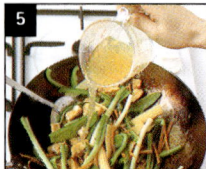

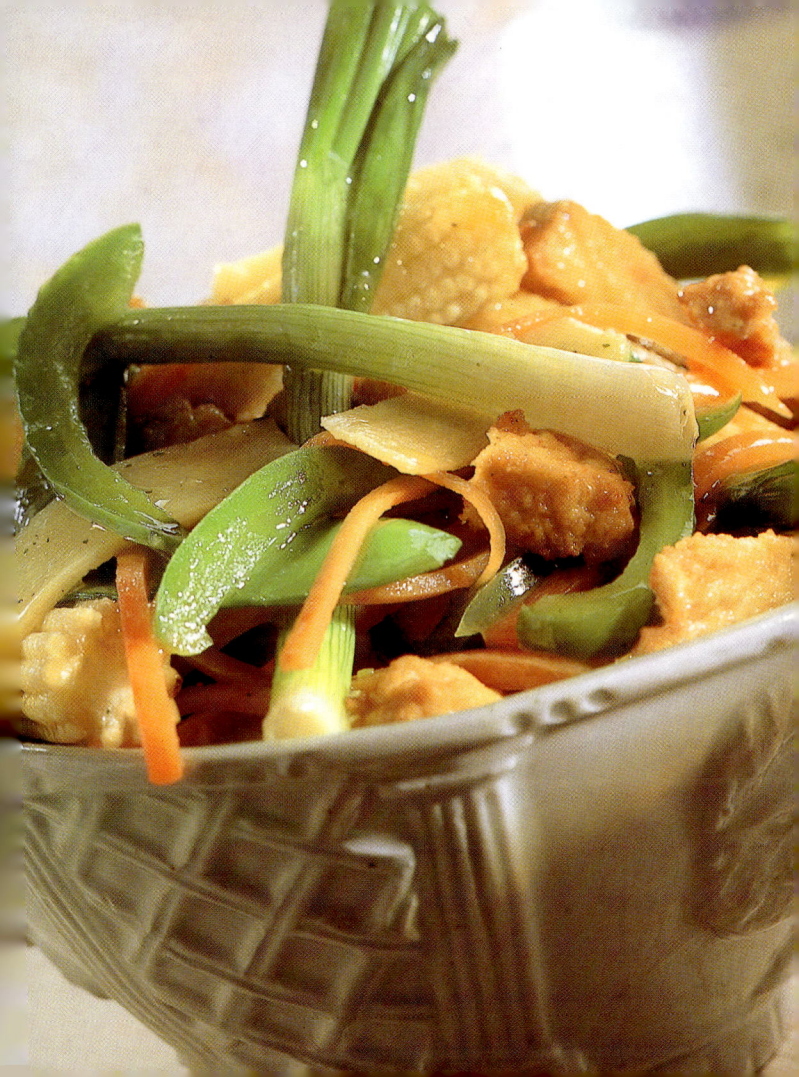

Estofado de patatas con especias y limón

Para 4 personas

INGREDIENTES

100 ml de aceite de oliva	una pizca de cayena molida	el zumo y la ralladura de
2 cebollas rojas cortadas	1 zanahoria en rodajas gruesas	2 limones grandes
en 8 trozos	2 nabos pequeños en cuartos	300 ml de caldo vegetal
3 dientes de ajo chafados	1 calabacín en rodajas	sal y pimienta
2 cucharaditas de comino molido	450 g de patatas en rodajas	2 cucharadas de cilantro picado
2 cucharaditas de cilantro molido	gruesas	

1 Caliente el aceite de oliva en una cazuela para estofados.

2 Saltee la cebolla durante 3 minutos, removiendo.

3 Añada el ajo y rehogue unos 30 segundos. Incorpore las especias y rehóguelas 1 minuto más.

4 Agregue la zanahoria, el nabo, el calabacín y las patatas, y agite la cazuela para que el aceite los cubra.

5 Añada el zumo y la ralladura de limón, y el caldo; salpimente al gusto. Tape y cuézalo a fuego moderado durante 20-30 minutos, removiendo de vez en cuando.

6 Retire la tapa, espolvoree con el cilantro y remueva bien. Sírvalo inmediatamente.

SUGERENCIA

Es importante disponer de una buena selección de especias y hierbas para aportar variedad a los platos.

SUGERENCIA

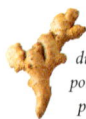

Vigile las verduras durante la cocción porque se pueden pegar. Si fuera necesario, agregue un poco de agua hirviendo o caldo.

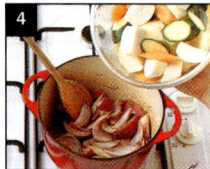

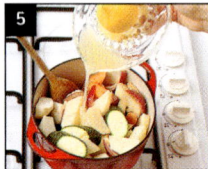

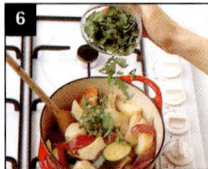

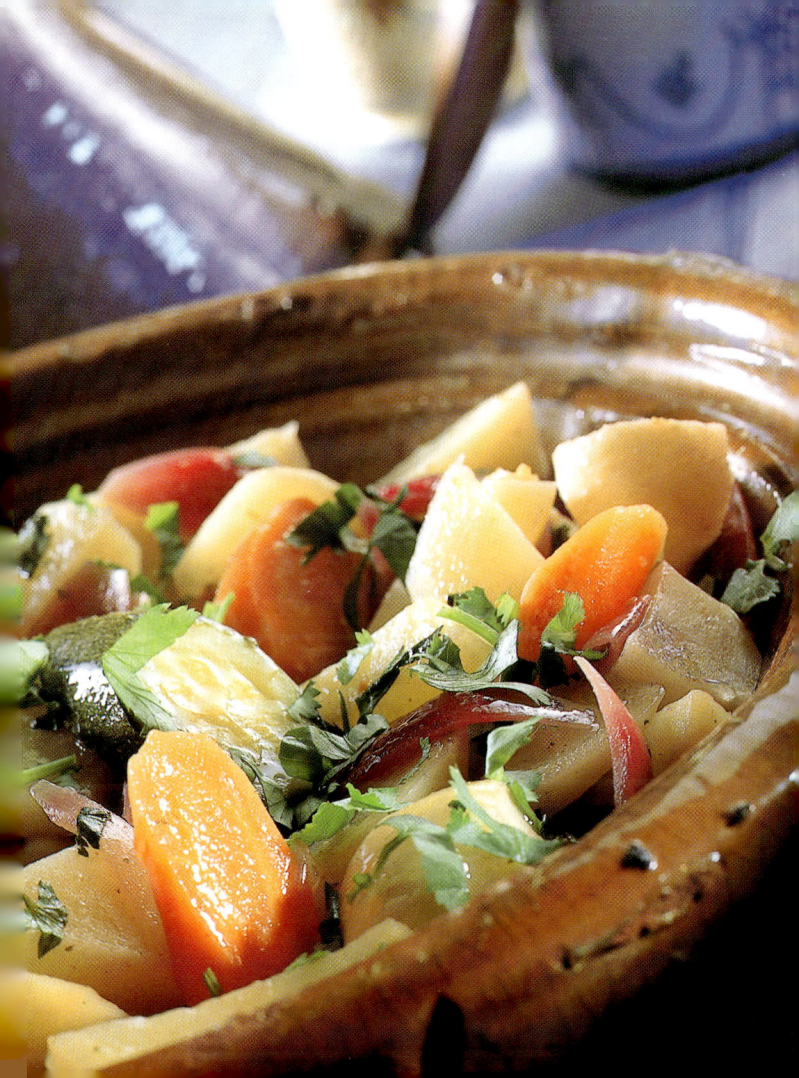

Canelones de verduras

Para 4 personas

INGREDIENTES

1 berenjena
125 ml de aceite de oliva
225 g de espinacas
2 dientes de ajo chafados
1 cucharadita de comino
    molido
75 g de champiñones picados

sal y pimienta
12 tubos de canelones

SALSA DE TOMATE:
1 cucharada de aceite de oliva
1 cebolla picada
2 dientes de ajo chafados

2 latas de 400 g de tomate
    triturado
1 cucharadita de azúcar lustre
2 cucharadas de albahaca picada
50 g de mozzarella cortada en
    lonchas

1 Corte la berenjena en dados pequeños.

2 Caliente el aceite en una sartén y fría la berenjena durante 2-3 minutos.

3 Añada las espinacas, el ajo, el comino y los champiñones. Salpimente, y rehogue 2-3 minutos, removiendo. Rellene los tubos de canelones con la preparación, y dispóngalos en una sola capa en una fuente para el horno.

4 Para hacer la salsa, caliente el aceite de oliva en una cazuela y saltee la cebolla y el ajo durante 1 minuto. Añada el tomate, el azúcar lustre y la albahaca picada y llévelo a ebullición. Reduzca la temperatura, y cuézalo a fuego lento unos 5 minutos. Vierta la salsa sobre los canelones.

5 Disponga la mozzarella sobre la salsa y cueza los canelones en el horno precalentado a 190 ºC durante 30 minutos, o hasta que el queso forme burbujas y esté dorado. Sírvalos de inmediato.

SUGERENCIA

Puede preparar la salsa de tomate con antelación, y guardarla en la nevera hasta 24 horas.

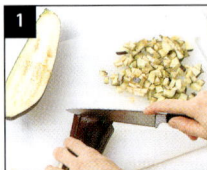

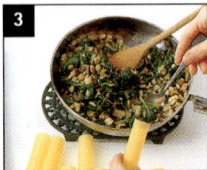

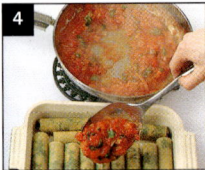

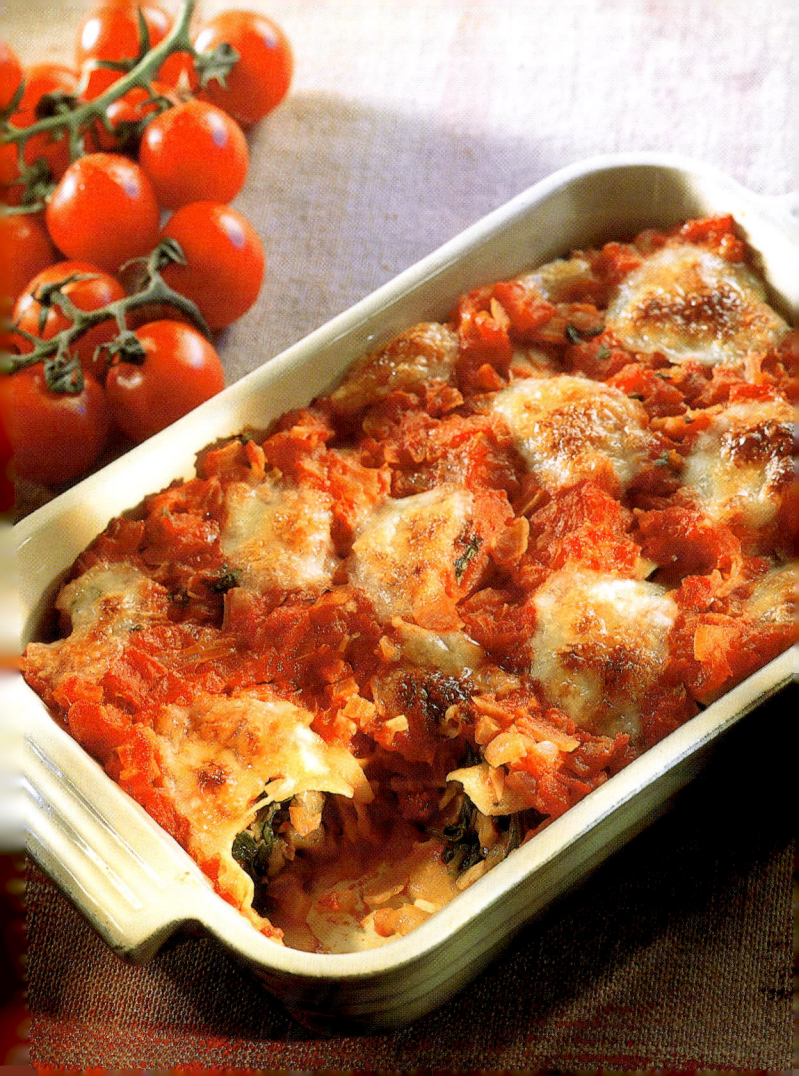

Horneado de coliflor

Para 4 personas

INGREDIENTES

450 g de ramitos de coliflor
2 patatas grandes cortadas
    en dados
100 g de tomates cereza

SALSA:
25 g de mantequilla o margarina
    vegetal

1 puerro cortado en rodajas
1 diente de ajo chafado
25 g de harina
300 ml de leche
75 g de una mezcla de quesos
    rallados, como cheddar
    vegetal, parma y gruyère
½ cucharadita de pimentón

2 cucharadas de perejil de hoja
    plana picado
sal y pimienta
perejil fresco picado, para adornar

1 Cueza la coliflor en agua hirviendo durante 10 minutos. Escúrrala bien y resérvela. Mientras tanto, en otra cazuela, hierva también las patatas durante 10 minutos; escúrralas y resérvelas.

2 Para hacer la salsa, derrita la mantequilla o margarina en una cazuela y saltee el puerro y el ajo durante 1 minuto. Añada la harina y rehogue 1 minuto más. Retire la cazuela del fuego y agregue la leche, 50 g de queso, el pimentón y el perejil. Vuelva a poner la cazuela al fuego y lleve la salsa a ebullición, sin dejar de remover. Salpimente al gusto.

3 Coloque la coliflor en una fuente para el horno. Disponga los tomates cereza encima y después las patatas. Vierta la salsa sobre las patatas y espolvoree con el resto del queso.

4 Cueza el plato en el horno precalentado a 180 °C durante 20 minutos o hasta que las verduras estén cocidas y el queso, dorado y burbujeante. Adórnelo con el perejil y sírvalo de inmediato.

VARIACIÓN

Si lo prefiere, o para variar, puede preparar el plato con brécol en lugar de coliflor.

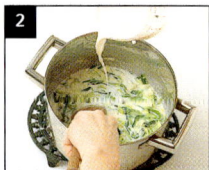

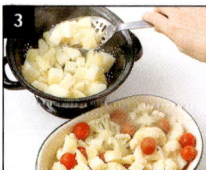

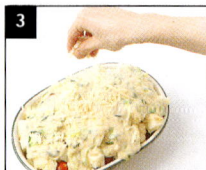

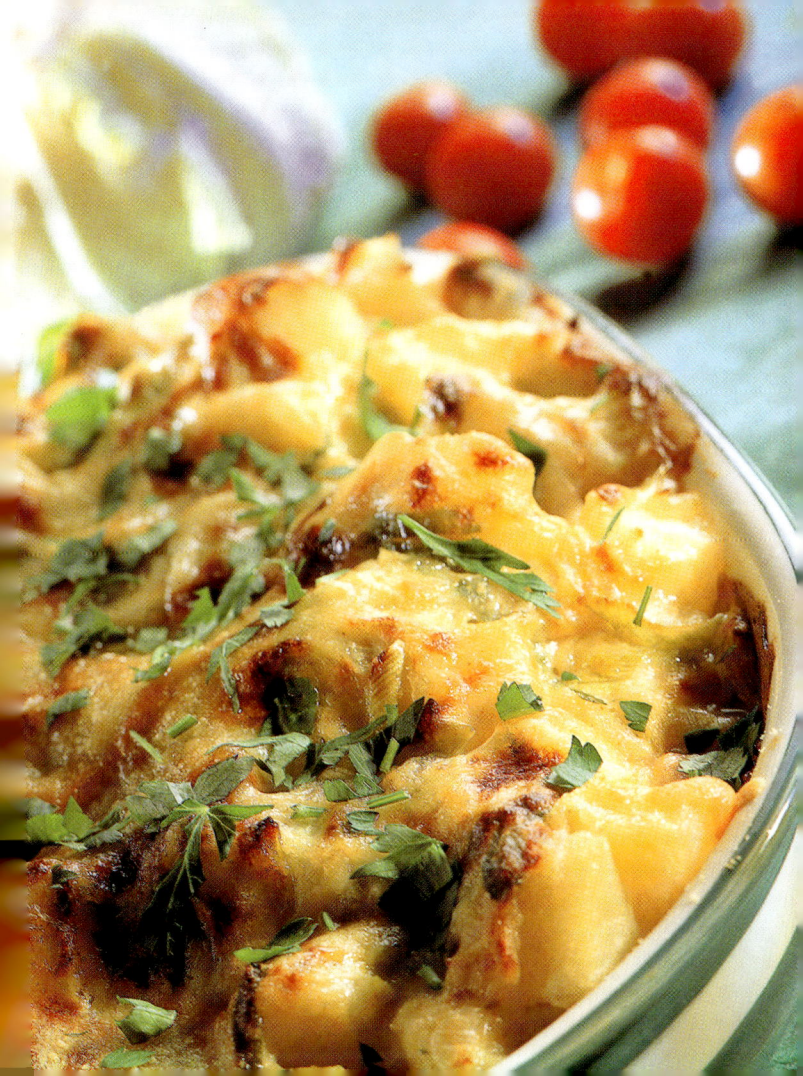

Soufflé de puerro a las hierbas

Para 4 personas

✓ INGREDIENTES

350 g de puerros pequeños
1 cucharada de aceite de oliva
125 ml de caldo de verduras
50 g de nueces

2 huevos, con la yema y la clara
separadas
2 cucharadas de hierbas picadas
2 cucharadas de yogur natural
sal y pimienta

1 Con un cuchillo afilado, corte los puerros en rodajitas finas.

2 Caliente el aceite en una sartén y saltee el puerro durante 2-3 minutos.

3 Vierta el caldo en la sartén y cueza el puerro a fuego suave otros 5 minutos.

4 En una picadora, pique las nueces hasta que queden bien finas.

5 Ponga el puerro en la picadora junto con las nueces y prepare un puré. Dispóngalo en un cuenco grande.

6 Mezcle las yemas de huevo con las hierbas y el yogur, y viértalo sobre el puré de puerro. Salpimente al gusto y mezcle bien.

7 En un cuenco aparte, bata las claras a punto de nieve.

8 Poco a poco, vaya incorporando las claras en el cuenco con la preparación a base de puerro. Ayudándose con una cuchara, disponga la mezcla en una tarrina de 900 ml de capacidad, ligeramente engrasada, y colóquela sobre una bandeja para el horno, previamente calentada.

9 Cueza el *soufflé* en el horno precalentado a 180 °C durante unos 35-40 minutos, o hasta que cuaje. Sírvalo de inmediato.

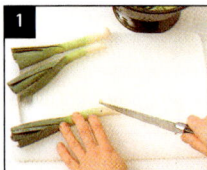

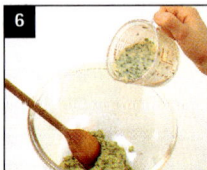

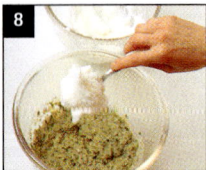

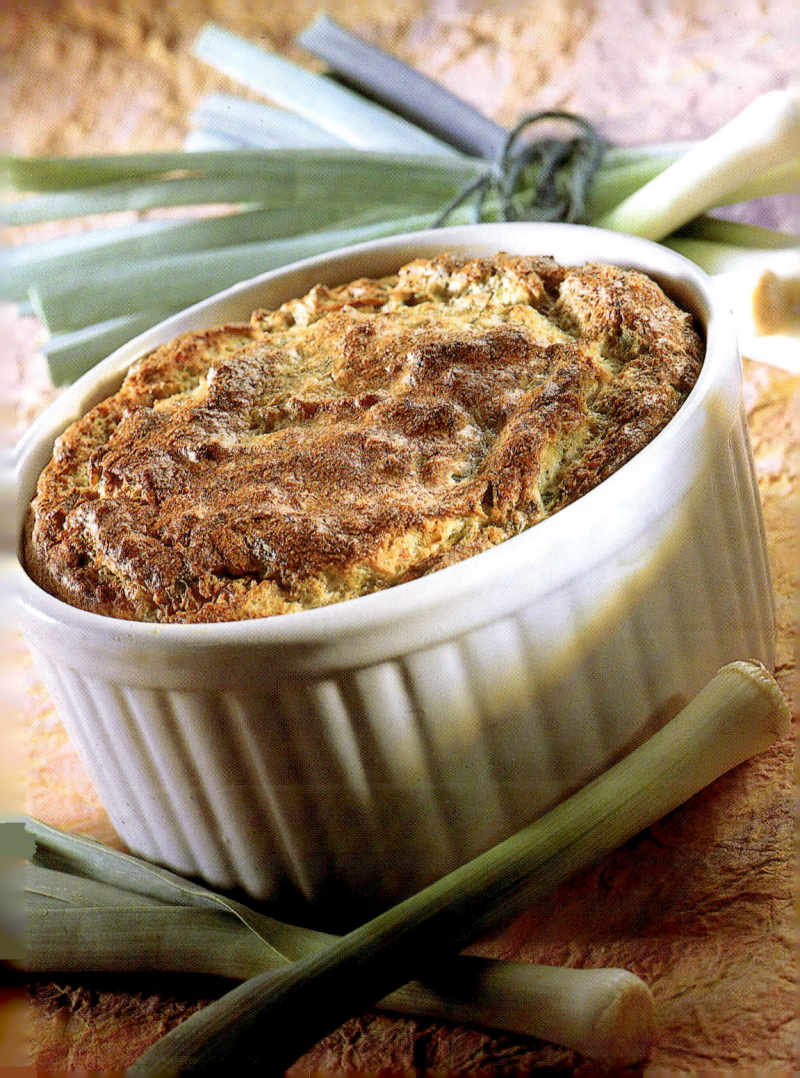

Tarta de alcachofas y queso

Para 8 personas

INGREDIENTES

PASTA:
175 g de harina integral
sal y pimienta
2 dientes de ajo chafados
75 g de mantequilla o margarina
    vegetal

RELLENO:
2 cucharadas de aceite de oliva
1 cebolla roja cortada en rodajas
10 corazones de alcachofa de lata
100 g de queso cheddar vegetal
    rallado

50 g de queso gorgonzola
    desmenuzado
2 huevos batidos
1 cucharada de romero fresco
    picado
150 ml de leche

1 Para preparar la pasta, tamice la harina en un cuenco, salpimente y añada el ajo. Incorpore la mantequilla y trabaje hasta obtener una consistencia de pan rallado. Agregue 3 cucharadas de agua y amase bien.

2 Extienda la pasta, con el rodillo formando un redondel, y forre un molde para tartas de 20 cm de diámetro. Pinche la pasta con un tenedor.

3 Caliente el aceite en una sartén y saltee la cebolla durante 3 minutos. Añada los corazones de alcachofa y rehogue unos 2 minutos más. Escúrralo.

4 Mezcle los quesos con el huevo batido, el romero y la leche. Incorpore el salteado de alcachofa escurrido y salpimente.

5 Vierta la mezcla en el molde y cueza la tarta en el horno precalentado a 200 °C durante 25 minutos, o hasta que esté cocida y cuajada. Puede servirla caliente o fría.

SUGERENCIA

Presione con suavidad el centro de la tarta para saber si está cocida. Debe tener un tacto firme, pero no sólido. Si se cuece en exceso, las verduras perderán agua.

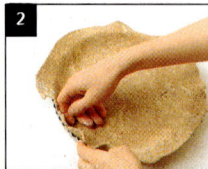

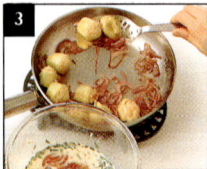

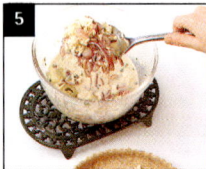

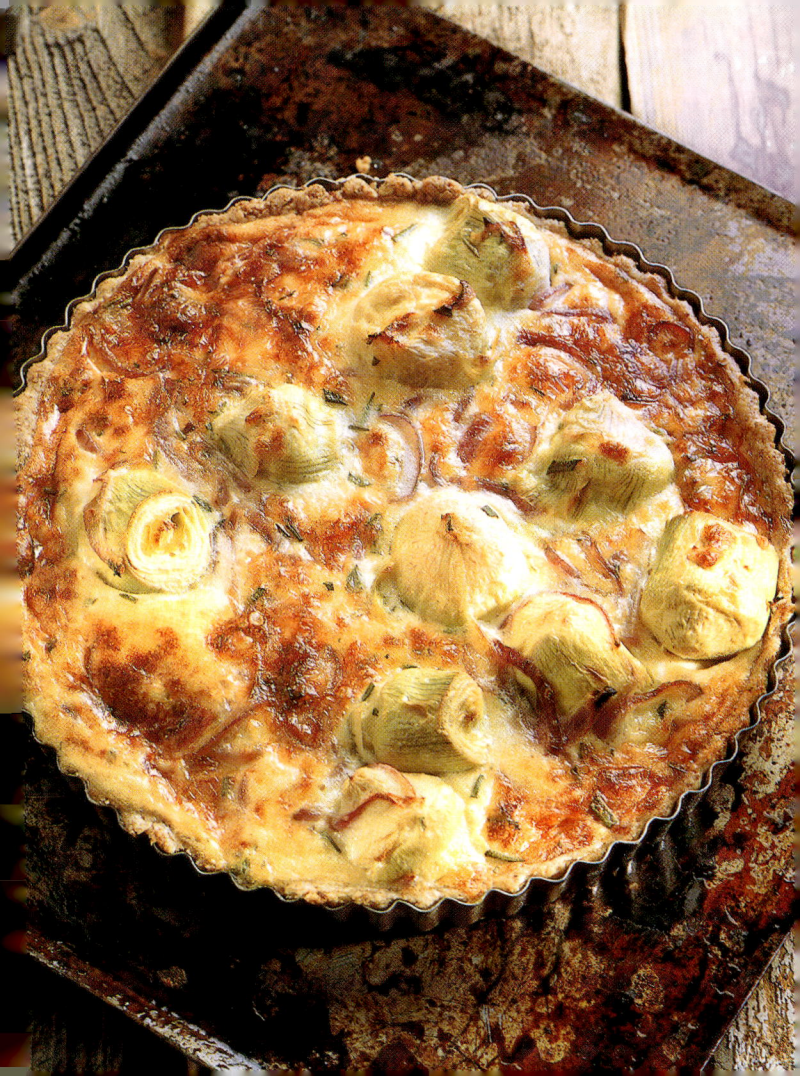

Tallarines con calabacín

Para 4 personas

INGREDIENTES

650 g de calabacines

6 cucharadas de aceite de oliva

3 dientes de ajo chafados

2 guindillas rojas cortadas en
    rodajas

3 cucharadas de albahaca picada

el zumo de 1 limón grande

5 cucharadas de nata líquida

4 cucharadas de queso
    parmesano rallado

sal y pimienta

225 g de tallarines

1 Con un pelapatatas, corte los calabacines en cintas muy delgadas.

2 Caliente el aceite en una sartén y saltee el ajo durante 30 segundos.

3 Incorpore el calabacín y rehogue a fuego suave, removiendo, durante 5-7 minutos.

4 Añada la guindilla, la albahaca, el zumo de limón, la nata líquida y el parmesano. Salpimente al gusto.

5 Mientras tanto, cueza la pasta en una cazuela grande con agua hirviendo con un poco de sal, durante 10 minutos, hasta que esté *al dente*. Escurra bien los tallarines y dispóngalos en una fuente para servir.

6 Apile el aderezo de calabacín por encima de la pasta y sírvala inmediatamente.

VARIACIÓN

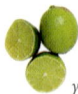

Como alternativa, puede utilizar zumo y ralladura de lima en lugar de limón.

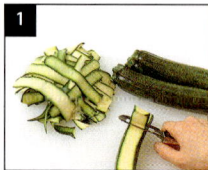

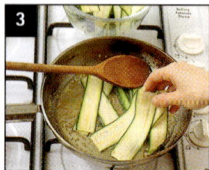

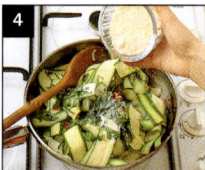

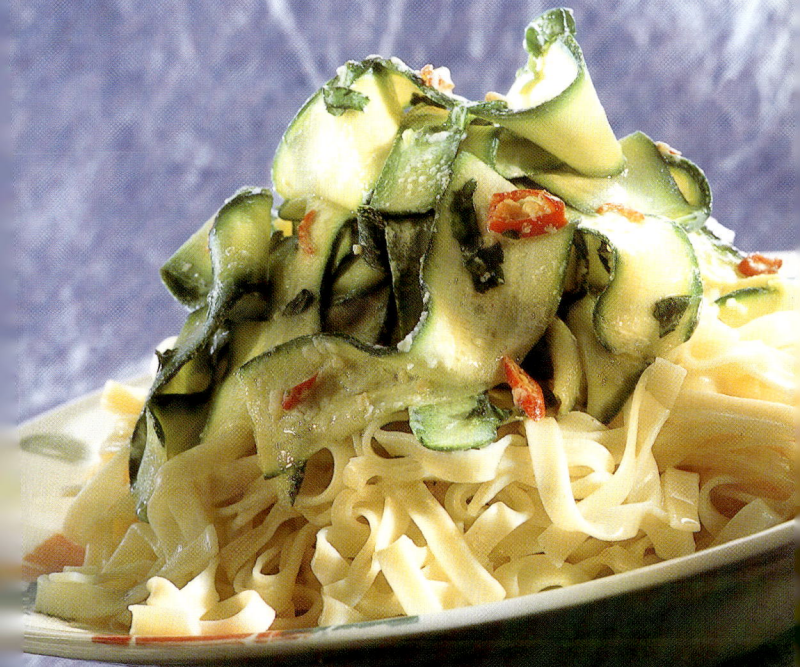

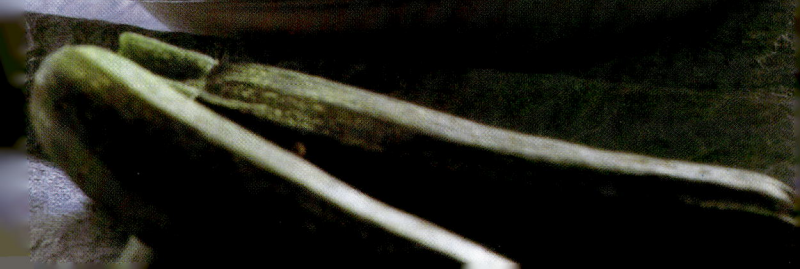

Pasta con aceitunas, pimiento y tomates cereza

Para 4 personas

INGREDIENTES

225 g de plumas

2 cucharadas de aceite de oliva

2 cucharadas de mantequilla

2 dientes de ajo chafados

1 pimiento verde en rodajas finas

1 pimiento amarillo en rodajas finas

16 tomates cereza partidos por la mitad

1 cucharada de orégano

125 ml de vino blanco seco

2 cucharadas de aceitunas negras deshuesadas, cuarteadas

75 g de ruqueta

sal y pimienta

ramitas de orégano, para adornar

1 Hierva la pasta en agua con sal, 8-10 minutos o hasta que esté *al dente*. Escúrrala bien.

2 Caliente el aceite y la mantequilla en una sartén hasta que se funda la mantequilla. Saltee el ajo durante 30 segundos. Añada los pimientos y rehogue unos 3-4 minutos, removiendo.

3 Incorpore los tomates, el orégano, el vino y las aceitunas, y rehogue durante 3-4 minutos. Salpimente bien, añada la ruqueta, y rehogue hasta que se ablande.

4 Incorpore la pasta en una fuente, vierta por encima la salsa, y mezcle bien. Adórnela y sírvala.

SUGERENCIA

Cueza las plumas en una cazuela grande, para evitar que se adhieran unas a otras durante la cocción.

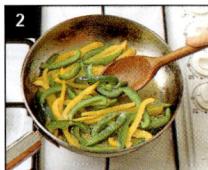

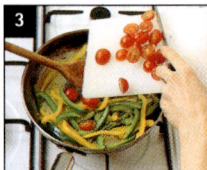

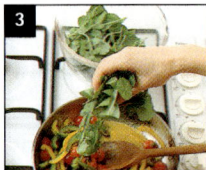

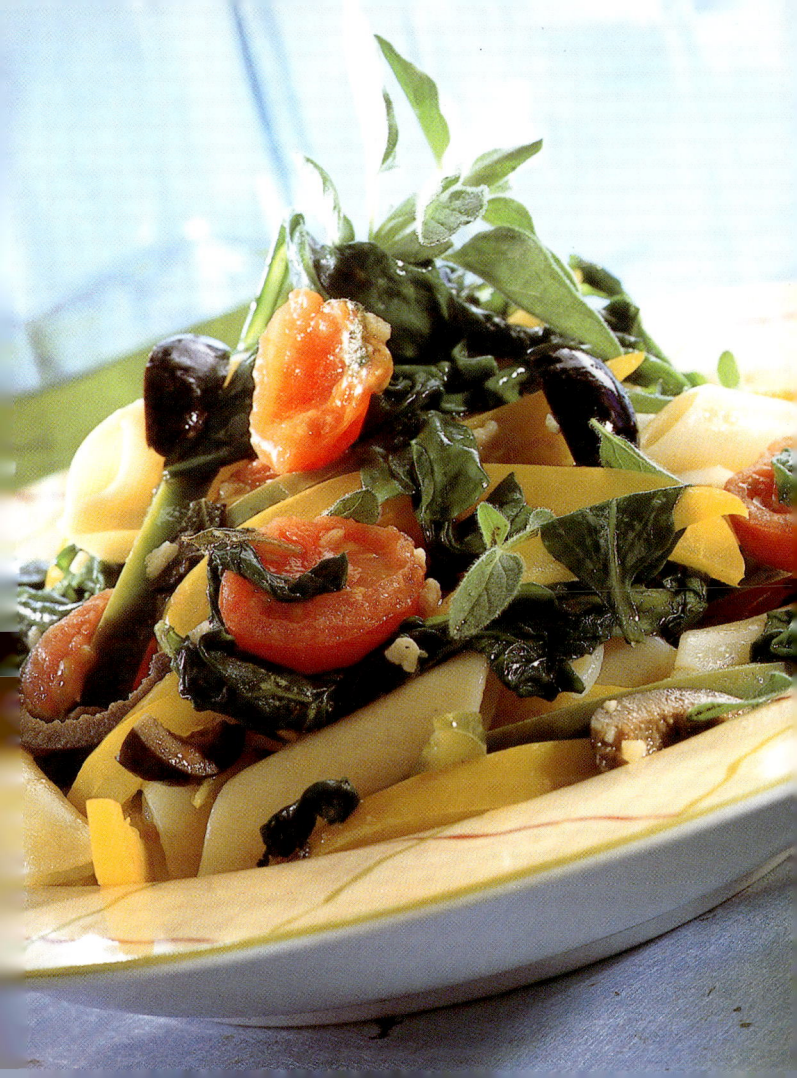

Pasta con espinacas y piñones

Para 4 personas

INGREDIENTES

225 g de algún tipo de pasta tricolor o espaguetis

125 ml de aceite de oliva

1 cebolla cortada en cuartos y después en rodajas

2 dientes de ajo chafados

3 champiñones grandes cortados en láminas

225 g de espinacas

2 cucharadas de piñones

85 ml de vino blanco seco

sal y pimienta

virutas de queso parmesano, para adornar

1 Cueza la pasta en una cazuela con agua hirviendo con sal durante 8-10 minutos, o hasta que esté al dente. Escúrrala bien.

2 Mientras tanto, caliente el aceite en una cazuela grande, y fría la cebolla y el ajo 1 minuto.

3 Añada los champiñones y rehogue unos 2 minutos, removiendo de vez en cuando.

4 Agregue las espinacas y rehogue durante 4-5 minutos más, o hasta que se ablanden.

5 Incorpore los piñones y el vino, salpimente bien y cuézalo 1 minuto más.

6 Disponga la pasta en una fuente caliente y vierta la salsa por encima, removiendo bien. Adórnela con las virutas de parmesano, y sírvala.

SUGERENCIA

Para dar más sabor al plato, ralle un poco de nuez moscada por encima, pues combina bien con las espinacas.

SUGERENCIA

Al dente *significa que la pasta está cocida, sin quedar demasiado blanda.*

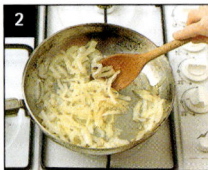

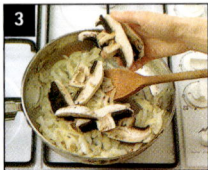

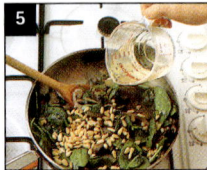

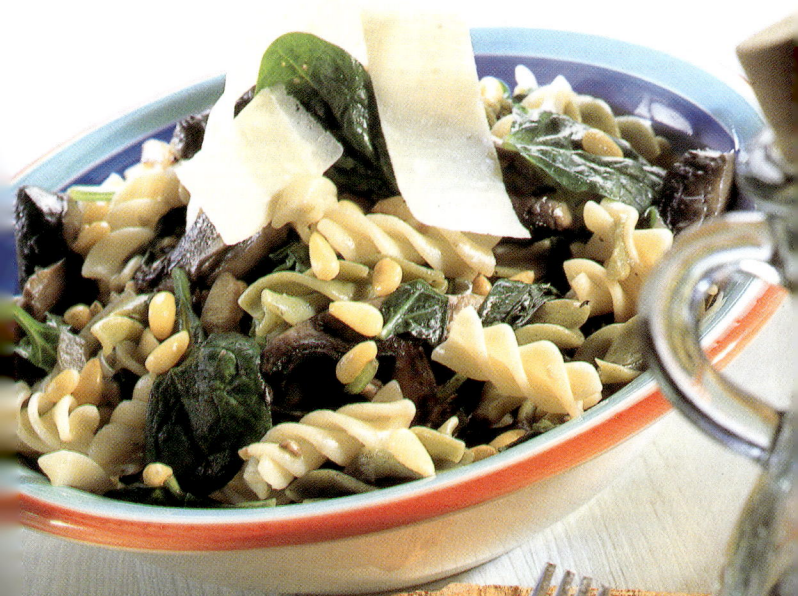

Salteado de tofu con verduras

Para 4 personas

INGREDIENTES

175 g de patatas cortadas
en dados
1 cucharada de aceite de oliva
1 cebolla roja cortada en rodajas
225 g de tofu de consistencia
firme, cortado en dados

2 calabacines cortados en dados
8 corazones de alcachofa de lata,
partidos por la mitad
150 ml de *passata* (preparación
italiana de tomate triturado)

1 cucharadita de azúcar lustre
2 cucharadas de albahaca picada
sal y pimienta

1 Cueza las patatas en una cazuela con agua hirviendo durante 10 minutos. Escúrralas bien y resérvelas.

2 Caliente el aceite en una sartén grande y saltee la cebolla durante 2 minutos, removiendo, hasta que se ablande.

3 Añada el tofu y el calabacín, y saltee 3-4 minutos más, hasta que empiecen a dorarse un poco. Incorpore las patatas, y mézclelo todo bien.

4 Agregue los corazones de alcachofa, la *passata*, el azúcar y la albahaca. Salpimente y rehogue durante 5 minutos más, removiendo bien. Sirva el salteado de inmediato, en platos individuales calientes.

SUGERENCIA

Escurra bien los corazones de alcachofa y lávelos con agua fría, porque el líquido en el que se conservan suele llevar sal.

VARIACIÓN

Si lo prefiere, puede utilizar berenjena en lugar de calabacín.

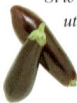

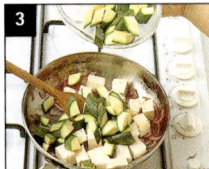

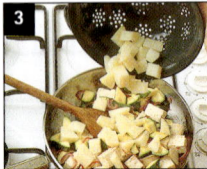

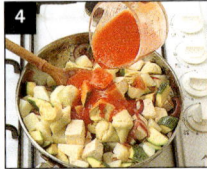

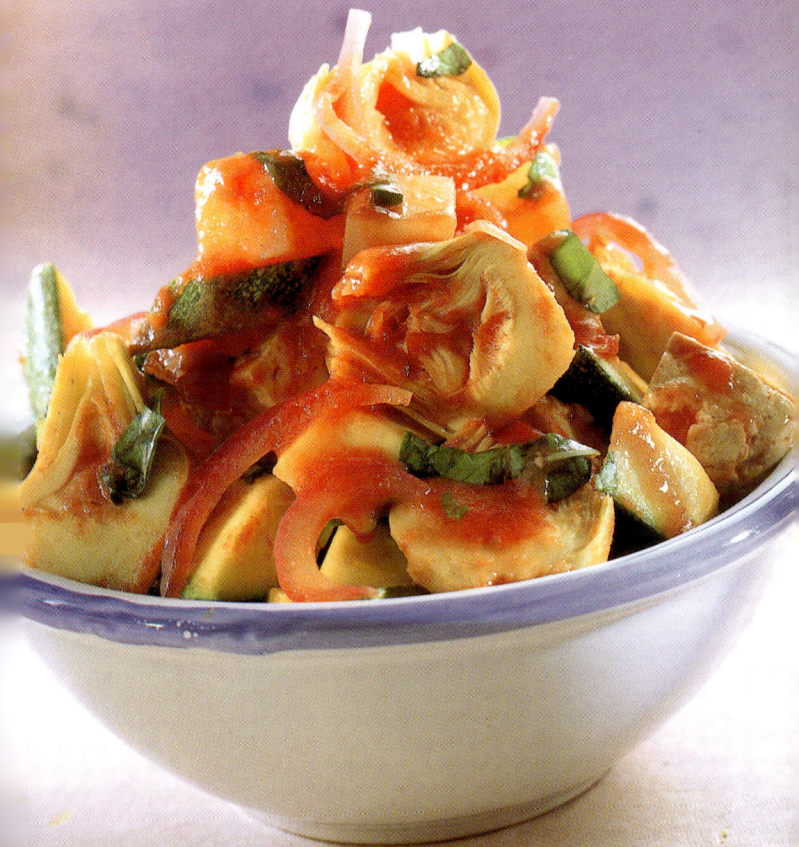

Salteado cantonés de verduras frescas

Para 4 personas

INGREDIENTES

2 cucharadas de aceite de cacahuete

1 cucharada de mezcla china de cinco especias

75 g de zanahorias tiernas cortadas por la mitad a lo largo

2 tallos de apio en rodajas

2 puerros pequeños en rodajas

50 g de tirabeques

4 calabacines pequeños cortados a lo largo

225 g de tofu macerado de consistencia firme, en dados

8 mazorquitas de maíz

4 cucharadas de zumo de naranja

1 cucharada de miel

hojas de apio y ralladura de naranja

arroz blanco o fideos chinos, para acompañar

1 Caliente el aceite en un wok hasta que casi humee, y saltee, removiendo, la mezcla china de cinco especias, las zanahorias, el apio, el puerro, los tirabeques, los calabacines y las mazorquitas, durante 3-4 minutos.

2 Añada el tofu y saltee otros 2 minutos más, sin dejar de remover.

3 Agregue el zumo de naranja y la miel, baje el fuego y siga salteando durante 1-2 minutos.

4 Disponga el salteado en una fuente, adórnelo con hojas de apio y ralladura de naranja, y sírvalo con arroz o fideos.

SUGERENCIA

La mezcla china de cinco especias se compone de hinojo, anís estrellado, canela, clavo y pimienta de Sichuan. De sabor muy fuerte, conviene utilizarla con prudencia. En un recipiente hermético, se conserva mucho tiempo.

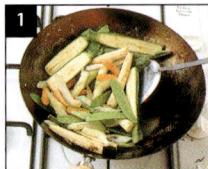

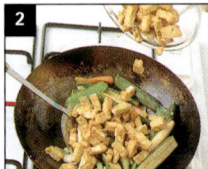

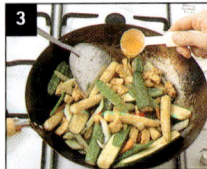

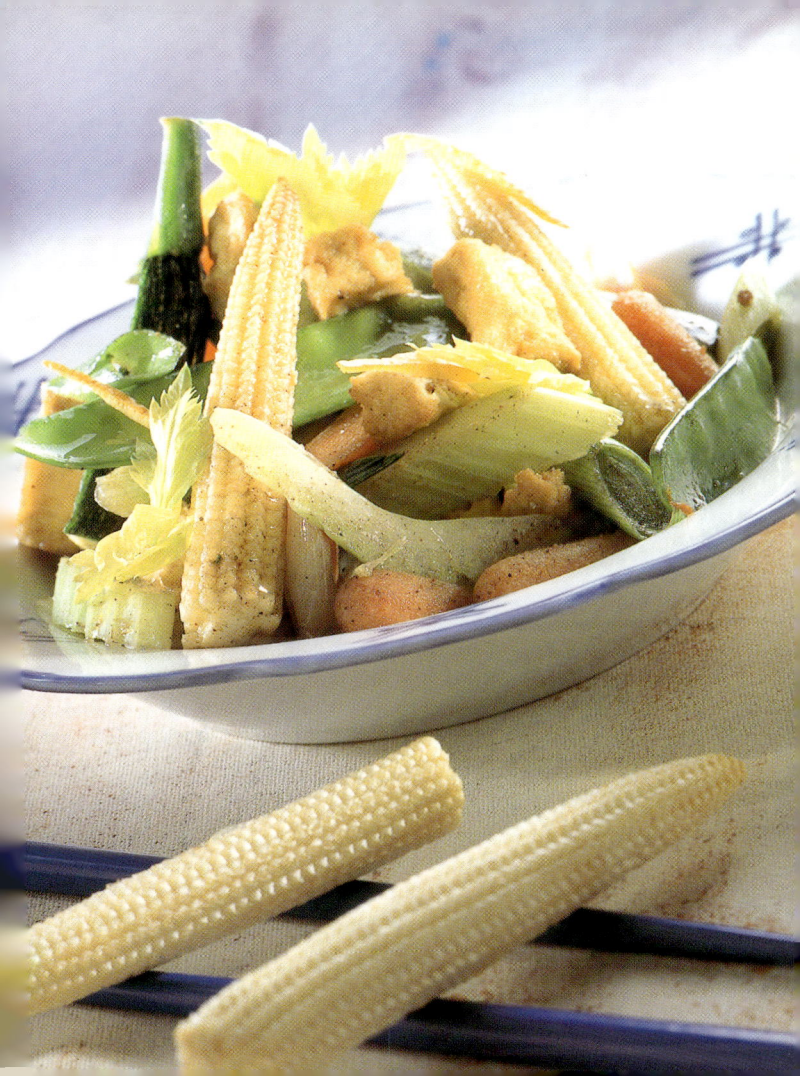

Risotto verde

Para 4 personas

INGREDIENTES

1,75 litros de caldo vegetal	300 ml de vino blanco seco	3 cucharadas de yogur natural
2 cucharadas de aceite de oliva	4 cucharadas de hierbas	puerro cortado en tiras, para
2 dientes de ajo chafados	variadas picadas	adornar
2 puerros cortados en tiras	225 g de espinacas tiernas	
225 g de arroz *arborio*	sal y pimienta	

1 Vierta el caldo en una cazuela grande y llévelo a ebullición. Baje el fuego.

2 Mientras tanto, caliente el aceite en otra cazuela y saltee el ajo y el puerro 2-3 minutos, hasta que se ablanden.

3 Incorpore el arroz y rehogue durante 2 minutos, removiendo, hasta que todo esté bien mezclado.

4 Vierta la mitad del vino y un poco de caldo caliente. Cuézalo a fuego suave hasta que se haya absorbido el líquido. Añada el resto del caldo y el vino y cuézalo a fuego suave, durante 25 minutos o hasta que el arroz esté cremoso.

5 Añada las hierbas picadas y las espinacas, salpimente bien y cuézalo durante 2 minutos más.

6 Por último, incorpore el yogur y mezcle. Adorne el *risotto* con las tiras de puerro, y sírvalo de inmediato.

SUGERENCIA

No intente acelerar la cocción del risotto, pues debe absorber el líquido despacio para alcanzar la textura adecuada.

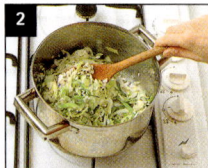

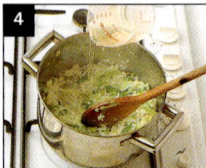

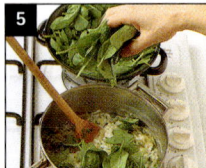

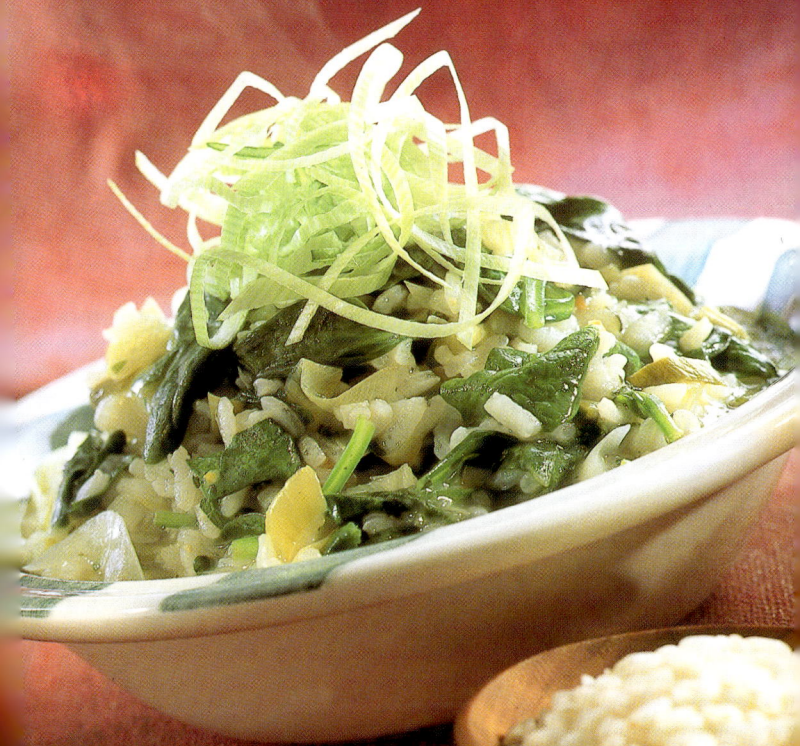

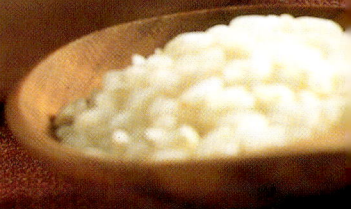

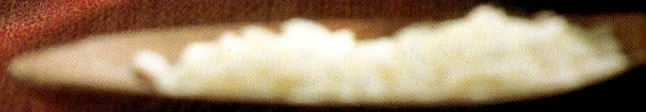

Pasta horneada con salsa de tomate

Para 8 personas

INGREDIENTES

100 g de pasta tipo pluma
   o espirales
1 cucharada de aceite de oliva
1 puerro picado
3 dientes de ajo chafados
1 pimiento verde picado
1 lata de 400 g de tomate
   triturado
2 huevos batidos

2 cucharadas de aceitunas
   negras, deshuesadas y
   picadas
1 cucharada de albahaca picada

SALSA DE TOMATE:
1 cucharada de aceite de oliva
1 cebolla picada
1 cucharadita de azúcar lustre

1 lata de 225 g de tomate
   triturado
2 cucharadas de pasta de tomate
150 ml de caldo vegetal
sal y pimienta

1 Cueza la pasta en agua hirviendo con sal 8 minutos. Escúrrala bien.

2 Caliente el aceite en una cazuela y saltee el puerro y el ajo 2 minutos, removiendo. Añada el pimiento, el tomate y las aceitunas y cuézalo otros 5 minutos.

3 Retire la cazuela del fuego y agregue la pasta, el huevo batido y la albahaca.

Salpimente bien y transfiéralo a un molde para pudín de 1 litro de capacidad ligeramente engrasado.

4 Coloque el molde sobre una bandeja para el horno y llénela hasta la mitad con agua hirviendo. Cubra el molde y cueza la pasta en el horno precalentado a 180 ºC, 40 minutos o hasta que cuaje.

5 Para preparar la salsa, caliente el aceite en una

cazuela y saltee la cebolla 2 minutos. Añada el resto de los ingredientes y cuézalo 10 minutos. Bata la salsa en una batidora hasta que esté suave. Viértala en un cuenco limpio y caliente.

6 Desmolde la pasta sobre un plato caliente. Corte el horneado en porciones y sírvalo con la salsa de tomate.

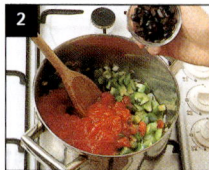

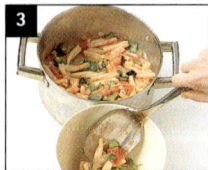

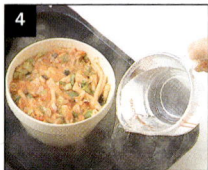

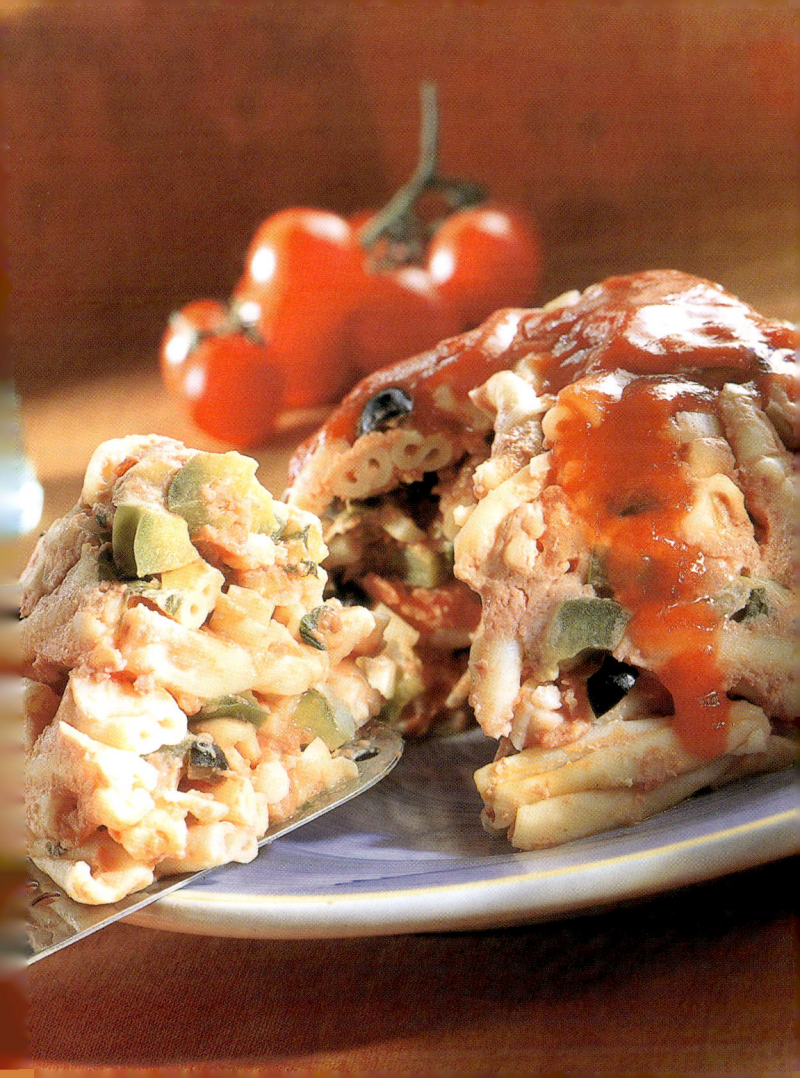

Espaguetis con peras y salsa de nueces

Para 4 personas

INGREDIENTES

225 g de espaguetis	1 cucharada de aceite de oliva	1 cucharada de zumo de limón
2 peras maduras pequeñas, peladas y cortadas en rodajas	1 cebolla roja, cortada en cuartos y después en rodajas	75 g de queso dolcelatte
150 ml de caldo vegetal	1 diente de ajo chafado	sal y pimienta
85 ml de vino blanco seco	50 g de nueces partidas por la mitad	ramitas de orégano fresco, para adornar
2 cucharadas de mantequilla	2 cucharadas de orégano	

1 Cueza la pasta en agua hirviendo con sal 8-10 minutos o hasta que esté al dente. Escúrrala bien y resérvela caliente hasta que la necesite.

2 Ponga las peras en una cazuela con el caldo y el vino. Escalfe las peras a fuego suave 10 minutos. Escúrralas, pero reserve el líquido de cocción.

3 Caliente la mantequilla y el aceite en una cazuela hasta que la mantequilla se derrita y saltee la cebolla y el ajo 2-3 minutos, removiendo.

4 Incorpore las nueces, el orégano y el zumo de limón, removiendo.

5 Añada las peras y 4 cucharadas del líquido de cocción.

6 Desmenuce el queso dolcelatte por encima y cuézalo todo junto a fuego suave, removiendo de vez en cuando, 1-2 minutos o hasta que el queso se empiece a fundir. Salpimente.

7 Mezcle la pasta con la salsa, adórnela y sírvala.

SUGERENCIA

Para elaborar este plato puede utilizar cualquier tipo de queso azul de calidad, por ejemplo roquefort, que tiene un sabor muy fuerte, gorgonzola o stilton.

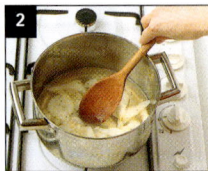

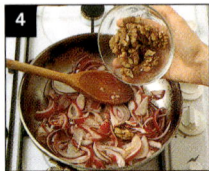

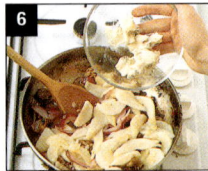

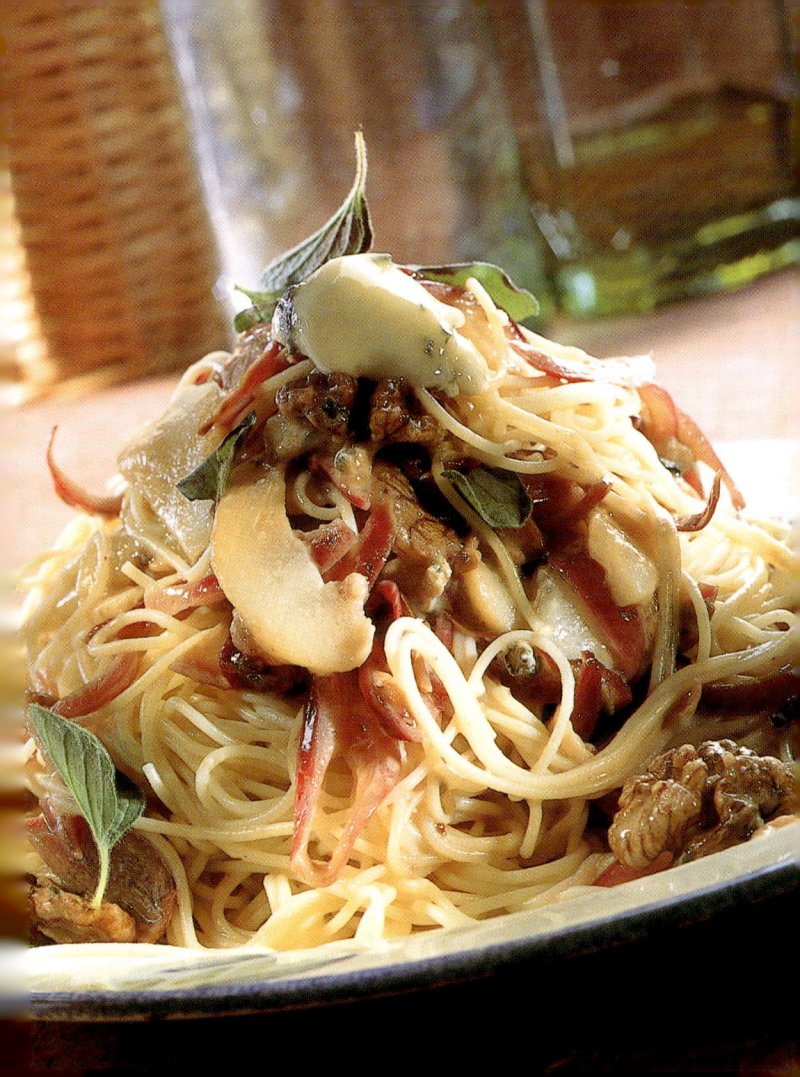

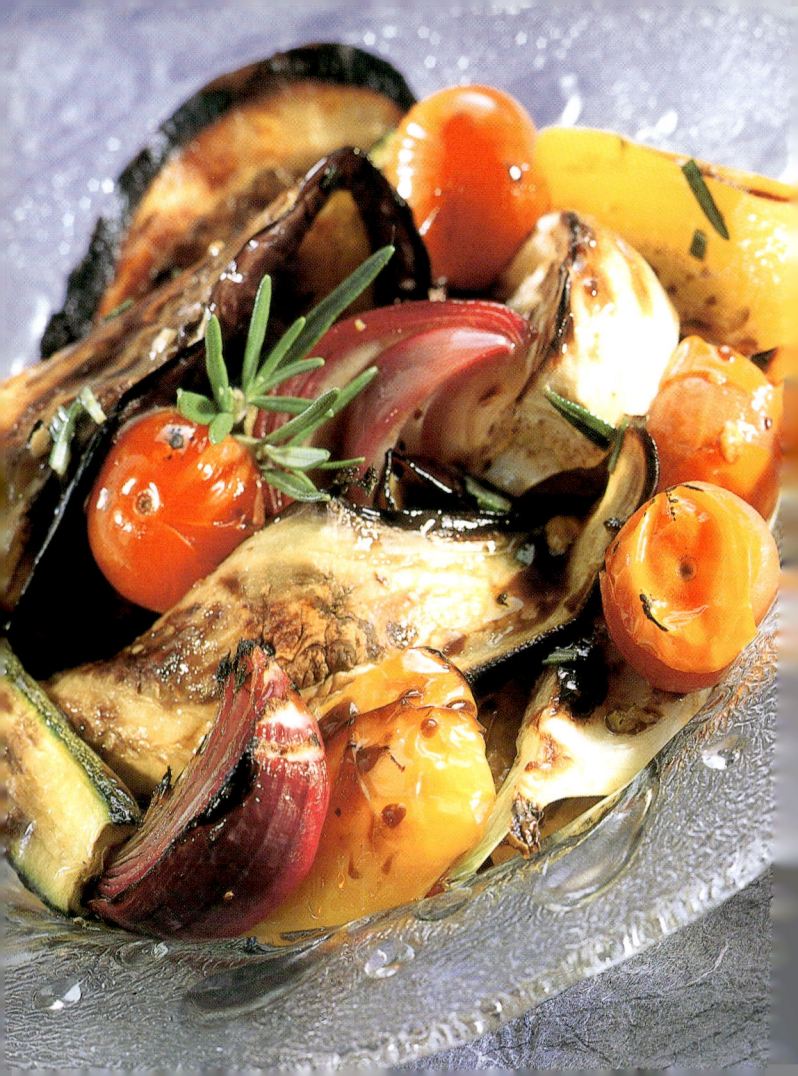

Guarniciones

Si no se le ocurre un buen acompañamiento para servir con un plato principal, estas recetas serán para usted una fuente de inspiración excelente. La guarnición ideal complementa el plato principal tanto desde el punto de vista visual como nutritivo. La mayoría de dichos platos son ricos en proteínas, y por ese motivo las guarniciones de este capítulo han sido pensadas para que resulten más ligeras, pero sabrosas y coloridas. Se aplican muchos métodos de cocción: las hay asadas, fritas, al vapor y braseadas, para poder elegir la más adecuada en cada momento.

Este capítulo también contiene una selección de deliciosas ensaladas, con su estallido de color y sabor. Las ensaladas pueden acompañar la comida principal o bien, aumentando las cantidades sugeridas, constituir un plato único. Al escoger la ensalada adecuada para acompañar un determinado plato, habrá que comprobar que los sabores y las texturas se complementen y combinen. El secreto de una buena ensalada radica siempre en un único aspecto: el frescor de los ingredientes. Sin duda, en cuanto haya probado algunas de las recetas de este capítulo, éstas pasarán a formar parte de su repertorio culinario.

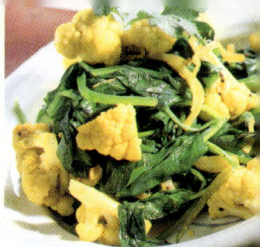

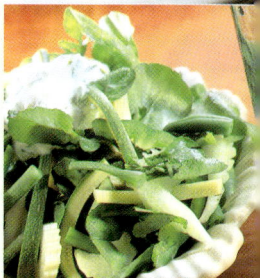

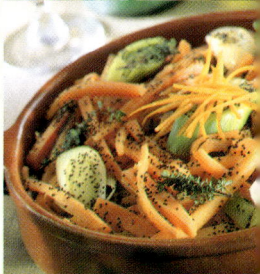

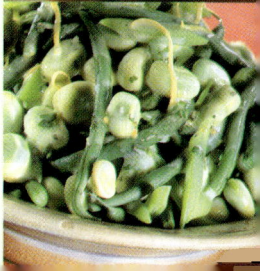

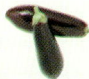

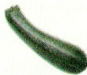

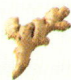

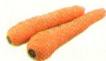

Horneado de patata y queso

Para 4 personas

INGREDIENTES

450 g de patatas

1 puerro cortado en rodajas

3 dientes de ajo chafados

50 g de queso cheddar rallado

50 g de queso mozzarella rallado

25 g de queso parmesano rallado

2 cucharadas de perejil picado

150 ml de nata líquida

150 ml de leche

sal y pimienta

perejil de hoja plana picado, para adornar

1 Cueza las patatas en agua hirviendo con sal durante 10 minutos. Escúrralas bien.

2 Corte las patatas en rodajas finas. Disponga una capa sobre la base de una fuente para el horno. Esparza por encima un poco de puerro, ajo, queso y perejil. Salpimente bien.

3 Repita la operación hasta terminar todos los ingredientes, acabando con una capa de queso rallado.

4 En un bol, mezcle la nata líquida con la leche. Salpimente al gusto y vierta la mezcla sobre la preparación.

5 Cueza el plato en el horno precalentado a 160 °C durante 1-1¼ horas, o hasta que el queso esté dorado y burbujeante y las patatas, bien cocidas.

6 Adorne el horneado con el perejil picado y sírvalo de inmediato.

SUGERENCIA

Las patatas peladas se sancochan enteras durante 10 minutos antes de cortarlas; de no llevar a cabo esta operación, una vez en el horno, con la leche y la crema, no acabarían de cocerse.

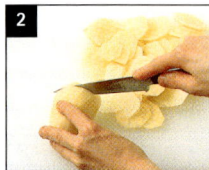

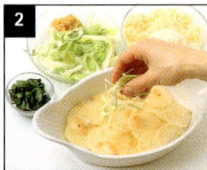

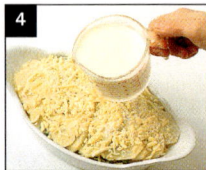

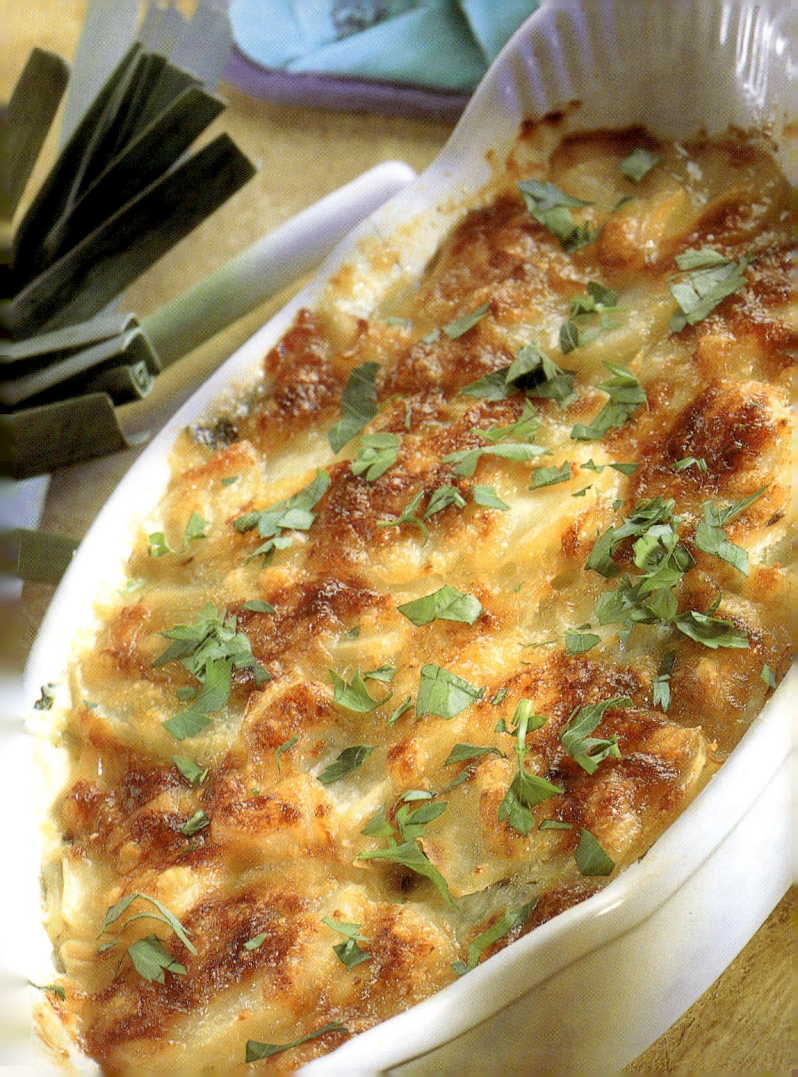

Brécol y coliflor
con salsa de hierbas

Para 4 personas

INGREDIENTES

2 coliflores tiernas pequeñas	SALSA:	el zumo y la ralladura de
225 g de brécol	8 cucharadas de aceite de oliva	2 limones
sal y pimienta	4 cucharadas de mantequilla	5 cucharadas de cilantro picado
	o margarina vegetal	5 cucharadas de queso cheddar
	2 cucharaditas de jengibre	rallado
	rallado	

1 Con un cuchillo afilado, corte las coliflores por la mitad y el brécol en racimos grandes.

2 Cueza la coliflor y el brécol en una cazuela con agua hirviendo con sal durante 10 minutos. Escúrralos bien, póngalos en una fuente llana para el horno, y resérvelos calientes.

3 Para preparar la salsa, ponga el aceite y la mantequilla o margarina en una cazuela y caliéntelo a fuego suave hasta que la mantequilla se derrita. Incorpore el jengibre rallado, el zumo y la ralladura de limón y el cilantro, y cuézalo a fuego lento durante 2-3 minutos, removiendo de vez en cuando.

4 Salpimente la salsa al gusto, viértala sobre las verduras y espolvoree con el queso.

5 Gratine el plato bajo el grill precalentado durante 2-3 minutos, o hasta que el queso forme burbujas y se dore. Déjelo enfriar 1-2 minutos y sírvalo.

VARIACIÓN

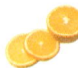

Si prefiere una salsa afrutada y refrescante, utilice lima o naranja en lugar de limón.

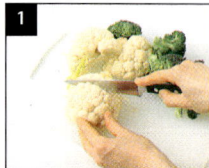

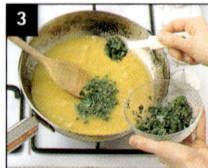

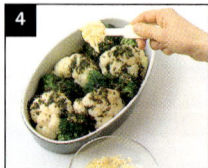

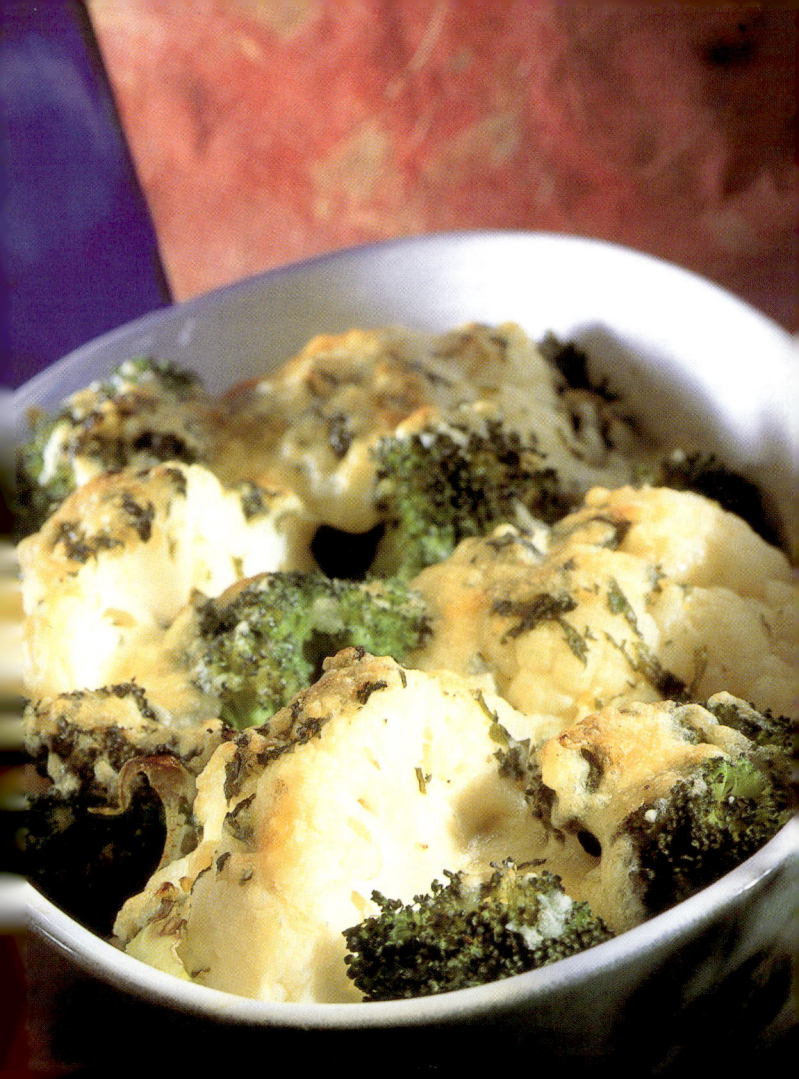

Patatas con espinacas al estilo indio

Para 4 personas

INGREDIENTES

3 cucharadas de aceite vegetal	2 cucharaditas de cilantro molido	450 g de espinacas tiernas
1 cebolla roja cortada en rodajas	1 cucharadita de comino molido	1 guindilla roja cortada en
2 dientes de ajo chafados	150 ml de caldo vegetal	rodajas
½ cucharadita de guindilla	300 g de patatas cortadas	sal y pimienta
molida	en dados	

1 Caliente el aceite en una sartén y saltee la cebolla y el ajo durante 2-3 minutos, removiendo de vez en cuando.

2 Añada la guindilla, el cilantro y el comino molidos y rehogue otros 30 segundos.

3 Incorpore el caldo de verduras, las patatas y las espinacas, y llévelo a ebullición. Reduzca la temperatura, tape la sartén y cuézalo a fuego lento unos 10 minutos, o hasta que las patatas estén cocidas.

4 Retire la tapa, salpimente al gusto y cuézalo otros 2-3 minutos. Sírvalo de inmediato.

SUGERENCIA

Tenga mucho cuidado al manipular guindillas, y al acabar, lávese siempre muy bien las manos. No se toque la cara antes de hacerlo, pues desprenden una sustancia irritante y dolorosa. Las semillas son la parte más picante, pero la que tiene menos sabor, y por eso se suelen eliminar.

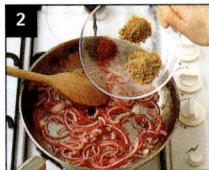

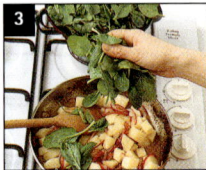

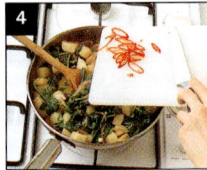

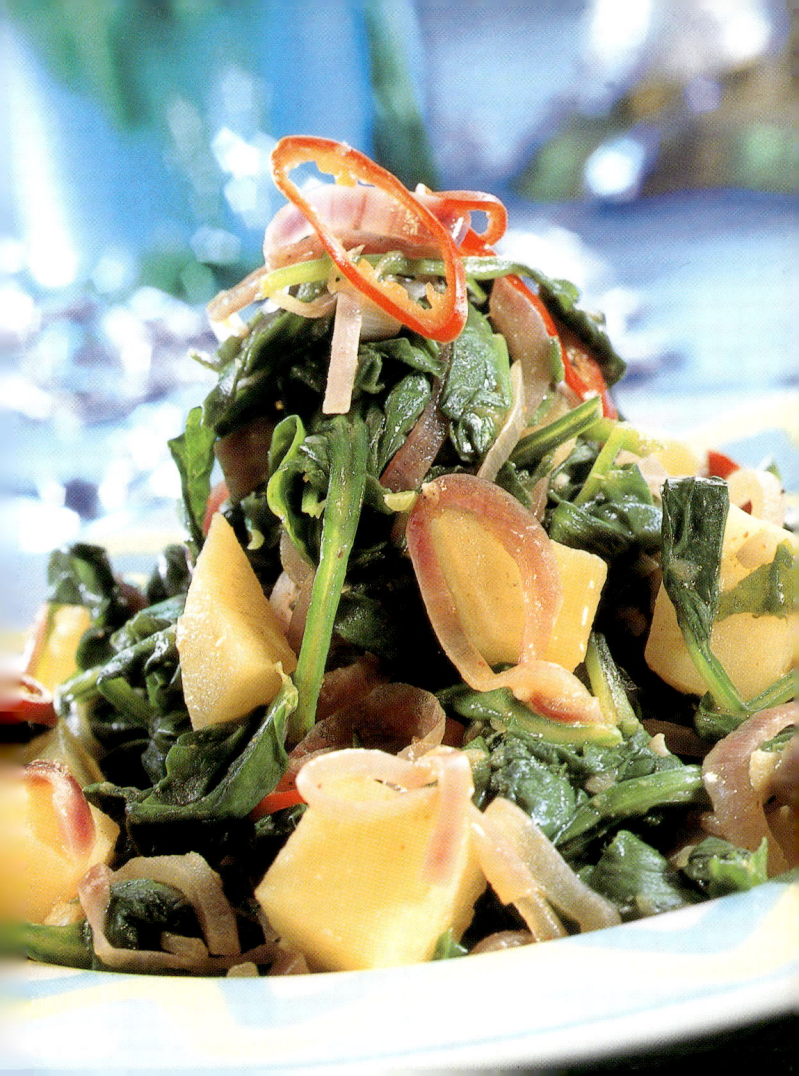

Verduras al vapor con vermut

Para 4 personas

INGREDIENTES

1 zanahoria cortada en juliana gruesa	4 cebollas pequeñas partidas por la mitad	una pizca de pimentón
1 bulbo de hinojo cortado en rodajas	8 cucharadas de vermut blanco	4 ramitas de estragón
100 g de calabacines en rodajas	4 cucharadas de zumo de lima	sal y pimienta
1 pimiento rojo cortado en rodajas	la ralladura de 1 lima	ramitas de estragón frescas, para adornar

1 Mezcle bien todas las verduras en un cuenco grande.

2 Corte 4 cuadrados grandes de papel vegetal y coloque una cuarta parte de las verduras en el centro de cada uno. Levante los bordes y frúnzalos para hacer un hatillo abierto por arriba.

3 Mezcle el vermut con el zumo y la ralladura de lima y el pimentón, y vierta un cuarto de la mezcla en cada hatillo. Sazone con sal y pimienta, y ponga una ramita de estragón en cada uno. Cierre los hatillos.

4 Cueza los hatillos en una vaporera, unos 15-20 minutos o hasta que las verduras estén tiernas. Adórnelos y sírvalos.

SUGERENCIA

El vermut es un vino blanco fortificado aromatizado con hierbas y especias. Existe una variedad de vermut seco y otra dulce.

SUGERENCIA

Cierre bien los hatillos para evitar que se abran durante la cocción y que el jugo se evapore.

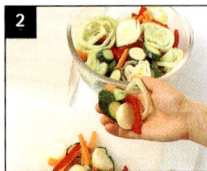

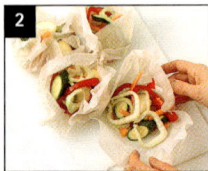

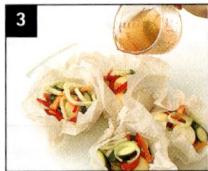

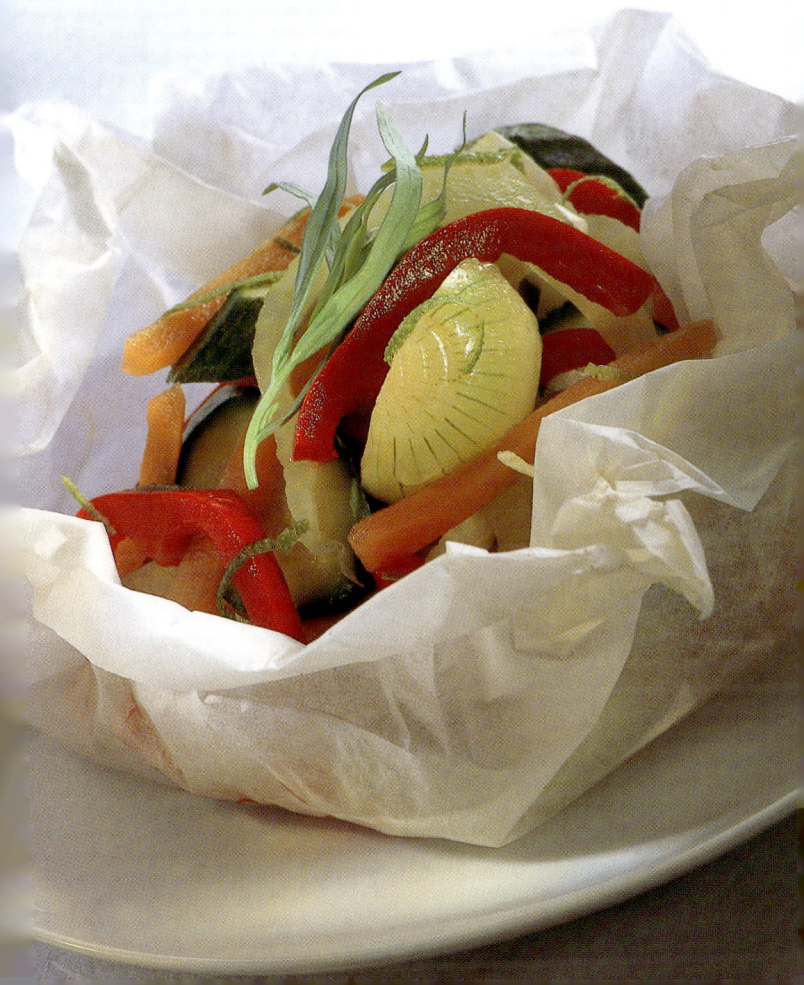

Guisantes y espinacas con especias

Para 4 personas

INGREDIENTES

225 g de guisantes secos
900 g de espinacas
4 cucharadas de aceite vegetal
1 cebolla cortada por la mitad
    y después en rodajas

1 cucharadita de jengibre rallado
1 cucharadita de comino molido
$\frac{1}{2}$ cucharadita de guindilla
    molida
$\frac{1}{2}$ cucharadita de cilantro molido

2 dientes de ajo chafados
300 ml de caldo vegetal
sal y pimienta
ramitas de cilantro fresco y gajos
    de lima, para adornar

1 Lave los guisantes bajo el chorro de agua fría. Póngalos en un cuenco grande, cúbralos con agua y déjelos en remojo durante 2 horas. Escúrralos bien.

2 Cueza las espinacas en una cazuela grande durante 5 minutos, hasta que se ablanden. Escúrralas y píquelas un poco.

3 Caliente el aceite en una cazuela y saltee la cebolla, las especias y el ajo durante 2-3 minutos, removiendo bien.

4 Añada los guisantes, las espinacas y el caldo. Tape la cazuela y cuézalo a fuego lento 10-15 minutos, hasta que los guisantes estén cocidos y el líquido se haya absorbido. Salpimente al gusto, adorne el plato y sírvalo.

VARIACIÓN

Si no tiene tiempo para remojar los guisantes, utilice lentejas envasadas, pero no olvide escurrirlas y lavarlas bien.

SUGERENCIA

Mientras las legumbres se estén cociendo, remueva de vez en cuando para evitar que se peguen.

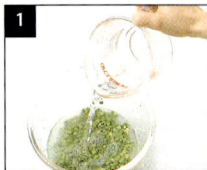

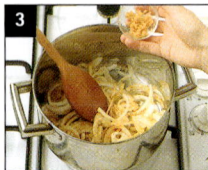

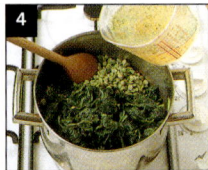

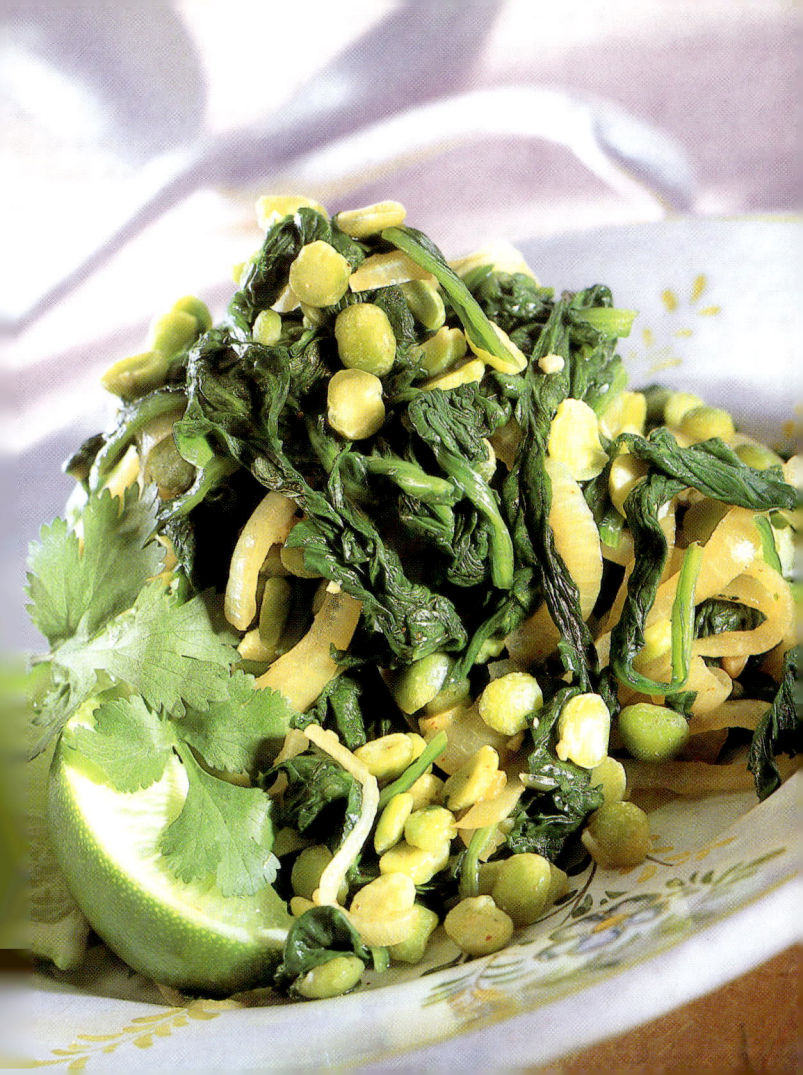

Judías tiernas con salsa de limón y hierbas

Para 4 personas

INGREDIENTES

900 g de legumbres tiernas, variadas, como habas y judías verdes francesas o planas
65 g de mantequilla o margarina vegetal

4 cucharaditas de harina
300 ml de caldo vegetal
85 ml de vino blanco seco
6 cucharadas de nata líquida

3 cucharadas de hierbas variadas picadas
2 cucharadas de zumo de limón
la ralladura de 1 limón
sal y pimienta

1 Cueza las legumbres en agua con sal durante 10 minutos o hasta que estén tiernas. Escúrralas y póngalas en una fuente caliente.

2 Mientras tanto, derrita la mantequilla en una cazuela y fría la harina durante 1 minuto. Retire la sartén del fuego y, poco a poco, agregue el caldo y el vino. Vuelva a poner la cazuela al fuego y llévelo a ebullición.

3 Retire de nuevo la cazuela del fuego y

añada la nata líquida, las hierbas, y el zumo y la ralladura de limón. Salpimente al gusto. Vierta la salsa sobre las judías, mezclando bien. Sírvalas de inmediato.

SUGERENCIA

En cuanto a las hierbas frescas, puede utilizar, por ejemplo, romero, tomillo, estragón y salvia.

VARIACIÓN

Si lo prefiere, o para variar, utilice zumo y ralladura de lima en lugar de limón. También puede sustituir la nata líquida por yogur natural, lo que aligerará el plato.

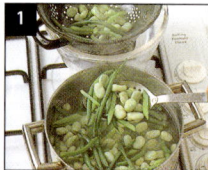

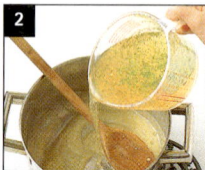

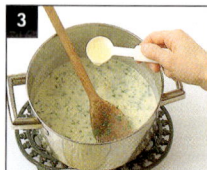

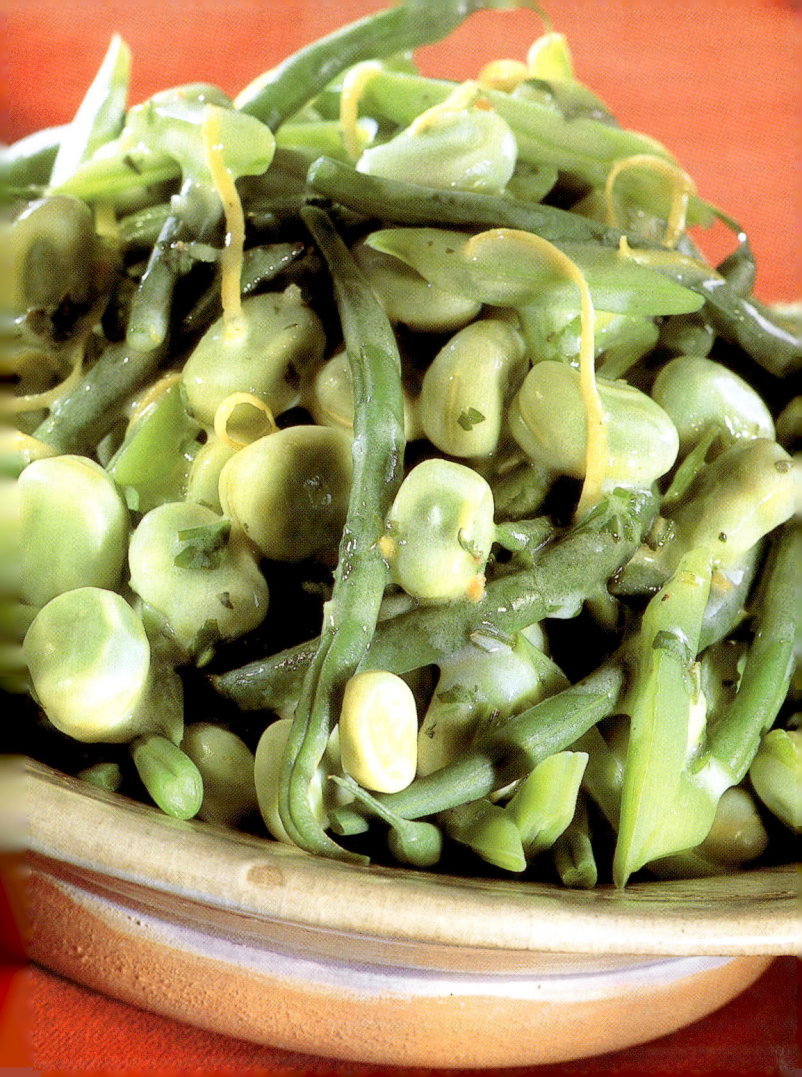

Coliflor con espinacas al curry

Para 4 personas

INGREDIENTES

1 coliflor de tamaño medio
6 cucharadas de aceite vegetal
1 cucharadita de semillas de
  mostaza
1 cucharadita de comino molido
1 cucharadita de *garam masala*
1 cucharadita de cúrcuma

2 dientes de ajo chafados
1 cebolla cortada por la mitad
  y después en rodajas
1 guindilla verde cortada en
  rodajas
450 g de espinacas
85 ml de caldo vegetal

1 cucharada de cilantro picado
sal y pimienta
ramitas de cilantro, para adornar

1 Divida la coliflor en ramitos pequeños.

2 Caliente el aceite en una cazuela honda para estofados, añada las semillas de mostaza, y fríalas hasta que empiecen a abrirse.

3 Incorpore a la cazuela el resto de las especias, el ajo, la cebolla y la guindilla, y fríalo todo junto durante 2-3 minutos aproximadamente, sin dejar de remover.

4 Incorpore la coliflor, las espinacas, el caldo vegetal, el cilantro, sal y pimienta, y cuézalo a fuego suave 15 minutos o hasta que la coliflor esté tierna. Destape la cazuela y déjelo hervir 1 minuto más, para que el jugo se espese. Adorne el plato y sírvalo.

SUGERENCIA

Las semillas de mostaza se utilizan en toda la India, pero sobre todo en el sur. Antes de iniciar la cocción del plato, se fríen con aceite para que liberen todo su sabor.

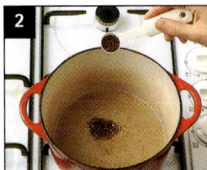

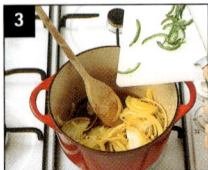

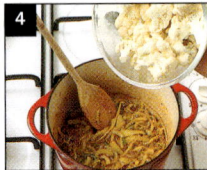

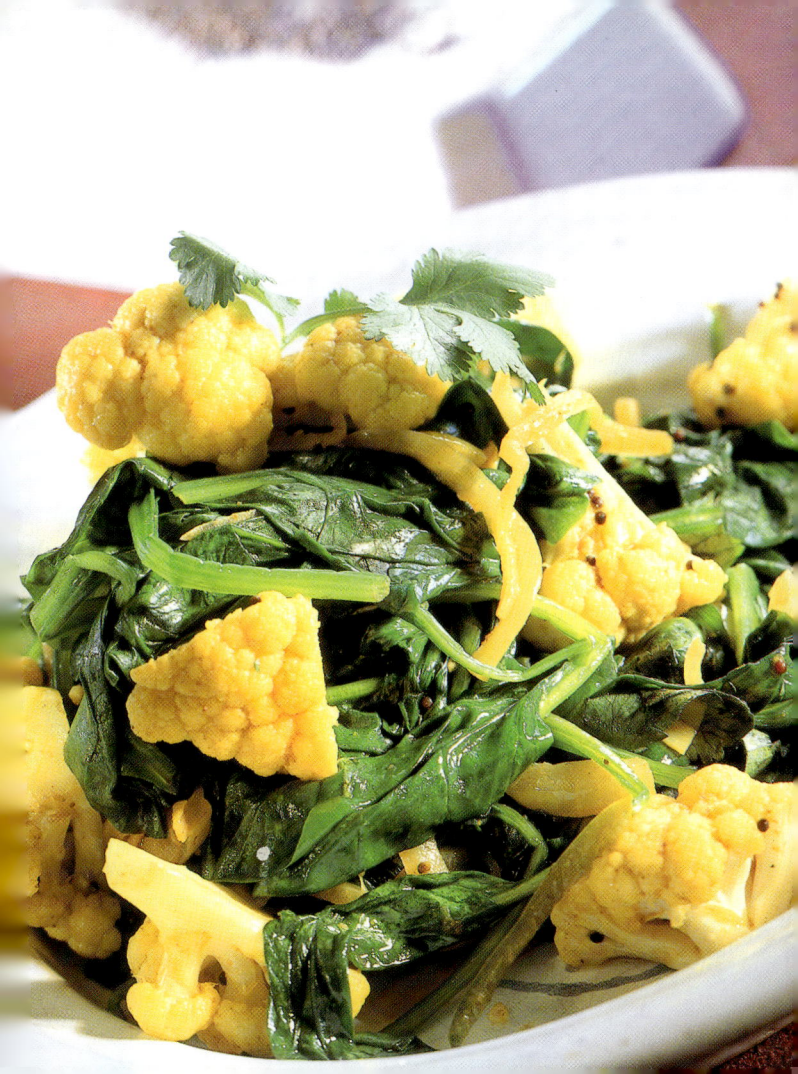

Horneado de berenjena y calabacín

Para 4 personas

INGREDIENTES

2 berenjenas grandes cortadas en rodajas	2 cucharadas de pasta de tomate	sal y pimienta
4 calabacines	2 dientes de ajo chafados	aceite de oliva para freír
2 latas de 400 g de tomate troceado, escurrido	50 ml de aceite de oliva	225 g de mozzarella en lonchas
	1 cucharadita de azúcar lustre	hojas de albahaca fresca, para
	2 cucharadas de albahaca picada	adornar

1 Ponga la berenjena en un escurridor y espolvoréela con sal. Déjela reposar 30 minutos, lávela bien bajo el chorro de agua fría y escúrrala. Corte los calabacines en rodajas finas.

2 Ponga el tomate, la pasta de tomate, el ajo, el aceite de oliva, el azúcar y la albahaca picada en una cazuela, y cuézalo a fuego lento durante 20 minutos, o hasta que el volumen se haya reducido a la mitad. Salpimente bien.

3 Caliente 2 cucharadas de aceite de oliva en una sartén grande y fría las rodajas de berenjena durante 2-3 minutos, hasta que se empiecen a dorar. Retírelas de la sartén.

4 Añada 2 cucharadas más de aceite y fría las rodajas de calabacín hasta que estén doradas.

5 Coloque la mitad de las rodajas de berenjena sobre la base de una fuente para el horno. Vierta salsa de tomate por encima, y, a continuación, disponga la mitad de la mozzarella.

6 Extienda tres capas más de berenjena, salsa de tomate y mozzarella, y cuézalo en el horno precalentado a 180 °C durante 45-50 minutos, o hasta que las hortalizas estén tiernas. Adorne el plato con las hojas de albahaca y sírvalo de inmediato.

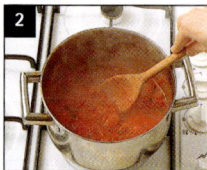

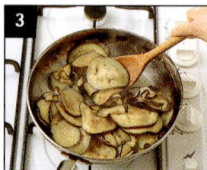

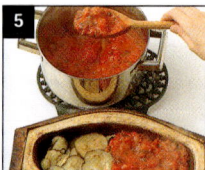

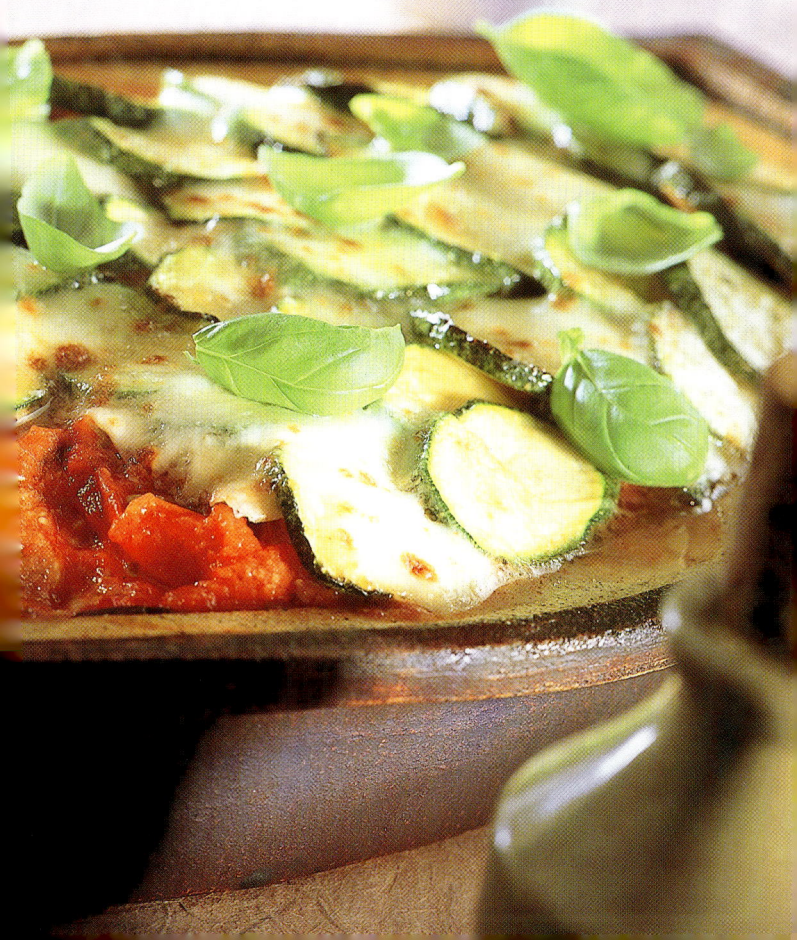

Apio al horno con nata líquida y pacanas

Para 4 personas

INGREDIENTES

1 apio	50 g de pacanas partidas por	25 g de queso parmesano rallado
½ cucharadita de comino molido	la mitad	hojas de apio, para adornar
½ cucharadita de cilantro molido	150 ml de caldo vegetal	
1 diente de ajo chafado	150 ml de nata líquida	
1 cebolla roja cortada en rodajas	sal y pimienta	
finas	50 g de pan rallado integral	

1 Limpie el apio, separe las hojas y corte las ramas en juliana fina. Dispóngalo en una fuente para el horno junto con el comino molido, el cilantro, el ajo, la cebolla y las pacanas.

2 En un recipiente, mezcle el caldo con la nata líquida y viértalo sobre las hortalizas. Salpimente al gusto.

3 Mezcle el pan rallado con el queso, y espárzalo por encima de las verduras para cubrirlas.

4 Cueza el plato en el horno precalentado a 200 ºC durante 40 minutos, hasta que las hortalizas estén tiernas y la cobertura, crujiente. Adórnelo con las hojas de apio y sírvalo de inmediato.

VARIACIÓN

Si lo prefiere, puede utilizar zanahorias o calabacines en lugar de apio.

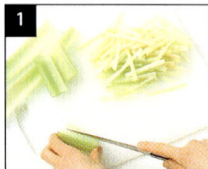

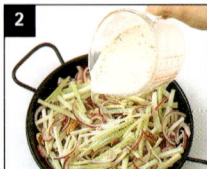

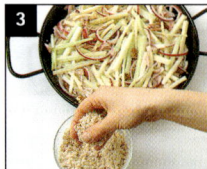

SUGERENCIA

Una vez rallado, el parmesano pierde rápidamente la intensidad de su sabor; por lo tanto, ralle sólo la cantidad que necesite. Envuelto en papel de aluminio, el queso se conserva varios meses en la nevera.

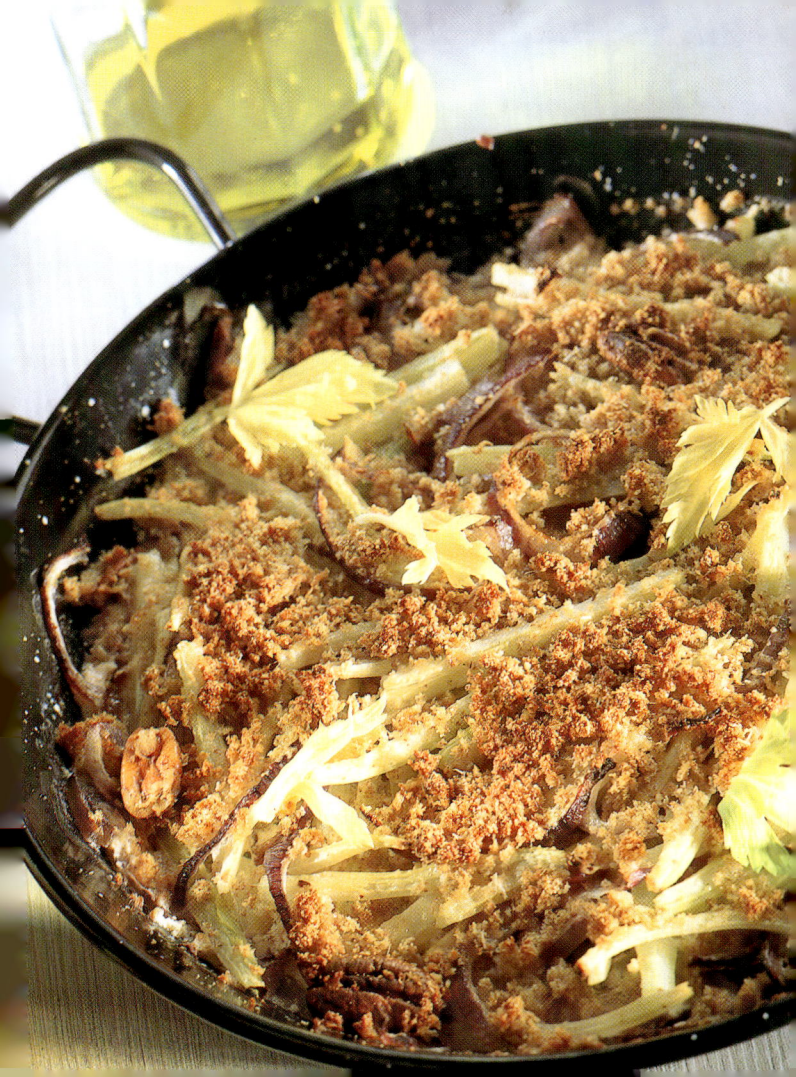

Pepperonata

Serves 4

INGREDIENTES

4 cucharadas de aceite de oliva
1 cebolla cortada por la mitad
  y después en rodajas finas
2 pimientos rojos cortados en
  tiras

2 pimientos verdes cortados en
  tiras
2 pimientos amarillos cortados
  en tiras
2 dientes de ajo chafados

2 latas de 400 g de tomate
  troceado, escurrido
2 cucharadas de cilantro picado
sal y pimienta
2 cucharadas de aceitunas
  negras deshuesadas, picadas

1 Caliente el aceite en una sartén grande, y saltee la cebolla 5 minutos, removiendo, hasta que empiece a coger color.

2 Añada los pimientos y el ajo y rehóguelo 3-4 minutos más.

3 Incorpore el tomate y el cilantro y sazone con sal y pimienta. Tape la sartén y cuézalo todo junto a fuego suave durante 30 minutos, o hasta que se haya consumido el líquido.

4 Añada las aceitunas picadas y sirva la *pepperonata* inmediatamente.

VARIACIÓN

Si no le gusta el peculiar sabor del cilantro fresco, puede sustituirlo por 2 cucharadas de perejil de hoja plana picado. Y si lo prefiere, utilice aceitunas verdes en lugar de negras.

SUGERENCIA

Remueva las verduras de vez en cuando para evitar que se peguen a la sartén. Si una vez transcurridos los 30 minutos el líquido no se ha evaporado, destape la sartén, suba el fuego y vaya removiendo hasta que se consuma.

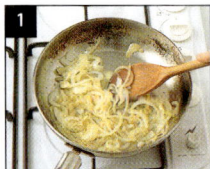

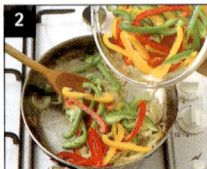

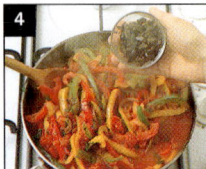

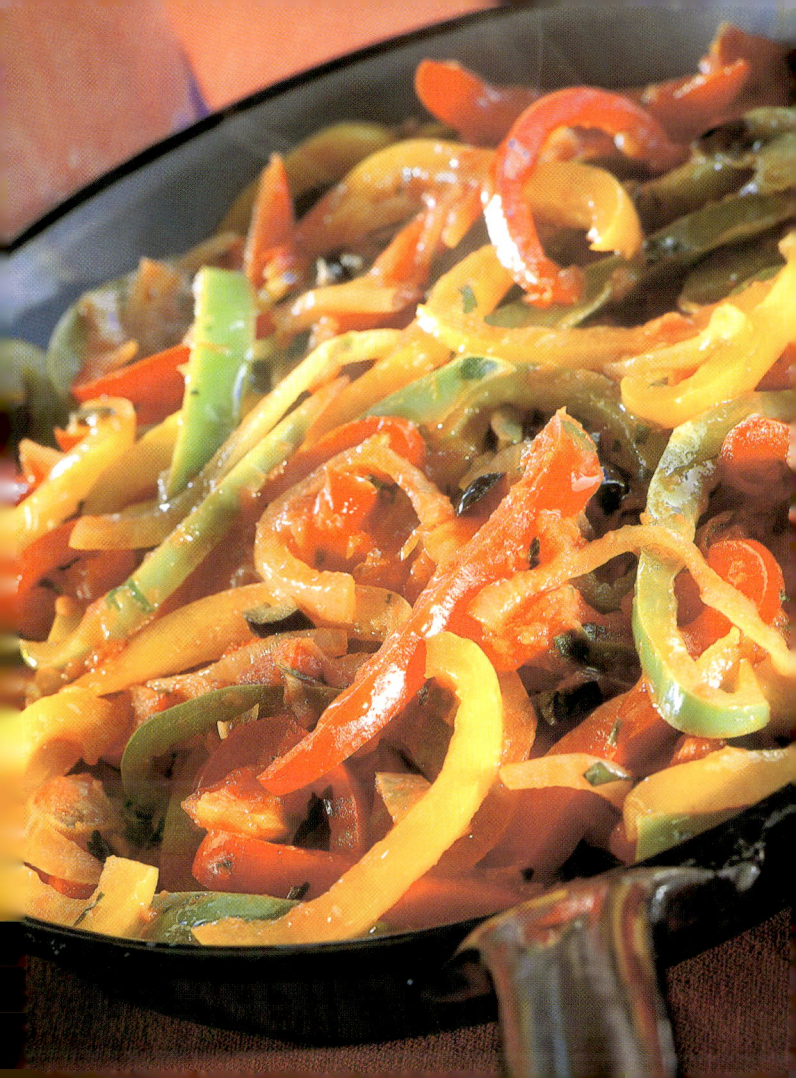

Patatas fritas rebozadas con queso

Para 4 personas

INGREDIENTES

900 g de patatas cortadas
en trozos
150 ml de nata líquida espesa
75 g de queso gruyère rallado

una pizca de cayena molida
sal y pimienta
2 claras de huevo
aceite para freír

perejil de hoja plana picado y
queso vegetal rallado, para
adornar

1 Cueza las patatas en agua hirviendo con sal durante 10 minutos. Escúrralas bien y séquelas con papel absorbente. Resérvelas.

2 En un cuenco grande, mezcle la nata líquida con el gruyère. Añada la cayena, y salpimente al gusto.

3 Bata las claras a punto de nieve y, muy despacio, incorpórelas en la mezcla de queso hasta que se forme una pasta homogénea.

4 Sumerja las patatas en la pasta y déles vueltas para que queden bien rebozadas.

5 Caliente el aceite en una sartén o freidora a 180 °C o hasta que un dado de pan se dore en 30 segundos. Extraiga las patatas de la pasta de queso con una espumadera, y fríalas, en tandas, durante 3-4 minutos o hasta que estén doradas.

6 Sirva las patatas en una fuente, adornadas con el perejil y el queso rallado.

VARIACIÓN

Añada nuez moscada o curry en polvo a la pasta de nata líquida y queso.

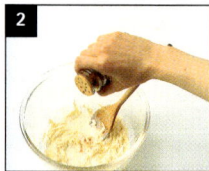

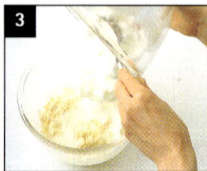

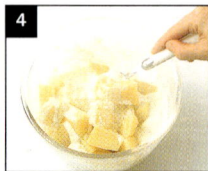

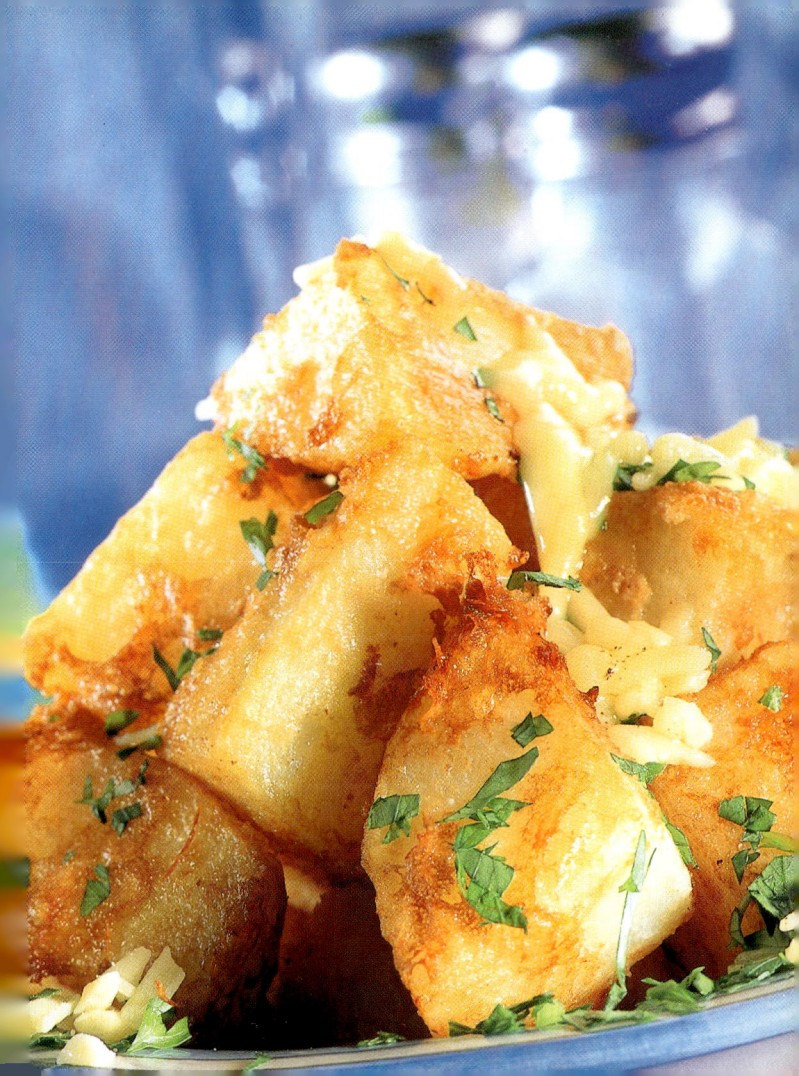

Pilaf de bulgur

Para 4 personas

INGREDIENTES

75 g de mantequilla o margarina
   vegetal
1 cebolla roja cortada por la
   mitad y después en rodajas
175 g de tomates, despepitados
   y picados
350 g de bulgur (sémola de trigo
   troceada)

2 dientes de ajo chafados
50 g de mazorquitas de maíz
   cortadas a lo largo
75 g de ramitos pequeños
   de brécol
850 ml de caldo vegetal
2 cucharadas de miel
50 g de pasas sultanas

50 g de piñones
1/2 cucharadita de canela molida
1/2 cucharadita de comino molido
sal y pimienta
cebolletas cortadas en rodajas,
   para adornar

1 Derrita la mantequilla o margarina en una cazuela grande para estofados.

2 Saltee la cebolla y el ajo durante 2-3 minutos, removiendo de vez en cuando.

3 Incorpore el tomate, el bulgur, las mazorquitas, el brécol y el caldo, y llévelo a ebullición. Baje el fuego, tape la cazuela y cuézalo 15-20 minutos, removiendo de vez en cuando.

4 Añada la miel, las pasas sultanas, los piñones, la canela y el comino, y sal y pimienta al gusto; mézclelo todo bien. Retire la cazuela del fuego, cúbrala y deje reposar el guiso 10 minutos.

5 Disponga el pilaf en una fuente caliente.

6 Adórnelo con la cebolleta y sírvalo.

SUGERENCIA

El pilaf se deja reposar 10 minutos para que el bulgur se acabe de cocer y los sabores se mezclen bien.

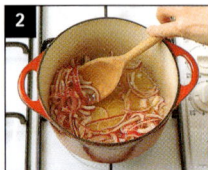

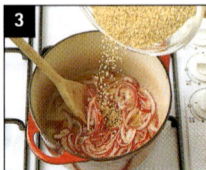

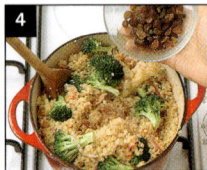

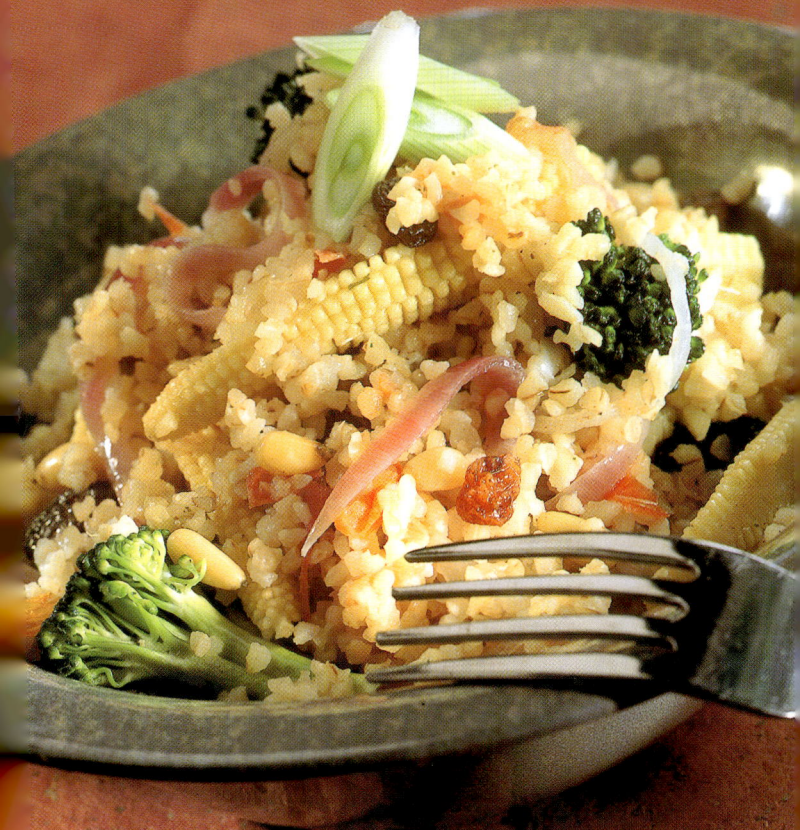

Patatas al pesto

Para 4 personas

INGREDIENTES

900 g de patatas nuevas pequeñas	sal y pimienta	ramitas de albahaca fresca, para adornar
75 g de albahaca fresca	100 ml de aceite de oliva	
2 cucharadas de piñones	75 g de mezcla de quesos	
3 dientes de ajo chafados	parmesano y pecorino, recién rallados	

1 Cueza las patatas en agua hirviendo con sal durante 15 minutos o hasta que estén tiernas. Escúrralas bien, dispóngalas en una fuente precalentada y resérvelas calientes.

2 Mientras tanto, introduzca la albahaca, los piñones, el ajo y sal y pimienta al gusto en una batidora. Bátalo todo durante 30 segundos, añadiendo gradualmente el aceite, hasta obtener una salsa suave.

3 Vierta la salsa en un cuenco grande. Poco a poco, y sin dejar de remover, incorpore el queso rallado.

4 Esparza varias cucharadas de pesto sobre las patatas, y mezcle bien. Adórnelas con albahaca fresca y sírvalas de inmediato.

SUGERENCIA

En un recipiente hermético, el pesto se conserva hasta una semana en la nevera. Si se congela en bolsitas, se puede ir utilizando durante varios meses.

SUGERENCIA

Esta salsa sería también un estupendo aliño para una fresca ensalada verde.

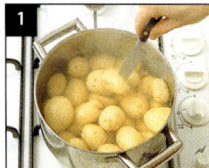

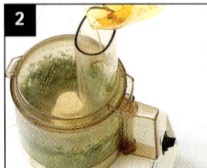

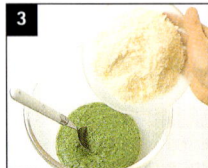

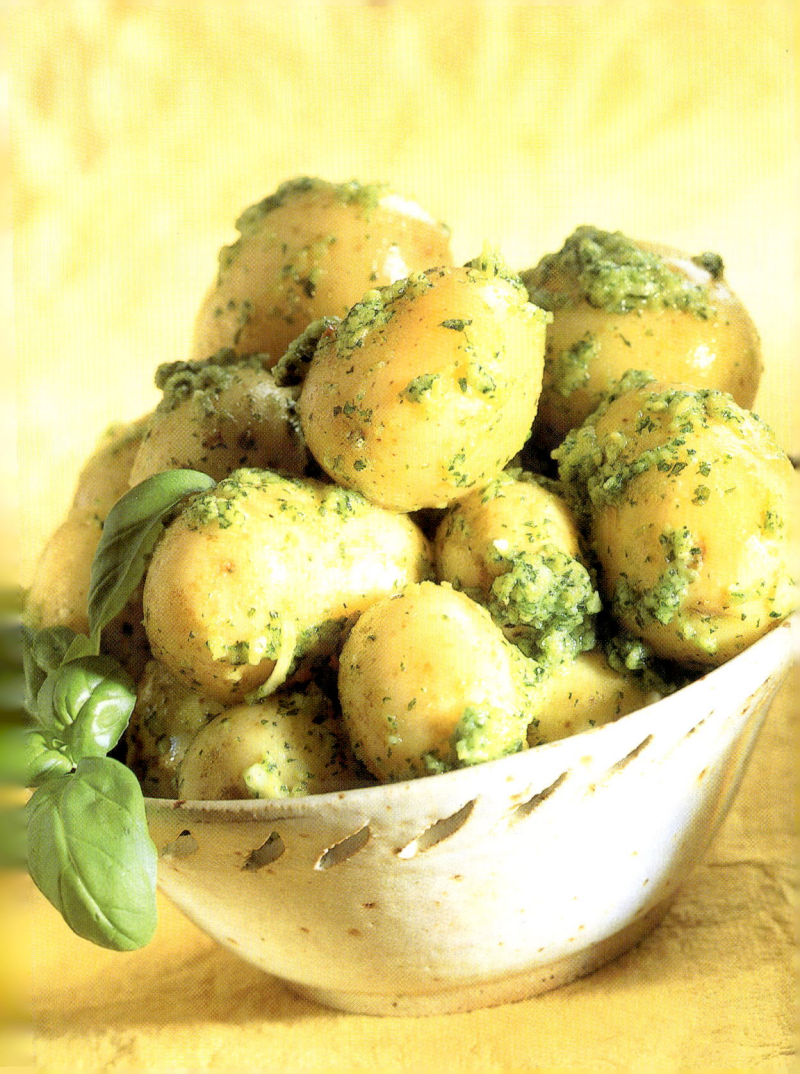

Asado de zanahoria y naranja

Para 4 personas

INGREDIENTES

675 g de zanahorias en juliana
1 puerro cortado en rodajas
300 ml de zumo de naranja
   natural
2 cucharadas de miel

1 diente de ajo chafado
1 cucharadita de especias
   variadas
2 cucharaditas de tomillo picado
sal y pimienta

1 cucharada de semillas de
   amapola
ramitas de tomillo fresco y
   ralladura de naranja, para
   adornar

1 Cueza la zanahoria y el puerro en agua hirviendo con sal durante 5-6 minutos. Escúrralo bien y dispóngalo en una fuente llana para el horno; resérvelo.

2 Mezcle el zumo de naranja con la miel, el ajo, las especias mixtas y el tomillo, y viértalo sobre las hortalizas. Salpimente al gusto.

3 Tape la fuente y cueza la preparación en el horno precalentado a 180 °C unos 30 minutos,

o hasta que las verduras estén tiernas.

4 Retire la tapa y espolvoree con las semillas de amapola. Antes de servirlo, decore el plato con el tomillo y la ralladura de naranja.

VARIACIÓN

Si lo prefiere, sustituya la mezcla de especias por 2 cucharaditas de comino, que combina muy bien con la zanahoria.

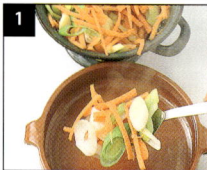

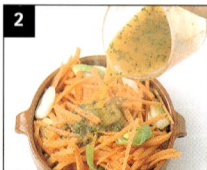

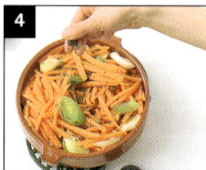

SUGERENCIA

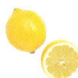

En lugar de utilizar zumo y ralladura de naranja, puede optar por el limón o la lima.

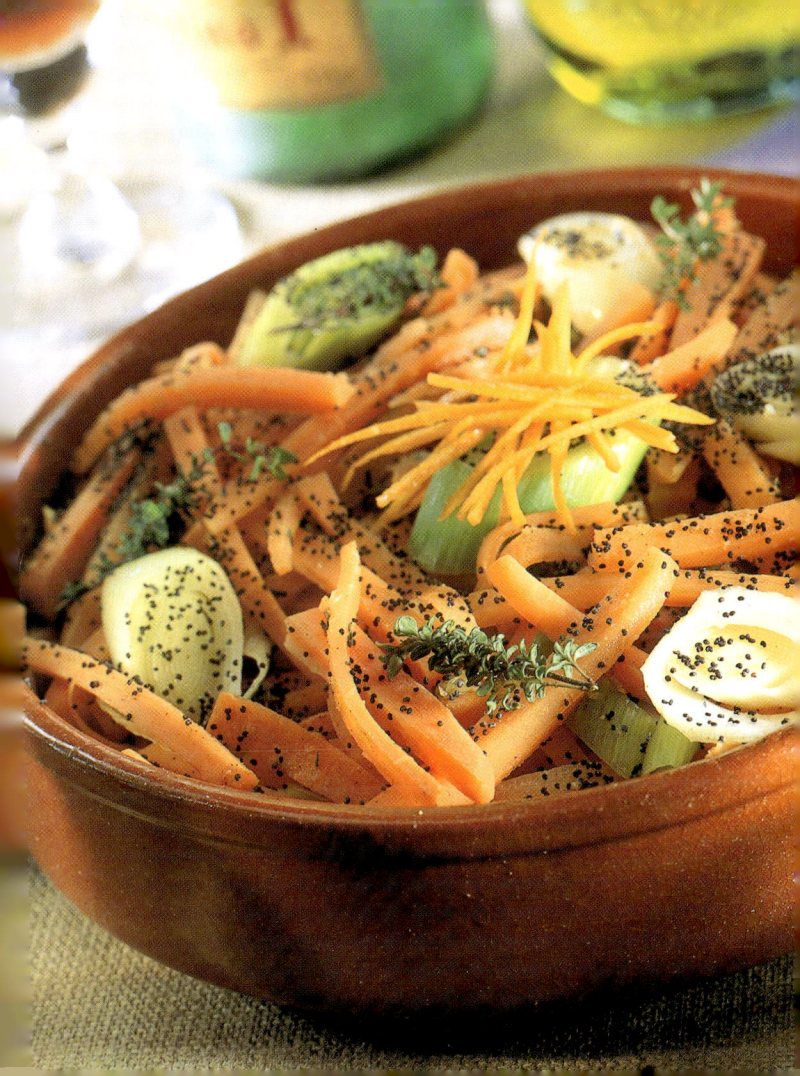

Alubias al estilo griego

Para 4 personas

INGREDIENTES

1 lata de 400 g de alubias
  blancas, escurridas
1 cucharada de aceite de oliva
3 dientes de ajo chafados
425 ml de caldo vegetal

1 hoja de laurel
2 ramitas de orégano
1 cucharada de pasta de
  tomate
el zumo de 1 limón

1 cebolla roja pequeña, picada
25 g de aceitunas negras,
  deshuesadas y partidas por
  la mitad
sal y pimienta

1 Ponga las alubias en una cazuela para estofados.

2 Añada el aceite de oliva y el ajo chafado y tape la cazuela. Rehogue las alubias a fuego suave, removiendo de vez en cuando, 4-5 minutos.

3 Agregue el caldo, la hoja de laurel, el orégano, la pasta de tomate, el zumo de limón y la cebolla roja, tápelo y cuézalo a fuego lento durante 1 hora, o hasta que la salsa se haya espesado.

4 Añada las aceitunas, salpimente al gusto y sirva las alubias calientes.

SUGERENCIA

Si lo prefiere, puede preparar el plato con antelación y servirlo frío con pan crujiente.

VARIACIÓN

Para preparar esta receta se puede utilizar cualquier otro tipo de alubia envasada, o bien garbanzos. En cualquier caso, escurra y lave siempre bien las legumbres antes de utilizarlas, pues por lo general se conservan con sal o azúcar.

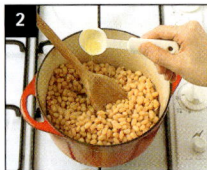

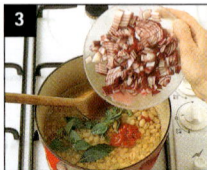

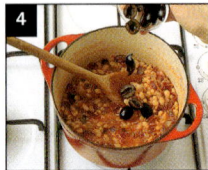

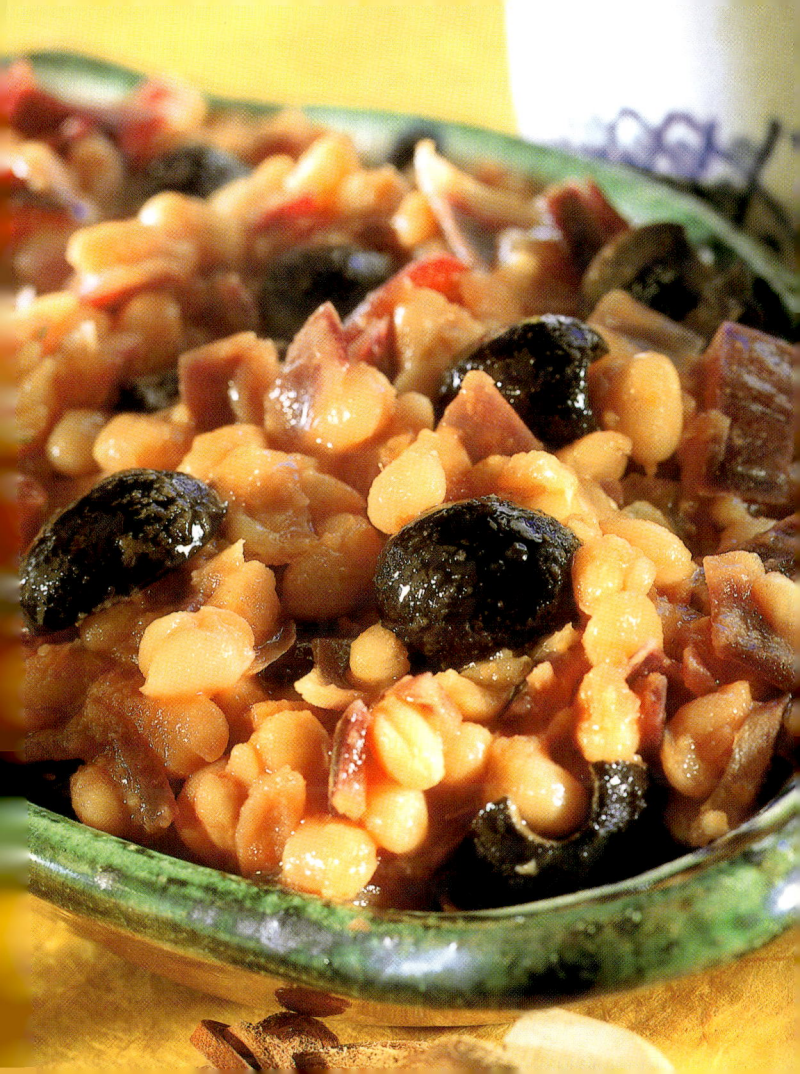

Berenjenas agridulces

Para 4 personas

INGREDIENTES

2 berenjenas grandes	1 cebolla cortada en 8 trozos	4 cucharadas de azúcar moreno
6 cucharadas de aceite de oliva	4 tomates grandes, despepitados	1 cucharadita de guindilla en
4 dientes de ajo chafados	y picados	copos
3 cucharadas de menta picada	2 cucharadas de vinagre de vino	sal y pimienta
150 ml de caldo vegetal	tinto	ramitas de menta fresca

1 Con un cuchillo afilado, corte las berenjenas en dados. Póngalos en un escurridor, espolvoréelos con sal y déjelos reposar 30 minutos. Lávelos bien bajo el chorro de agua fría y escúrralos. Esto eliminará los jugos amargos de la berenjena. Séquelos con papel absorbente.

2 Caliente el aceite en una sartén grande, y saltee la berenjena, removiendo constantemente, durante 1-2 minutos.

3 Añada el ajo y la cebolla y rehóguelo otros 2-3 minutos.

4 Incorpore el tomate, la menta y el caldo, tápelo y cuézalo entre 15 y 20 minutos, o hasta que las verduras estén tiernas.

5 Agregue el azúcar moreno, el vinagre y los copos de guindilla; salpimente al gusto, y cuézalo 2-3 minutos más. Antes de servirlas, adorne las berenjenas con ramitas de menta fresca.

SUGERENCIA

La menta es muy popular en la cocina de Oriente Medio. Se puede cultivar en casa y añadir a una gran cantidad de recetas, como ensaladas y platos vegetarianos. Crece fácilmente en el jardín, o en una maceta en el alféizar de una ventana.

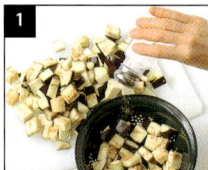

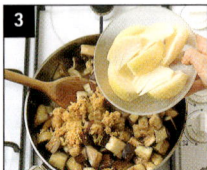

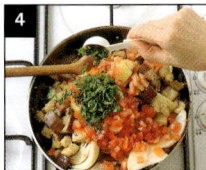

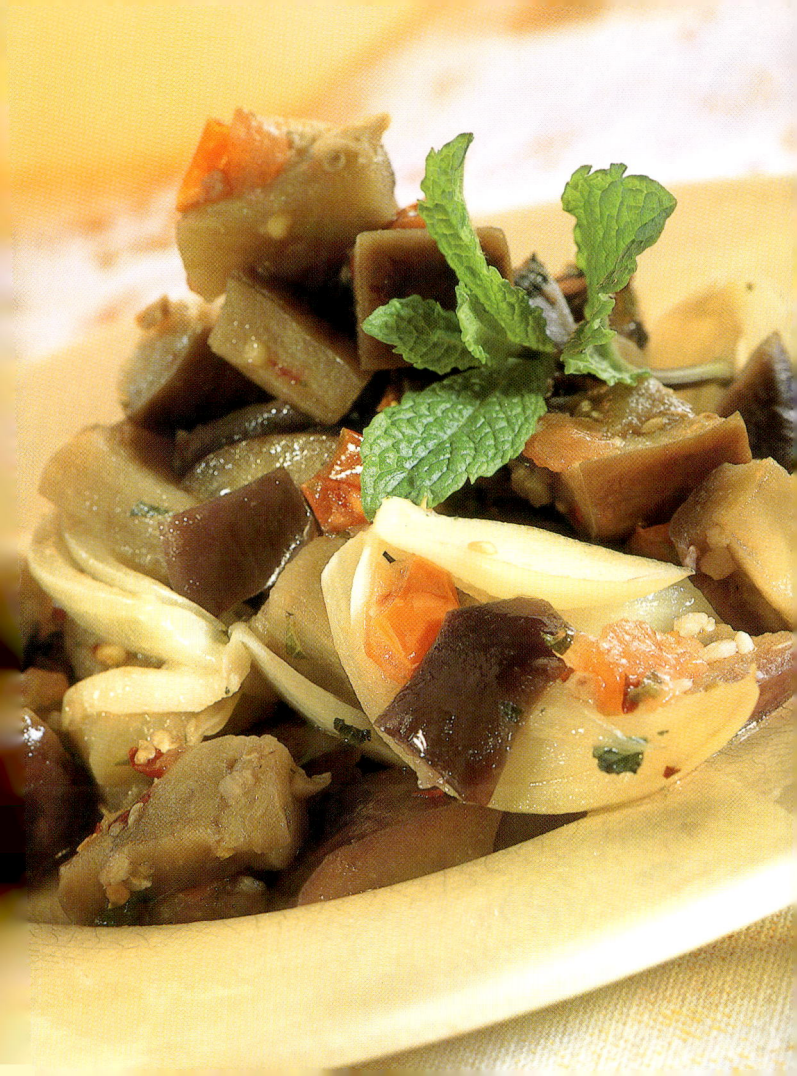

Volovanes de verduras

Para 4 personas

INGREDIENTES

450 g de pasta de hojaldre
1 huevo batido

RELLENO:
225 g de boniatos cortados
en dados

100 g de espárragos tiernos
2 cucharadas de mantequilla
o margarina vegetal
1 puerro cortado en rodajas
2 champiñones cortados en
láminas

1 cucharadita de zumo de lima
1 cucharadita de tomillo picado
una pizca de mostaza seca
sal y pimienta

1 Corte la pasta de hojaldre en 4 partes iguales. Extiéndalas con el rodillo formando cuadrados de 12,5 cm de lado. Colóquelos sobre una bandeja para el horno, previamente humedecida, y, con el cuchillo, dibuje un cuadrado de 7,5 cm en el interior.

2 Pinte la pasta con huevo batido y cuézala en el horno precalentado a 200 °C durante 20 minutos, o hasta que suba y se dore.

3 Retire los cuadrados de hojaldre del horno, recorte con cuidado el recuadro central, sepárelo y resérvelo.

4 Para preparar el relleno, cueza el boniato en agua hirviendo durante 15 minutos, y escúrralo bien. Escalde los espárragos en agua hirviendo durante 10 minutos, o hasta que estén tiernos. Escúrralos y resérvelos.

5 Derrita la mantequilla en una cazuela y saltee

el puerro y los champiñones durante 2-3 minutos. Agregue el zumo de lima, el tomillo y la mostaza, salpimente bien e incorpore el boniato y los espárragos. Rellene los volovanes, tápelos con el recuadro pequeño de hojaldre y sírvalos de inmediato.

SUGERENCIA

Puede utilizar cualquier selección de verduras de colores atractivos que tenga a mano.

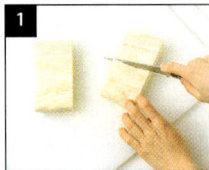

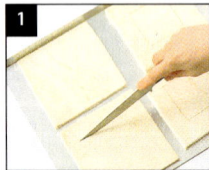

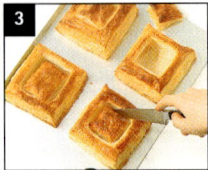

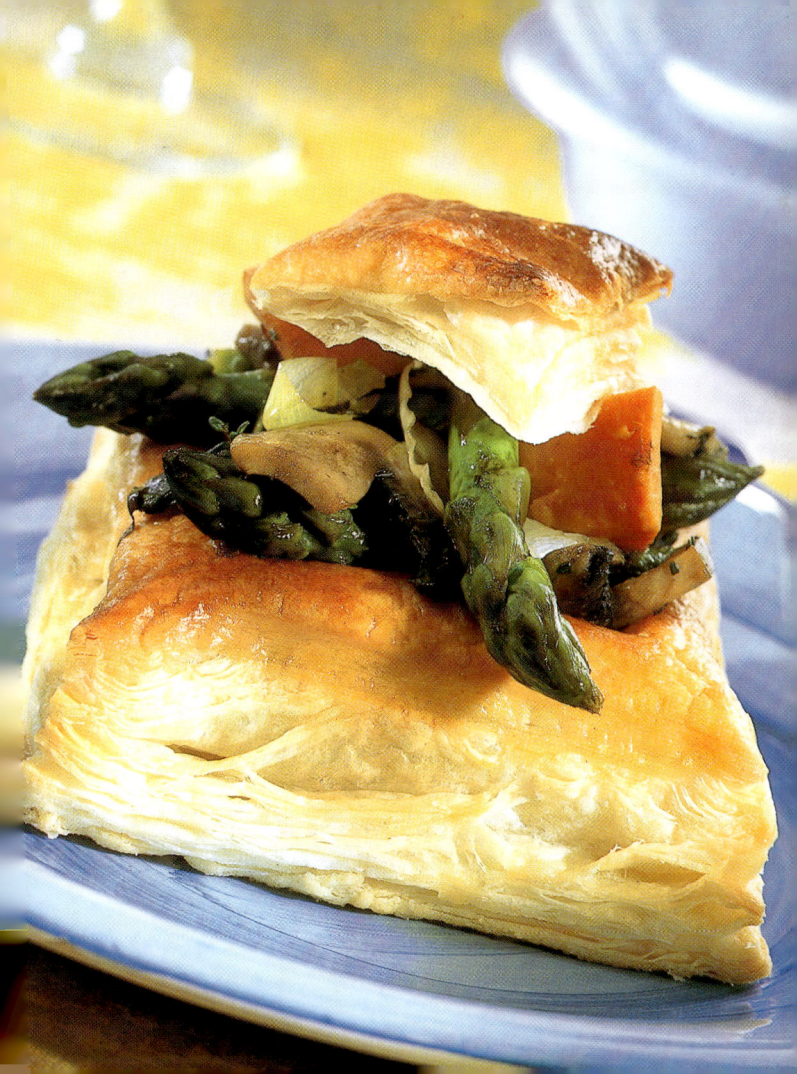

Ensalada de berenjena

Para 4 personas

INGREDIENTES

1 berenjena grande	una pizca de pimentón	PARA ADORNAR:
3 cucharadas de tahín (pasta	1 cucharada de cilantro	tiras de pimiento
de semillas de sésamo)	picado	gajos de limón
el zumo y la ralladura de 1 limón	sal y pimienta	semillas de sésamo
1 diente de ajo chafado	cogollos deshojados	tostadas

1 Corte la berenjena por la mitad, colóquela en un escurridor y espolvoréela con sal. Déjela reposar 30 minutos, pásela bajo el chorro de agua fría y escúrrala bien. Séquela con papel absorbente.

2 Coloque la berenjena, con el lado de la piel mirando hacia arriba, sobre una bandeja para el horno engrasada con aceite. Ásela en el horno precalentado a 230 °C durante 10-15 minutos. Retírela y deje que se enfríe.

3 Corte la berenjena en dados y resérvelos. Mezcle el tahín con el zumo y la ralladura de limón, el ajo, el pimentón y el cilantro. Salpimente al gusto, y mézclelo con la berenjena.

4 Disponga las hojas de cogollo sobre el borde de una fuente para servir, y coloque la berenjena en el centro. Adorne la ensalada con las tiras de pimiento, los gajos de limón y las semillas de sésamo tostadas, y sírvala de inmediato.

SUGERENCIA

El tahín sabe a fruto seco. Se encuentra en casi todas las tiendas de dietética y es adecuado para acompañar muchos platos de la cocina de Oriente Medio.

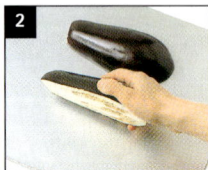

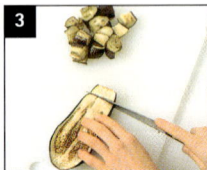

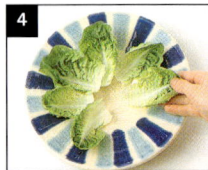

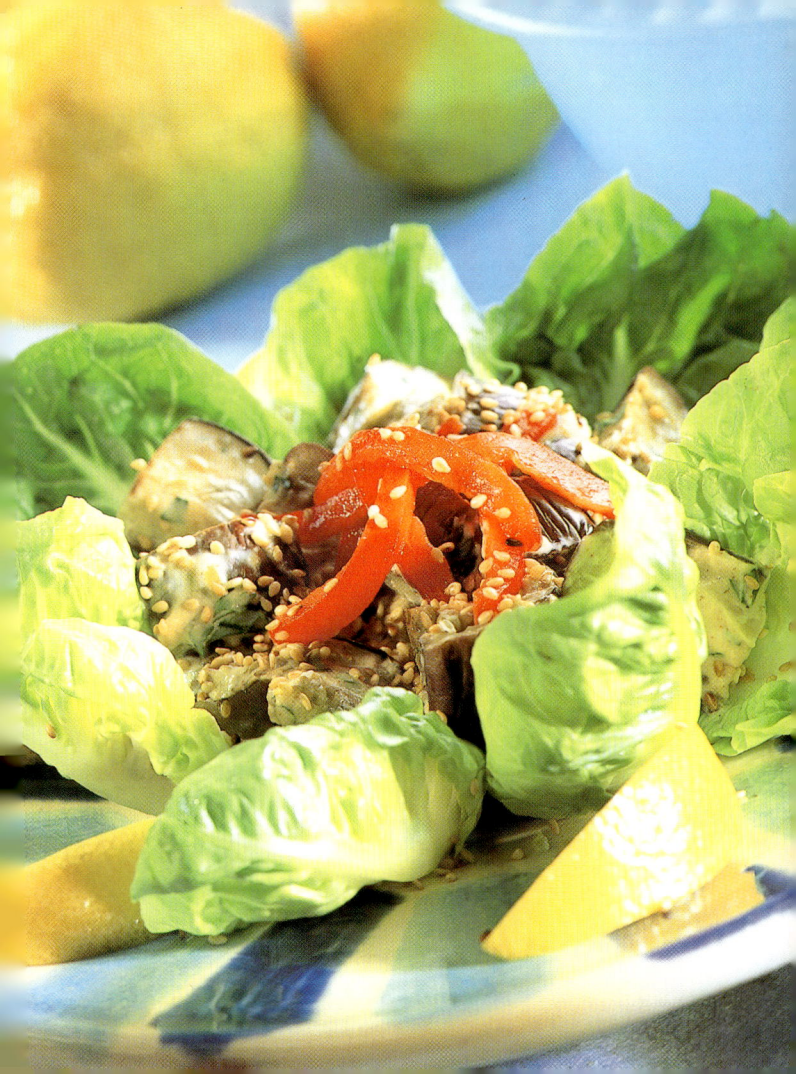

Ensalada con aliño de yogur y ajo

Para 4 personas

INGREDIENTES

75 g de pepino cortado
    en juliana
6 cebolletas partidas por la mitad
2 tomates, despepitados
    y cortados en 8 trozos
1 pimiento amarillo cortado
    en tiras

2 tallos de apio cortados en tiras
4 rábanos cortados en 4 trozos
75 g de ruqueta
1 cucharada de menta picada,
    para adornar

ALIÑO:
2 cucharadas de zumo de limón
1 diente de ajo chafado
150 ml de yogur natural
2 cucharadas de aceite de oliva
sal y pimienta

1 En una ensaladera grande, mezcle el pepino con las cebolletas, el tomate, el pimiento, el apio, los rábanos y la ruqueta.

2 Para hacer el aliño, mezcle bien el zumo de limón, el ajo, el yogur y el aceite, y salpimente al gusto.

3 Con una cuchara, vaya vertiendo el aliño sobre la ensalada y agite para mezclar.

4 Espolvoree la ensalada con la menta picada y sírvala.

SUGERENCIA

No aliñe la ensalada hasta el momento de servirla; así evitará que se ablande.

SUGERENCIA

La ruqueta tiene un sabor característico, un poco picante, que queda estupendo en ensaladas verdes. Cuando se prueba, se repite. Se puede intentar cultivar en el jardín o en un invernadero. Si no encuentra ruqueta, un buen sustituto pueden ser los berros.

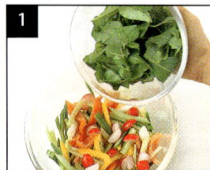

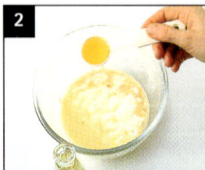

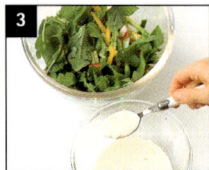

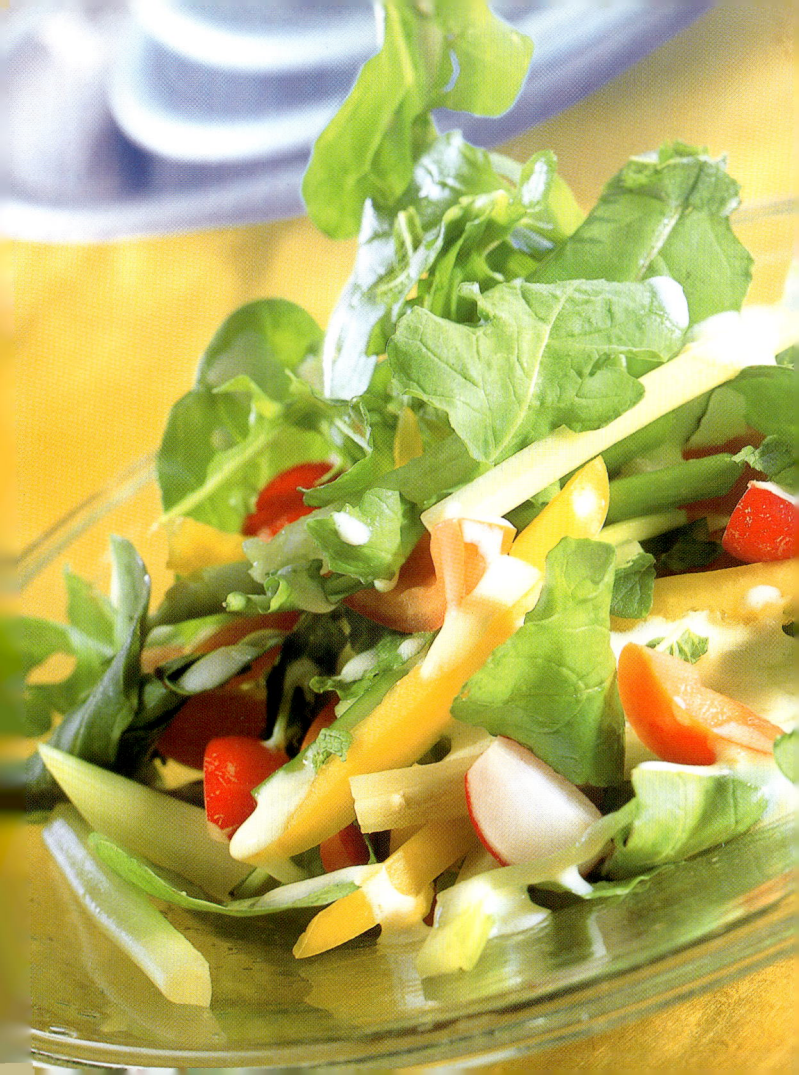

Ensalada de calabacín, yogur y menta

Para 4 personas

INGREDIENTES

2 calabacines cortados en juliana

100 g de judías verdes francesas
   cortadas en 3 trozos

1 pimiento verde cortado en tiras

2 tallos de apio cortados en
   rodajas

1 manojo de berros

ALIÑO:

200 ml de yogur natural

1 diente de ajo chafado

2 cucharadas de menta picada

pimienta

1 Cueza el calabacín y las judías verdes en una cazuela con agua hirviendo con sal durante 7-8 minutos. Escurra las verduras y deje que se enfríen por completo.

2 En una ensaladera, mezcle el calabacín y las judías con el pimiento, el apio y los berros.

3 Para el aliño, mezcle en un cuenco el yogur, el ajo y la menta picada. Sazone con pimienta, al gusto.

4 Con una cuchara, vierta el aliño sobre la ensalada, y sírvala de inmediato.

SUGERENCIA

Encontrará berros todo el año. Su fresco sabor hace de ellos un ingrediente delicioso para muchas ensaladas.

SUGERENCIA

Esta ensalada debe servirse inmediatamente después de aliñarla, pues este tipo de salsa de yogur se puede cortar con rapidez.

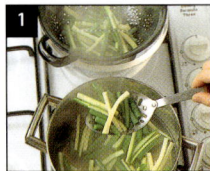

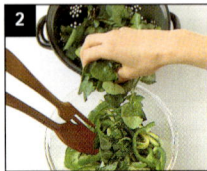

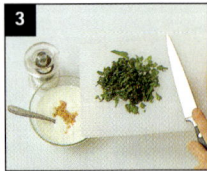

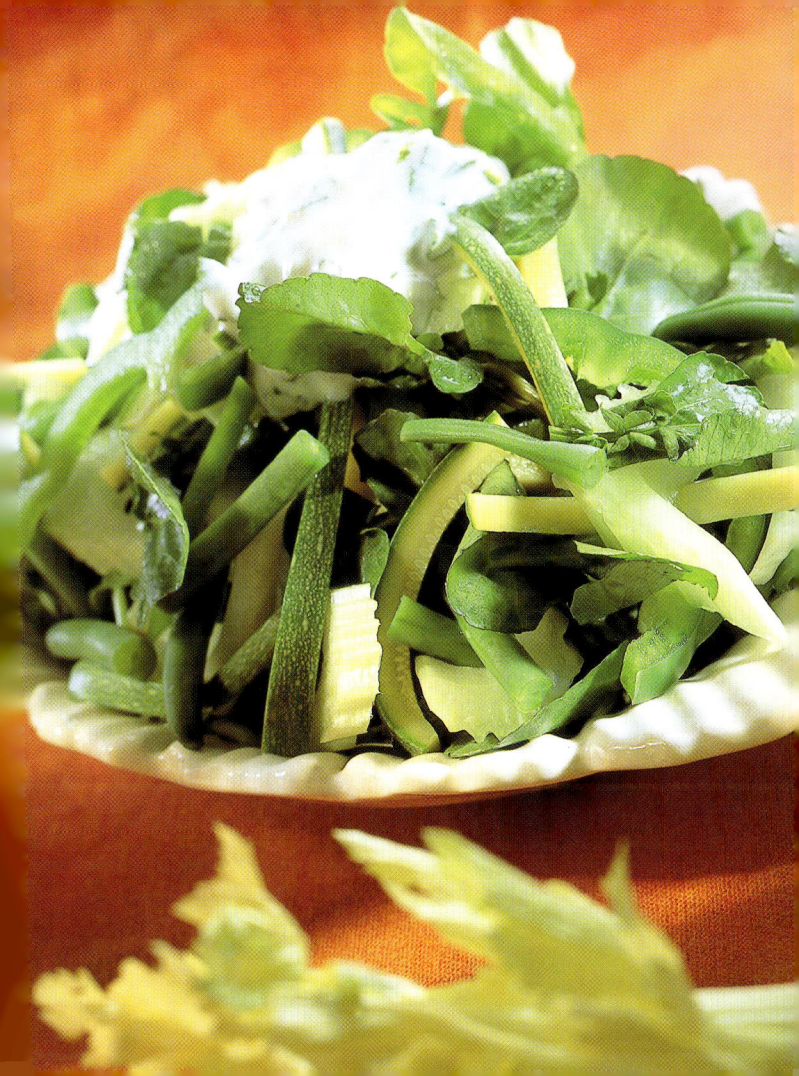

Ensalada de alubias, aguacate y tomate

Para 4 personas

INGREDIENTES

1 lechuga rizada	175 g de alubias variadas de lata	una pizca de azúcar lustre
2 aguacates maduros		2 cucharadas de vinagre de vino
2 cucharaditas de zumo de limón	ALIÑO:	al ajo
4 tomates medianos	4 cucharadas de aceite de oliva	una pizca de guindilla molida
1 cebolla	1 gota de aceite de guindilla	1 cucharada de perejil picado

1 Extienda las hojas de lechuga en una ensaladera.

2 Con un cuchillo afilado, corte los aguacates en rodajas finas, y riéguelas con el zumo de limón.

3 Corte los tomates y la cebolla en rodajas finas. Disponga el aguacate, el tomate y la cebolla sobre la lechuga, dejando un espacio en el centro.

4 Disponga las alubias en el centro de la ensalada. En un cuenco, bata bien todos los ingredientes del aliño. Viértalo por encima de la ensalada y sírvala.

SUGERENCIA

En lugar de batir los ingredientes del aliño, introdúzcalos en un tarro con tapón de rosca y agítelo vigorosamente. Así, si sobra, podrá guardarlo en el mismo tarro.

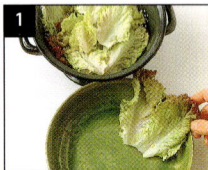

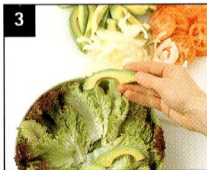

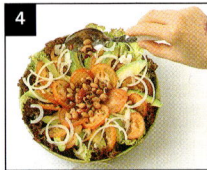

SUGERENCIA

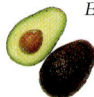

El aguacate se riega con el zumo de limón para evitar que se ennegrezca en contacto con el aire. Por este motivo también hay que preparar y servir la ensalada con rapidez.

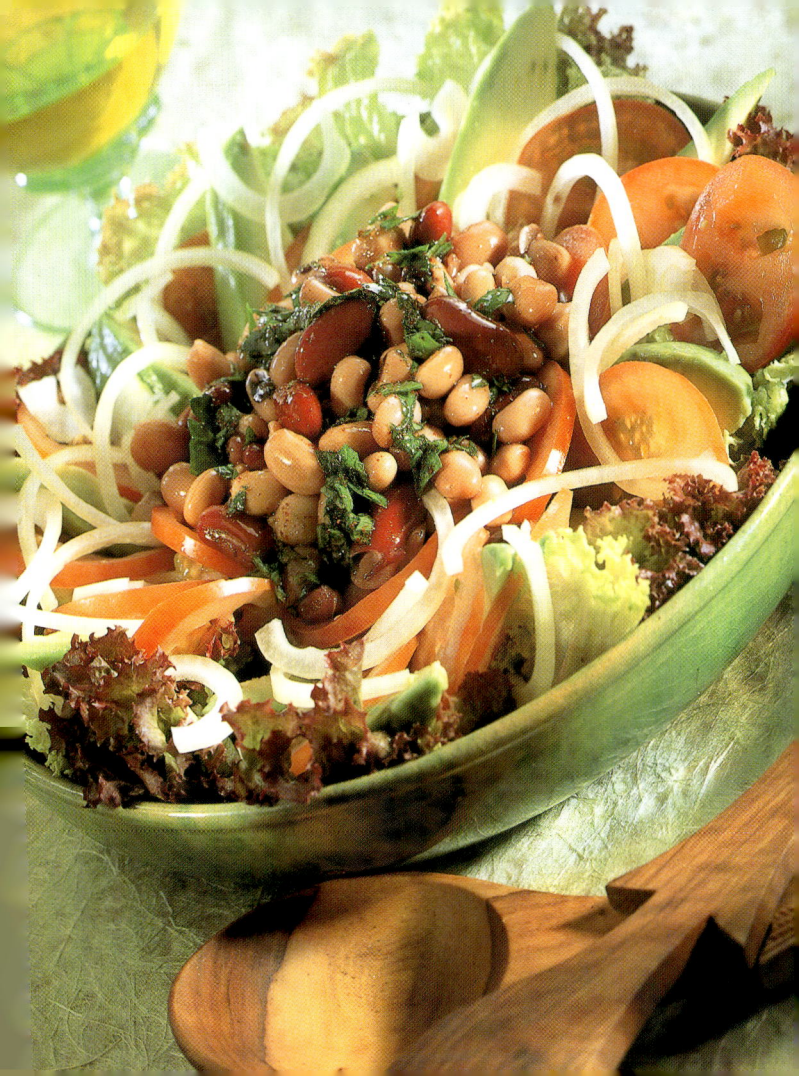

Gado-gado

Para 4 personas

INGREDIENTES

100 g de col blanca cortada en tiras finas	ALIÑO:	una pizca de sal
100 g de judías verdes francesas cortadas en 3 trozos	100 ml de aceite vegetal	425 ml de agua
	100 g de cacahuetes sin sal	el zumo de ½ limón
100 g de zanahorias cortadas en juliana fina	2 dientes de ajo chafados	cebolleta cortada en rodajitas, para adornar
	1 cebolla pequeña picada fina	
100 g de ramitos de coliflor	½ cucharadita de guindilla molida	
100 g de brotes de soja	⅓ de cucharadita de azúcar moreno	

1 Cueza las verduras por separado en agua hirviendo con sal, durante 4-5 minutos; escúrralas y deje que se enfríen.

2 Para el aliño, caliente el aceite en una sartén y fría los cacahuetes durante 3-4 minutos, removiendo.

3 Retírelos de la sartén con una espumadera y deje que se escurran sobre papel absorbente. Píquelos en una picadora o tritúrelos con un rodillo hasta obtener una pasta fina.

4 Retire todo el aceite de la sartén excepto 1 cucharada y fría el ajo y la cebolla 1 minuto. Añada la guindilla, el azúcar, la sal y el agua, y llévelo a ebullición.

5 Incorpore los cacahuetes. Baje la temperatura y cueza la salsa a fuego lento durante 4-5 minutos, hasta que se espese. Agregue el zumo de limón y deje que se enfríe.

6 Disponga las verduras en una fuente y vierta la salsa de cacahuete en el centro. Adorne la ensalada y sírvala.

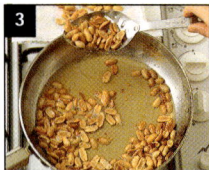

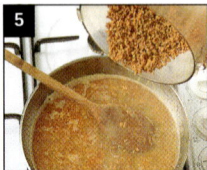

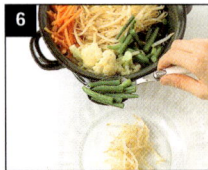

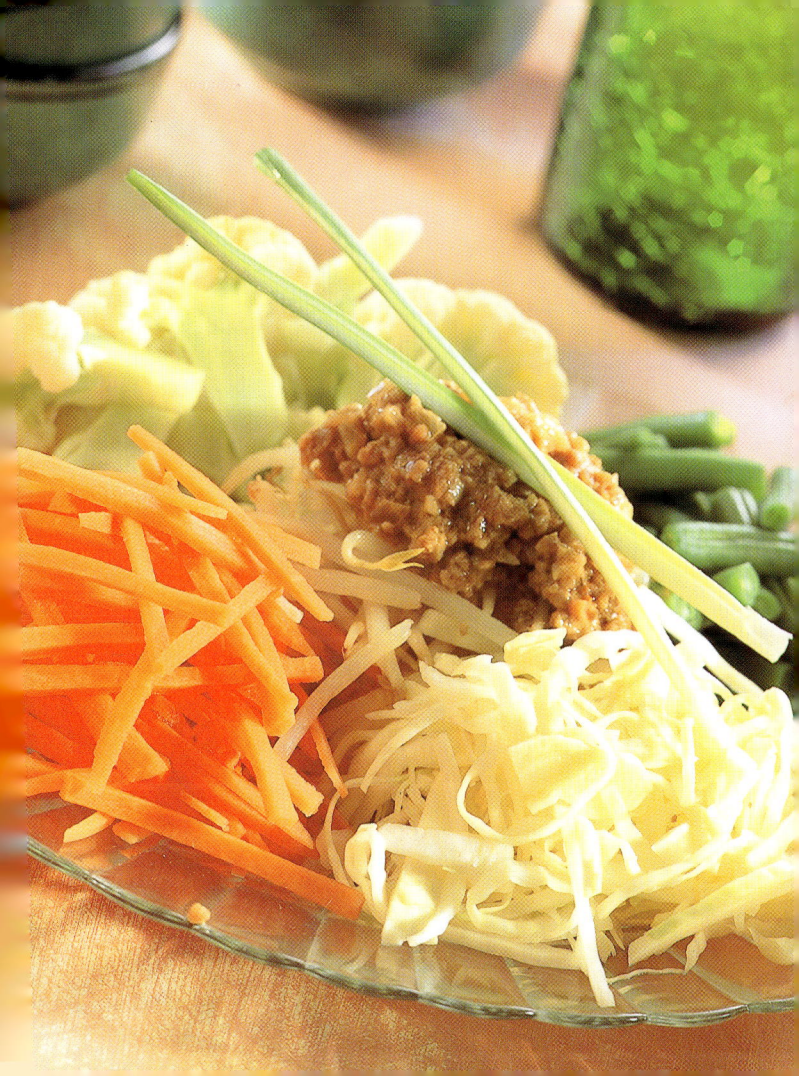

Ensalada de verduras a la parrilla con aliño de mostaza

Para 4 personas

INGREDIENTES

1 calabacín cortado en rodajas	16 tomates cereza	ALIÑO:
1 pimiento amarillo cortado en rodajas	3 cucharadas de aceite de oliva	4 cucharadas de aceite de oliva
1 berenjena cortada en rodajas	1 diente de ajo chafado	2 cucharadas de vinagre balsámico
1 bulbo de hinojo cortado en 8 trozos	ramitas de romero fresco, para adornar	2 cucharaditas de romero picado
1 cebolla roja cortada en 8 trozos		1 cucharadita de mostaza de Dijon
		1 cucharadita de miel
		2 cucharaditas de zumo de limón

1 Disponga todas las hortalizas sobre una bandeja llana para el horno.

2 Mezcle el ajo con el aceite y pinte las verduras. Áselas bajo el grill a temperatura media durante 10 minutos, hasta que estén tiernas y empiecen a chamuscarse. Deje que se enfríen y, ayudándose con una cuchara, colóquelas en una ensaladera.

3 Mezcle bien todos los ingredientes del aliño y viértalo sobre la ensalada. Cúbrala y déjela 1 hora en la nevera. Adórnela y sírvala.

SUGERENCIA

Este plato también se puede servir templado: caliente el aliño y viértalo sobre las verduras recién asadas.

SUGERENCIA

El vinagre balsámico se produce en Módena (Italia) y sus alrededores. Tiene un color oscuro, y un delicado sabor agridulce. Aunque es bastante caro, sólo se necesita una pequeña cantidad para dar un maravilloso sabor a los aliños. Si no tiene, utilice vinagre de jerez o de vino blanco.

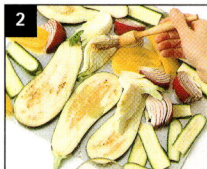

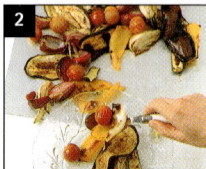

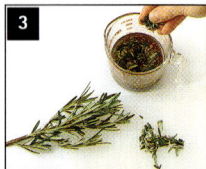

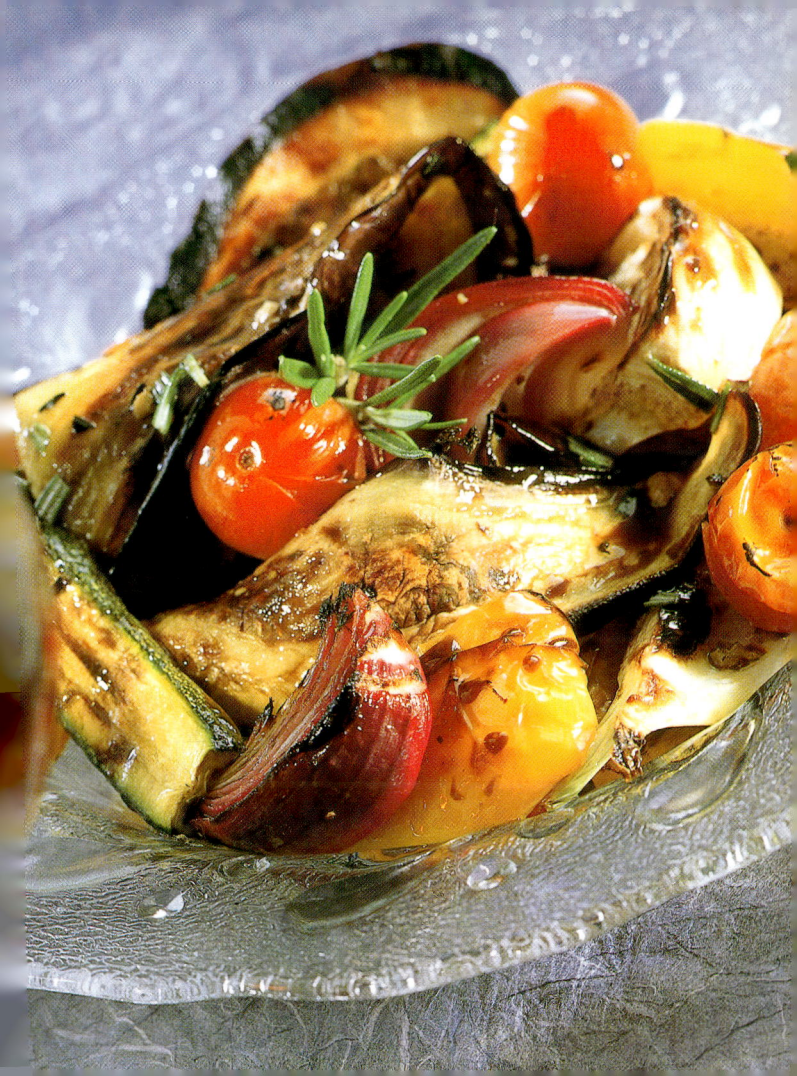

Ensalada de col lombarda y peras

Para 4 personas

INGREDIENTES

350 g de col lombarda cortada
en tiras finas

2 peras *conference* cortadas
en rodajas finas

4 cebolletas cortadas en rodajas

1 zanahoria rallada

cebollino fresco, para adornar

hojas de lechuga rizada, para
servir

ALIÑO:

4 cucharadas de zumo de pera

1 cucharada de mostaza de grano
entero

3 cucharadas de aceite de oliva

1 cucharada de vinagre de vino
al ajo

1 cucharada de cebollino picado

1 En un cuenco grande,
incorpore la col, la pera
y la cebolleta, y mézclelo
bien.

2 Coloque una base de
hojas de lechuga en
una fuente y disponga la
mezcla de col y pera
por encima.

3 Apile la zanahoria
rallada en el centro
de la ensalada.

4 Para preparar el aliño,
mezcle el zumo de
pera con la mostaza, el
aceite de oliva, el vinagre
de vino al ajo y el cebollino.

5 Vierta el aliño por
encima de la ensalada,
adórnela y sírvala de
inmediato.

SUGERENCIA

*Prepare la ensalada justo
antes de servirla para evitar
que el color rojo de la col
lombarda tiña los demás
ingredientes.*

VARIACIÓN

*Experimente con distintos
tipos de hojas de ensalada.
El sabor ligeramente amargo
de la endibia o la achicoria
combinaría bien con
el dulzor de las peras.*

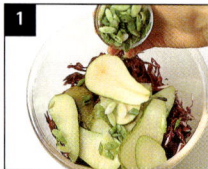

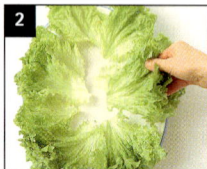

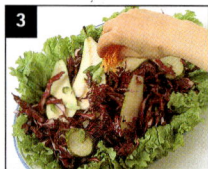

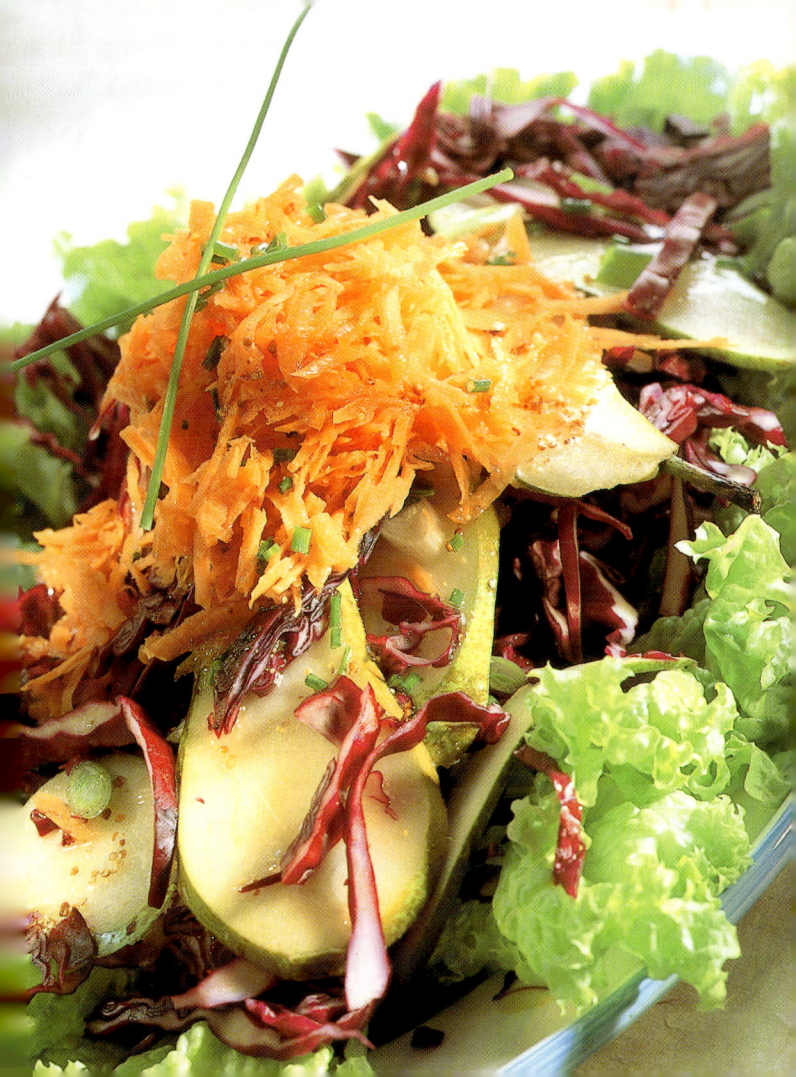

Ensalada de alfalfa, remolacha y espinacas

Para 4 personas

INGREDIENTES

100 g de espinacas tiernas
75 g de brotes de alfalfa
2 tallos de apio, en rodajas
4 remolachas cocidas, en 8 trozos

ALIÑO:
4 cucharadas de aceite de oliva
½ cucharadas de vinagre de vino
al ajo

1 diente de ajo chafado
2 cucharaditas de miel
1 cucharada de cebollino picado

1 En un cuenco grande, mezcle bien las espinacas con los brotes de alfalfa.

2 Añada el apio y mezcle.

3 Incorpore la remolacha y vuelva a mezclar.

4 Para preparar el aliño, mezcle el aceite con el vinagre, el ajo, la miel y el cebollino picado.

5 Vierta el aliño sobre la ensalada, remuévalo todo bien, y sírvala de inmediato.

SUGERENCIA

Si las hojas de espinaca son demasiado grandes, trocéelas con la mano en lugar de cortarlas con el cuchillo para no dañarlas.

SUGERENCIA

En la mayoría de los supermercados venden brotes de alfalfa, pero si no los encuentra use brotes de soja.

VARIACIÓN

Para darle aún más color y frescura, añada los gajos de 1 naranja grande a la ensalada. Y, si lo prefiere, sustituya el vinagre de vino al ajo por un aceite aromatizado con guindilla o hierbas.

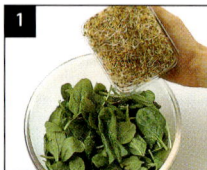

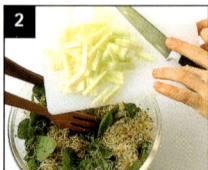

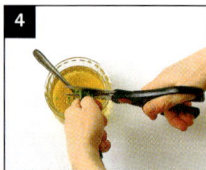

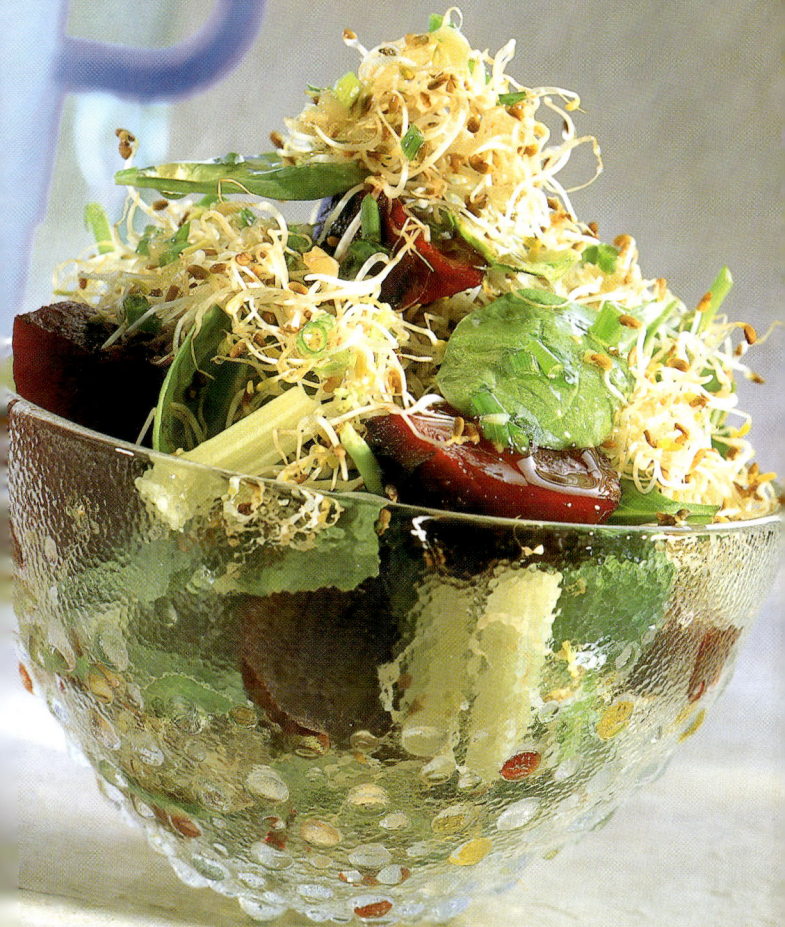

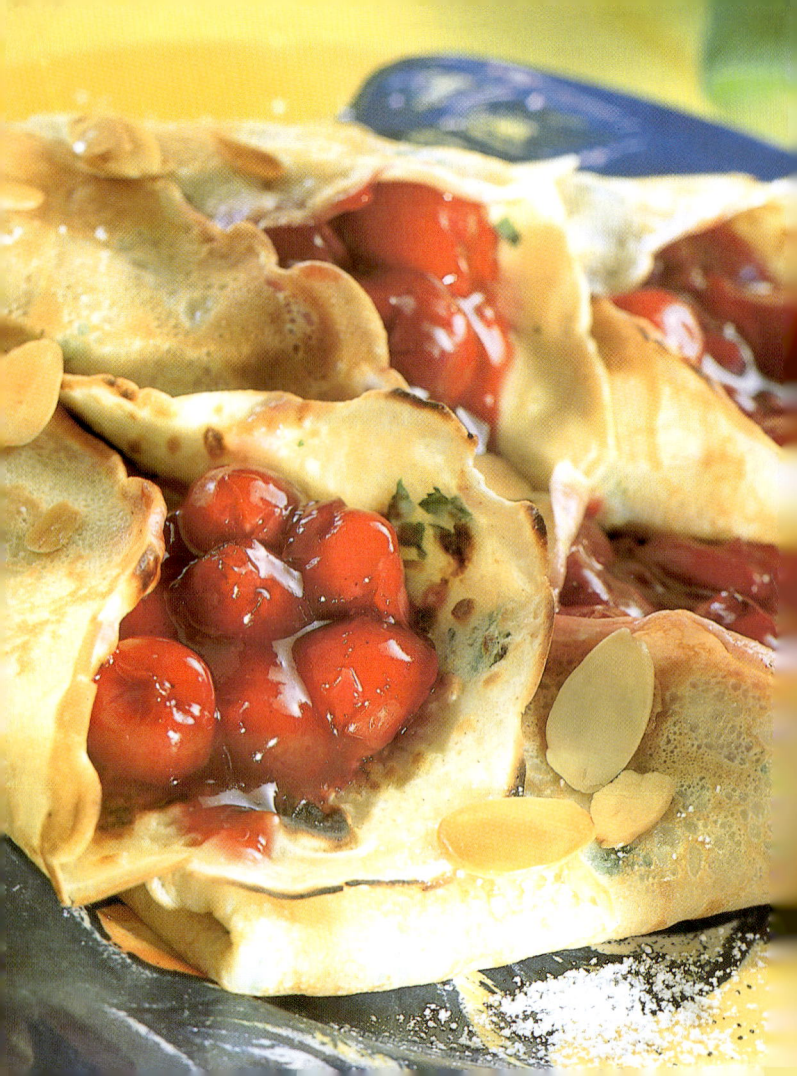

Postres

Vegetarianos o no, los entusiastas de los postres no se sienten satisfechos si no terminan la comida con algo dulce. El postre redondea una buena comida. Pero es cierto que la mayoría de los postres suelen contener una gran cantidad grasas y azúcares, que, como bien es sabido, aportan muchas calorías. Algunas de las recetas de este capítulo ofrecen la solución perfecta: ligeras pero sabrosas, permitirán darse un capricho sin necesidad de preocuparse por la silueta.

Este capítulo contiene una cuidada selección de irresistibles postres, perfectos para poner el punto final a una comida, desde simples cremas de fruta fáciles de preparar hasta pasteles y exóticas tartas de fruta, incluyendo también los favoritos de siempre, como el pastel de chocolate y los bizcochos al vapor. Tal como ya se menciona en la introducción, si se desea, se pueden utilizar productos vegetarianos alternativos a la leche y la nata líquida que figuran en las recetas. Y para los postres que necesitan cuajar, se ha utilizado gelatina vegetal (gelozona). Por lo tanto, escoja el que prefiera y disfrute de su postre.

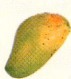

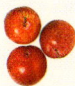

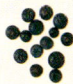

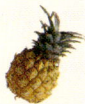

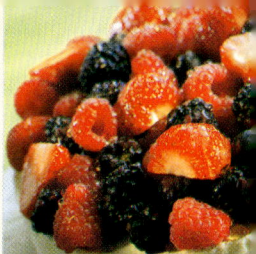

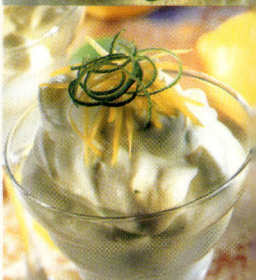

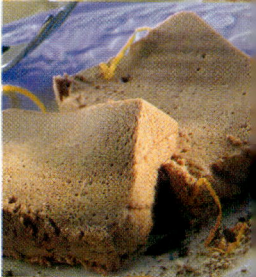

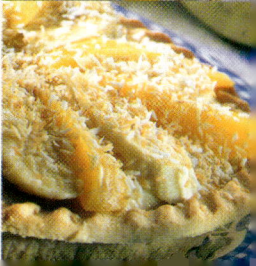

Crema de frambuesa

Para 4 personas

INGREDIENTES

300 g de frambuesas frescas
50 g de azúcar lustre
300 ml de nata fresca espesa,
    y un poco más para decorar

½ cucharadita de esencia
    de vainilla
2 claras de huevo

frambuesas y hojas de toronjo,
    para adornar

1 Ponga las frambuesas y el azúcar lustre en una picadora o batidora, y bata hasta obtener una crema suave.

2 Reserve 1 cucharada de nata fresca por ración para adornar.

3 Ponga la esencia de vainilla y el resto de la nata fresca en un cuenco, e incorpore la crema de frambuesa.

4 En un cuenco limpio, bata las claras a punto de nieve. Con una cuchara metálica, incorpórelas en la crema, removiendo con delicadeza, hasta que quede homogénea.

5 Vierta la crema en cuencos individuales y déjela como mínimo 1 hora en la nevera. Antes de servirla, decórela con nata, frambuesas y una hoja de toronjo.

SUGERENCIA

Aunque este postre es mejor si se prepara con frambuesas frescas, también se puede elaborar con las congeladas que se venden en la mayoría de los supermercados.

SUGERENCIA

La nata fresca espesa suele ser natural, pero si es baja en calorías puede incorporar gelatina animal; por lo tanto, lea bien la etiqueta.

VARIACIÓN

Esta receta queda igualmente deliciosa con fresas o moras.

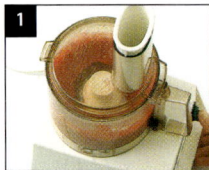

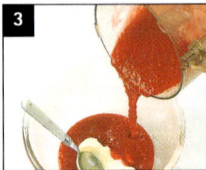

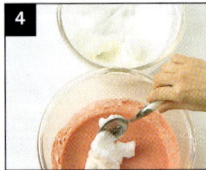

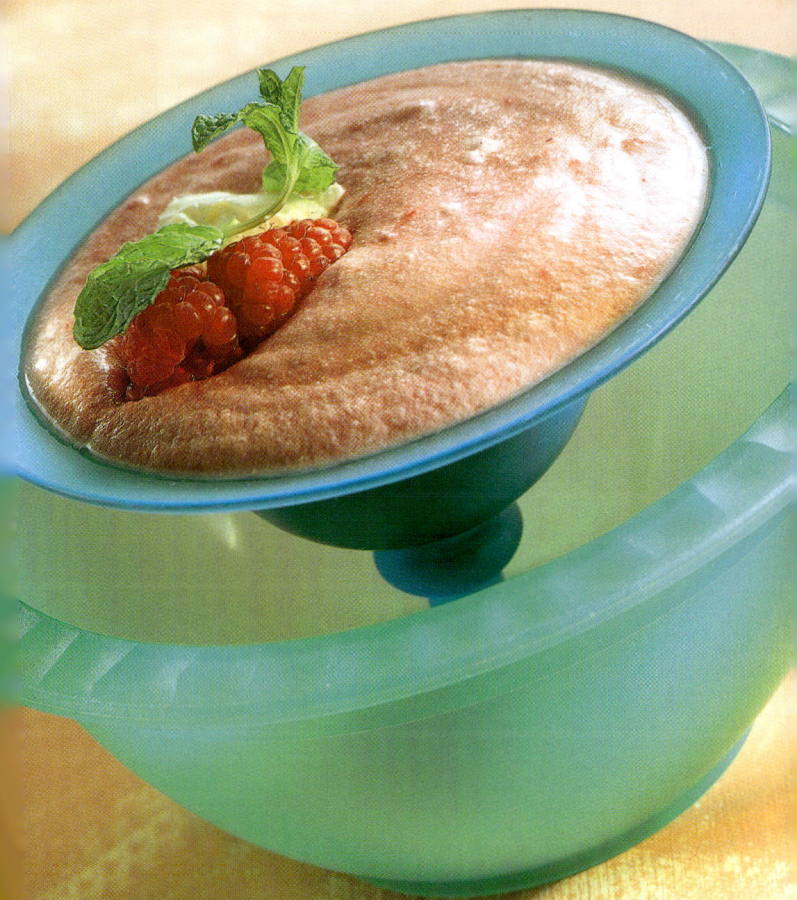

Mousse de chocolate

Para 8 personas

INGREDIENTES

100 g de chocolate negro
  fundido
300 ml de yogur natural
150 ml de requesón
4 cucharadas de azúcar lustre

1 cucharada de zumo
  de naranja
1 cucharada de brandi
½ cucharaditas de gelozona
9 cucharadas de agua fría

2 claras de huevo grande
chocolate blanco y negro rallado
  grueso, y ralladura de
  naranja, para adornar

1 Ponga el chocolate
  fundido, el yogur, el
requesón, el azúcar lustre,
el zumo de naranja y el
brandi en una batidora, y
bátalo 30 segundos. Vierta
la mezcla en un cuenco.

2 Espolvoree la gelozona
  sobre el agua y
remueva hasta que se
haya desleído.

3 En un cazo, hierva
  el agua con gelozona
durante 2 minutos. Deje
que se entibie y después
incorpórela en la mezcla
de chocolate.

4 Bata las claras a punto
  de nieve y, con una
cuchara metálica,
incorpórelas también.

5 Forre un molde para
  pudín de 850 ml de
capacidad con plástico de
cocina. Con una cuchara,
deposite la mousse en el
molde. Deje que se enfríe
durante 2 horas en la
nevera, hasta que cuaje.
Desmolde la mousse sobre
una fuente, adórnela y
sírvala.

SUGERENCIA

*Para hacer una salsa de
frutas rápida, bata una lata
de gajos de mandarina en su
jugo en una batidora y
pásela por el chino. Añada
1 cucharada de miel y
sírvala para acompañar.*

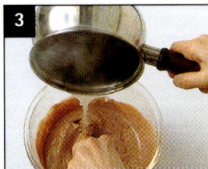
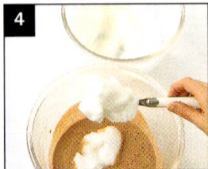
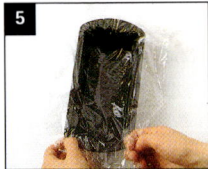

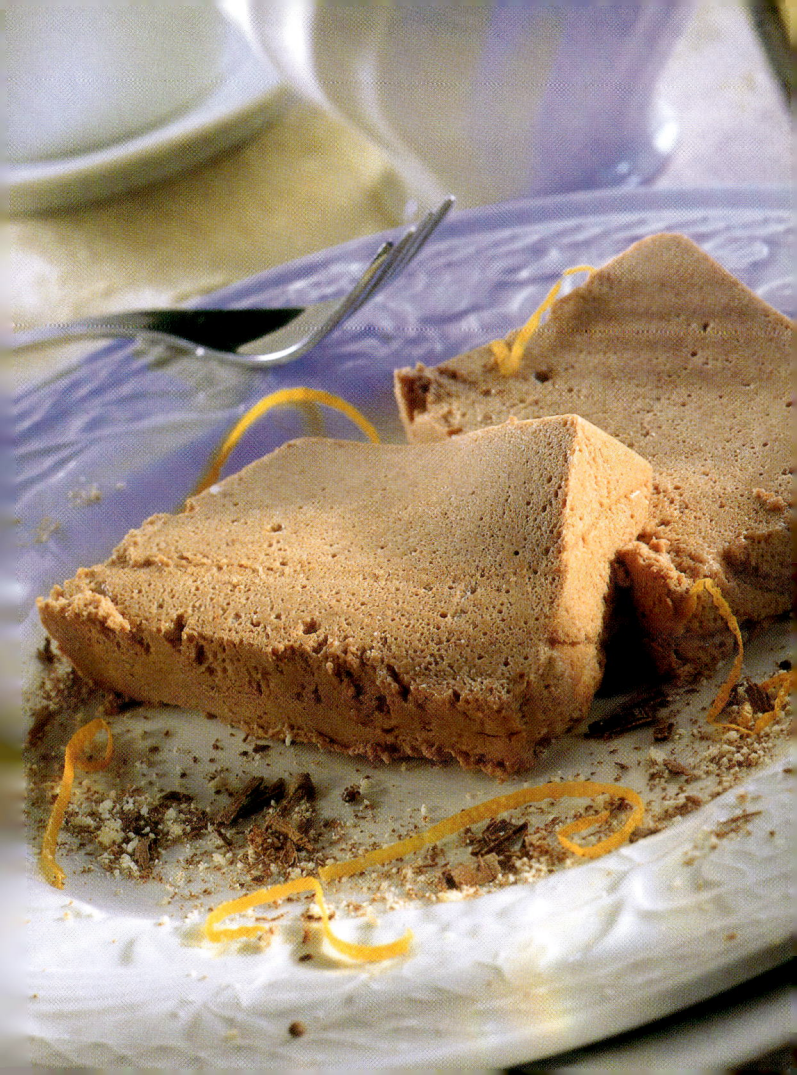

Pastel de queso con frutas del bosque

Para 8 personas

INGREDIENTES

BASE:

75 g de margarina vegetal
175 g de galletas de avena
50 g de coco rallado

RELLENO:

1½ cucharaditas de gelozona
9 cucharadas de agua fría
125 ml de leche evaporada
1 huevo
6 cucharadas de azúcar moreno
450 g de queso cremoso

350 g de frutas del bosque
variadas
2 cucharadas de miel

1 Ponga la margarina en una cazuela y caliéntela hasta que se funda. Ponga las galletas en una picadora y píquelas finas, o bien tritúrelas con un rodillo de cocina. Mezcle la galleta con la margarina y el coco.

2 Vierta la mezcla en un molde redondo de 20 cm de diámetro y, desmontable, y presiónela sobre la base. Mientras prepara el relleno, guárdela en la nevera.

3 Para el relleno, espolvoree la gelozona sobre el agua y deslíala, removiendo. Llévelo a ebullición y hiérvalo durante 2 minutos. Deje que se entibie.

4 En un cuenco, bata la leche, el huevo, el azúcar y el queso cremoso hasta obtener una mezcla suave. Añada 50 g de fruta. Agregue la gelozona en un chorrito, mientras remueve, hasta que todo quede bien mezclado.

5 Vierta la mezcla sobre la base de galleta, y deje el pastel en la nevera 2 horas, o hasta que cuaje.

6 Retire el pastel de queso del molde y póngalo en una fuente. Antes de servir, disponga el resto de la fruta por encima y rocíela con la miel.

SUGERENCIA

Si calienta la miel antes de rociar el pastel, le resultará más fácil distribuirla.

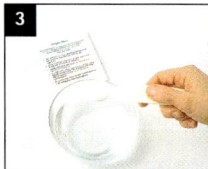

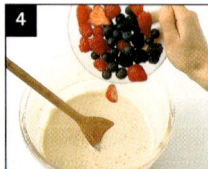

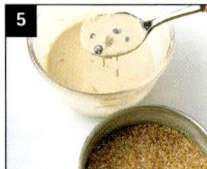

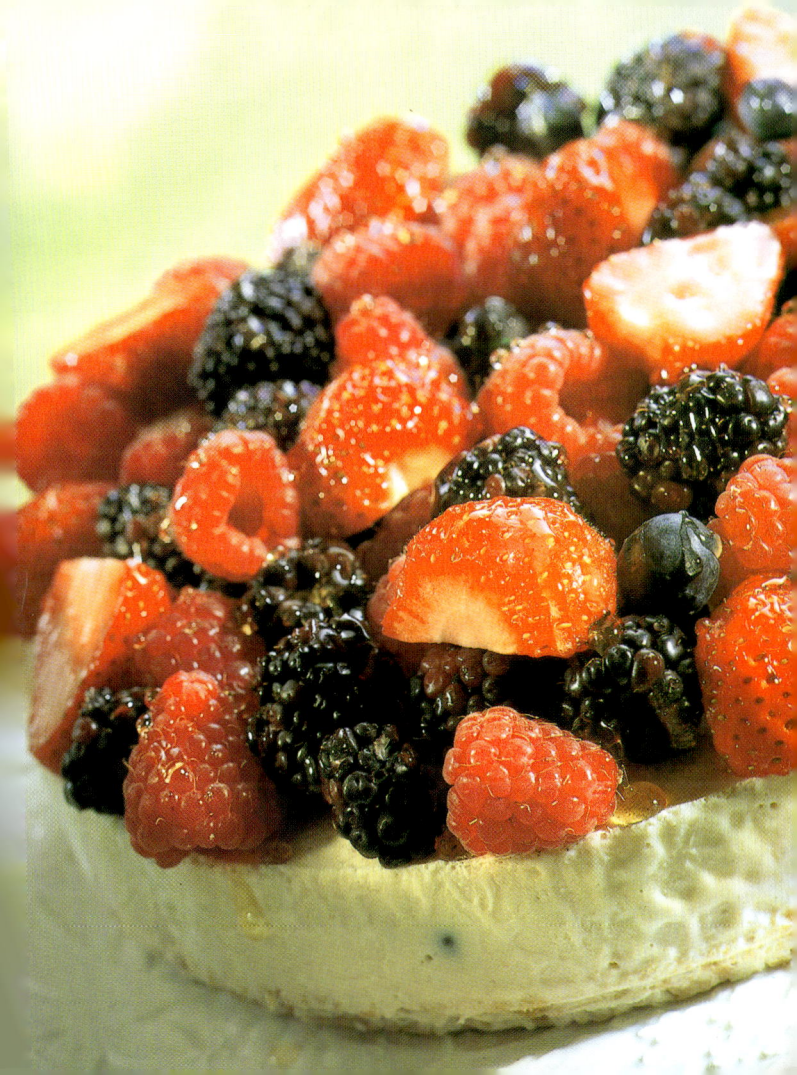

Bizcocho de café con salsa

Para 4 personas

INGREDIENTES

2 cucharadas de margarina vegetal	50 g de harina	SALSA:
2 cucharadas de azúcar moreno fino	³/₄ de cucharadita de levadura en polvo	300 ml de leche
2 huevos	6 cucharadas de leche	1 cucharada de azúcar moreno fino
	1 cucharadita de extracto de café	1 cucharadita de cacao en polvo
		2 cucharadas de harina de maíz

1 Engrase ligeramente un molde para pudín de 600 ml de capacidad. Bata la margarina con el azúcar hasta obtener una crema ligera y esponjosa, e incorpore los huevos.

2 Poco a poco, añada la harina y la levadura en polvo, y después la leche y el extracto de café; mezcle bien.

3 Coloque la mezcla en el molde y cúbralo con una hoja de papel vegetal doblada en dos y después con una doble capa de papel de aluminio; átelo con un cordel alrededor del borde. Coloque el molde en una vaporera o cazuela grande y llénela hasta la mitad con agua. Cueza el pastel al vapor durante 1-1¼ horas, o hasta que esté bien cocido.

4 Para la salsa, caliente en un cazo la leche con el azúcar y el cacao en polvo hasta que el azúcar se disuelva. Deslía la harina con 4 cucharadas de agua fría y viértala en el cazo. Llévelo a ebullición y remueva hasta que se espese. Cuézalo a fuego suave durante 1 minuto.

5 Antes de servirlo, vuelque el bizcocho en una fuente y vierta la salsa por encima.

SUGERENCIA

Cubrir el pastel le permitirá subir. Para evitar la reacción química del aluminio con el vapor, se aconseja utilizar papel vegetal entre el bizcocho y el papel de aluminio.

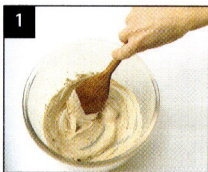

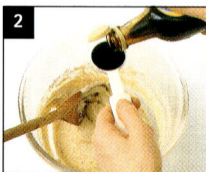

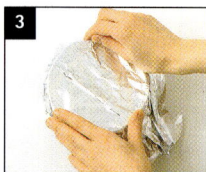

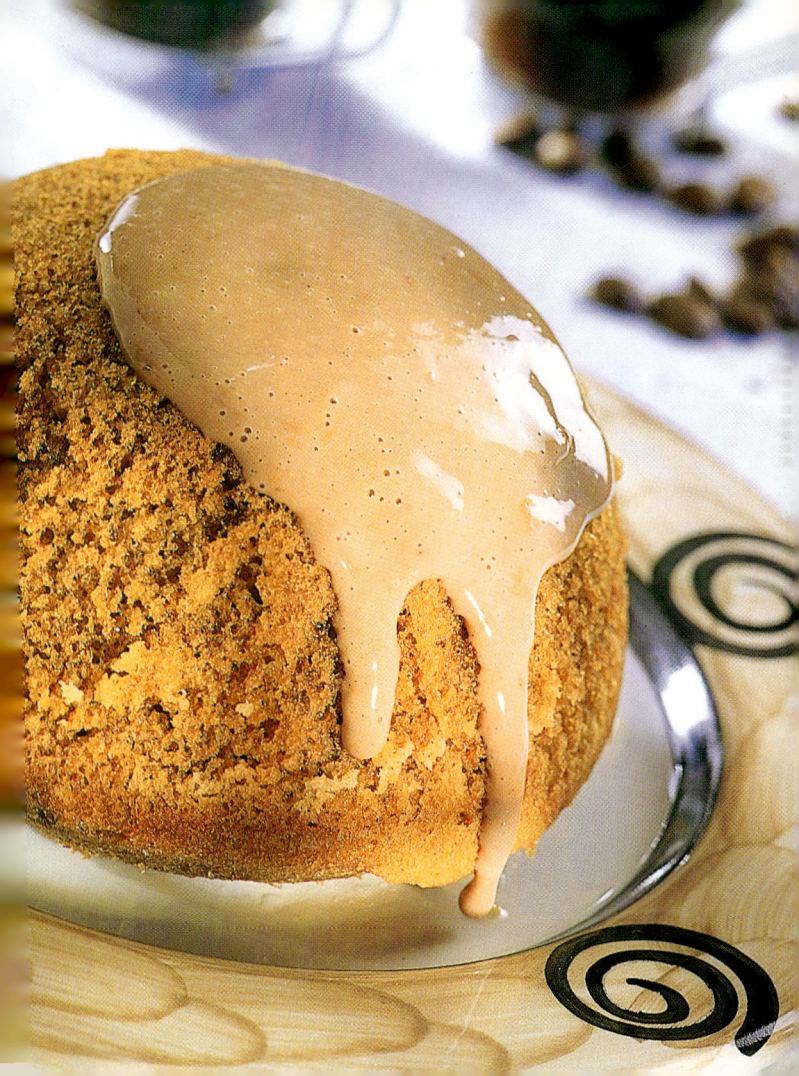

Crema quemada con fruta

Para 4 personas

INGREDIENTES

4 ciruelas, deshuesadas y cortadas en rodajas	1 cucharadita de jengibre molido	1 cucharadita de esencia de almendra
2 manzanas para asar, peladas y cortadas en rodajas	600 ml de yogur griego	75 g de azúcar de Demerara
	2 cucharadas de azúcar lustre, tamizado	

1 Cueza las ciruelas y las manzanas en una cazuela con 2 cucharadas de agua durante 7-10 minutos, o hasta que estén tiernas pero no demasiado blandas. Deje que se enfríen y agregue el jengibre.

2 Con una espumadera, extraiga la fruta de la cazuela, y colóquela en una fuente para servir poco honda.

3 Mezcle el yogur griego con el azúcar lustre y la esencia de almendra, y recubra la base de fruta por completo.

4 Espolvoree con el azúcar de Demerara y dórelo bajo el grill caliente durante 3-4 minutos, o hasta que el azúcar se haya disuelto y se haya formado un caramelo. Déjelo en la nevera durante 1 hora y sírvalo.

VARIACIÓN

Se puede variar el tipo de fruta según la temporada: pruebe con albaricoques o melocotones. También se puede preparar con una lata de 400 g de cóctel de frutas.

SUGERENCIA

Puede utilizar cualquier variedad de fruta, como frutas del bosque o trozos de mango, pero no las escalfe.

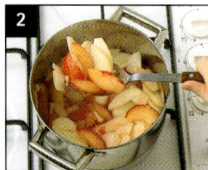

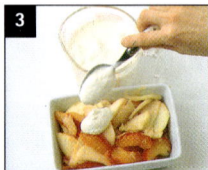

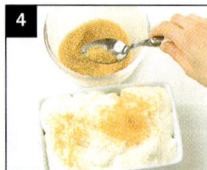

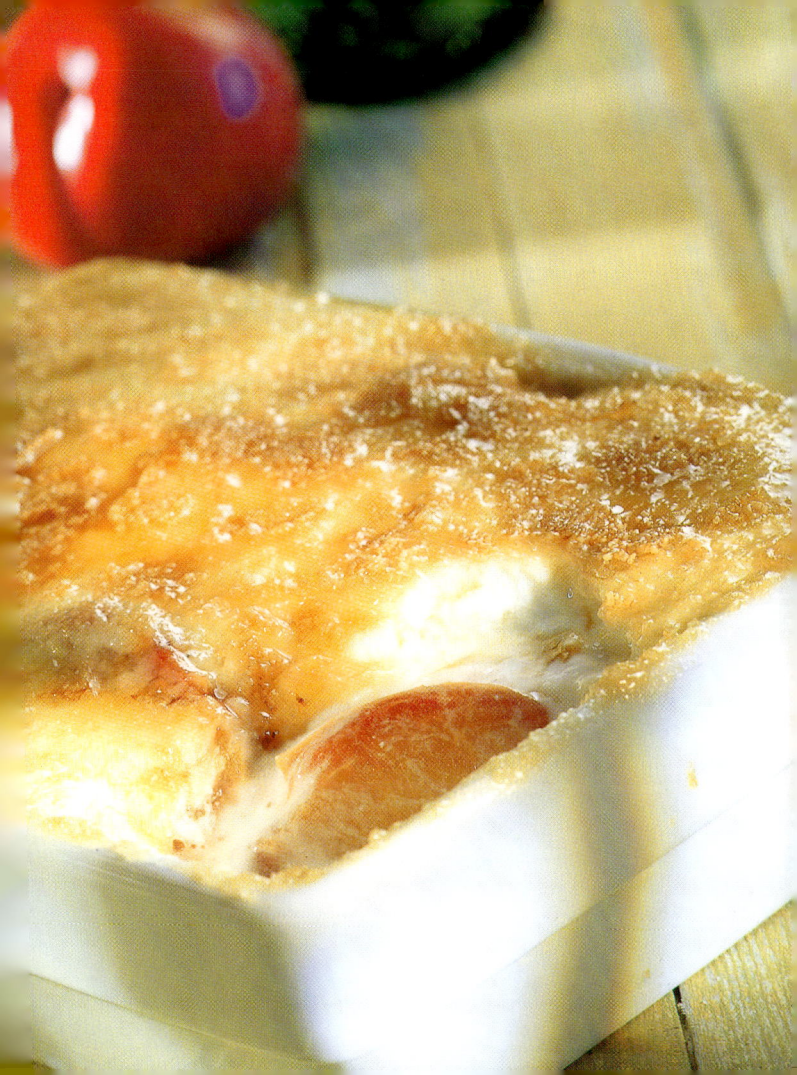

Pastel de pera

Para 12 personas

INGREDIENTES

margarina vegetal, para engrasar	2 cucharaditas de levadura en	2 cucharaditas de canela molida
4 peras, peladas y sin el corazón	polvo	2 claras de huevo
2 cucharadas de agua	100 g de azúcar moreno fino	
200 g de harina	4 cucharadas de leche	
	2 cucharadas de miel, y un poco	
	más para rociar	

1 Engrase con margarina y forre un molde para pastel de 20 cm de diámetro.

2 Bata 1 pera con el agua, sin que quede suave del todo. Vierta la mezcla en un cuenco grande.

3 Tamice por encima la harina y la levadura. Añada el azúcar, la leche, la miel y la canela, mézclelo todo bien, y amáselo con las manos.

4 Pique otras 2 peras e incorpórelas en la pasta.

5 Bata las claras a punto de nieve e incorpórelas con suavidad en la pasta, hasta que quede homogénea.

6 Corte la pera restante en rodajas y dispóngalas en forma de abanico en la base del molde.

7 Deposite varias cucharadas de pasta por encima y cueza el pastel en el horno precalentado a 150 °C entre 1¼-1½ horas, o hasta que esté totalmente cocido.

8 Saque el pastel del horno y deje que se entibie en el molde durante 10 minutos.

9 Desmolde el pastel sobre una rejilla metálica y rocíelo con la miel. Deje que se enfríe y después córtelo en porciones para servirlo.

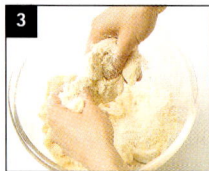

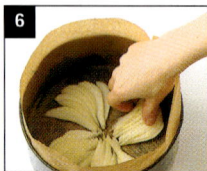

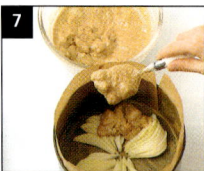

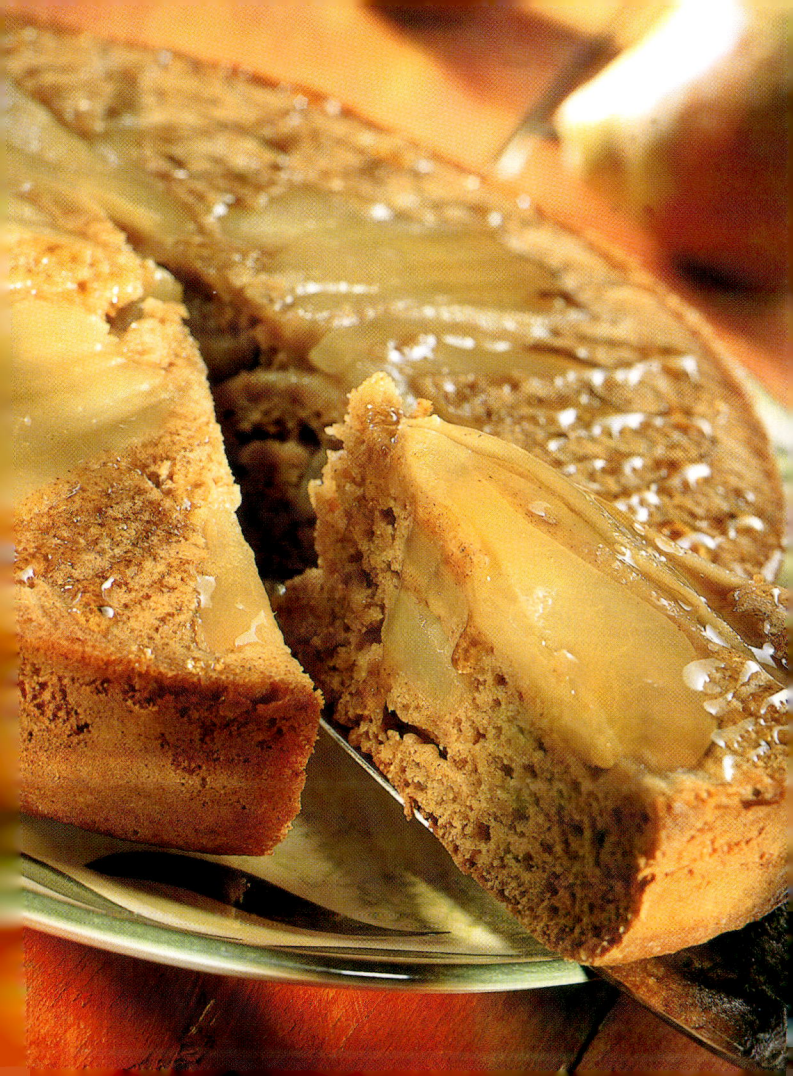

Pastel de fruta y avellana

Para un pastel

INGREDIENTES

225 g de harina, y un poco más para espolvorear	2 cucharadas de azúcar moreno fino	50 g de avellanas picadas
½ cucharadita de sal	100 g de sultanas	2 cucharaditas de levadura seca de fácil disolución
1 cucharada de margarina vegetal, y un poco más para engrasar	50 g de orejones de albaricoque que no precisen remojo, picados	6 cucharadas de zumo de naranja
		6 cucharadas de yogur natural
		2 cucharadas de mermelada de albaricoque tamizada

1 Tamice la harina y la sal en un cuenco. Añada la margarina, el azúcar, las sultanas, el albaricoque, la avellana y la levadura.

2 Caliente el zumo de naranja en un cazo, sin que llegue a hervir.

3 Incorpore el zumo de naranja en la mezcla de harina, junto con el yogur natural, y mézclelo todo bien, hasta formar una pasta.

4 Amásela sobre una superficie enharinada durante 5 minutos, hasta que esté suave y elástica. Forme una bola y colóquela sobre una bandeja para el horno un poco engrasada. Cúbrala con un paño de cocina limpio y déjela fermentar en un lugar cálido hasta que haya doblado de volumen.

5 Cueza el pastel en el horno precalentado a 220 °C durante unos 35-40 minutos, o hasta que esté cocido. Póngalo sobre una rejilla metálica, y píntelo con mermelada.

SUGERENCIA

Para comprobar que el pastel esté cocido, golpee ligeramente la base: si suena a hueco, es que está listo.

VARIACIÓN

Puede utilizar el fruto seco que tenga más a mano. Pruebe con nueces o almendras picadas.

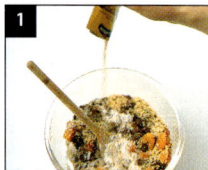

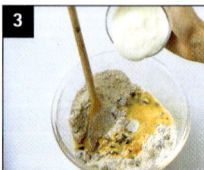

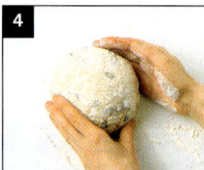

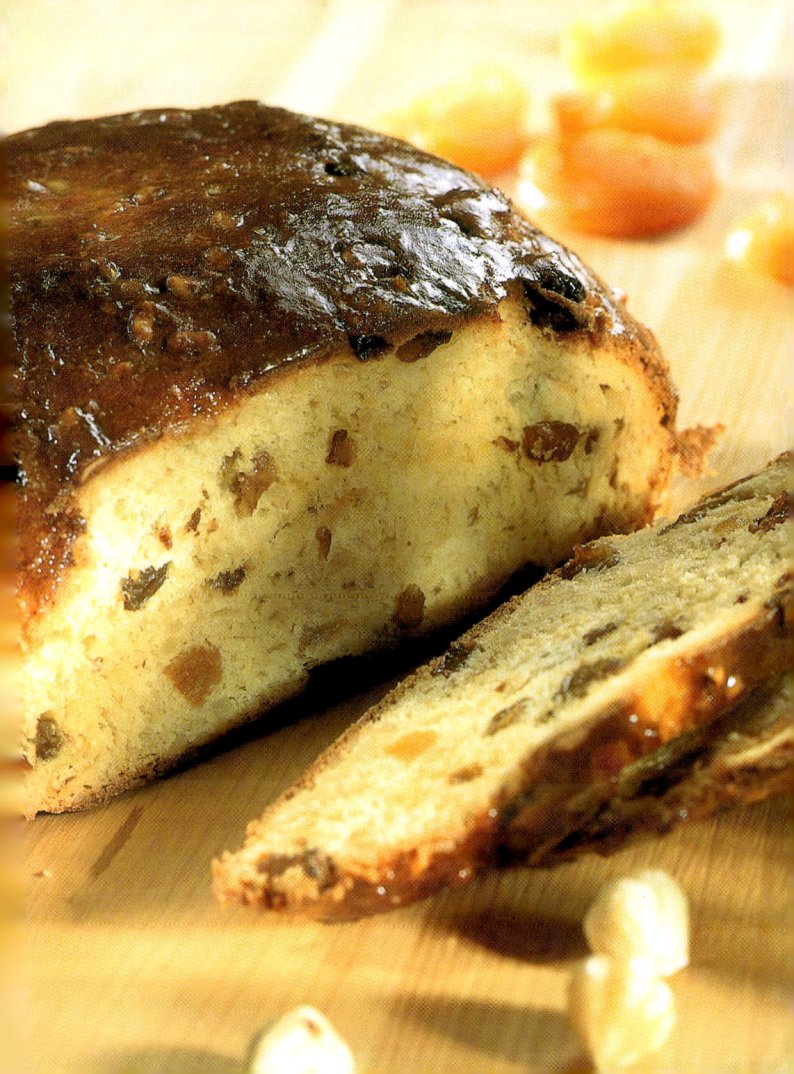

Compota crujiente

Para 4 personas

INGREDIENTES

2 mangos cortados en rodajas	1½ cucharadita de jengibre molido	50 g de coco rallado, y un poco más para adornar
1 papaya, despepitada y cortada en rodajas	100 g de margarina vegetal	
225 g de piña fresca cortada en dados	100 g de azúcar moreno fino	
	175 g de harina	

1 Ponga la fruta en una cazuela con ½ cucharadita de jengibre, 25 g de margarina y 50 g de azúcar. Cuézala a fuego lento durante 10 minutos, hasta que se ablande. Disponga la fruta en una fuente para el horno.

2 Mezcle la harina con el resto del jengibre. Incorpore el resto de la margarina y trabaje hasta obtener una consistencia de pan rallado. Añada el resto del azúcar y el coco, y recubra con la mezcla la base de fruta.

3 Cueza la compota en el horno precalentado a 180 °C durante unos 40 minutos, o hasta que la cobertura esté crujiente. Decore el postre con coco rallado y sírvalo.

VARIACIÓN

Las papayas tienen la piel amarilla anaranjada; están en su punto si la pulpa cede un poco al presionarlas.

VARIACIÓN

Se pueden usar otras frutas como base, por ejemplo ciruelas, manzanas o moras, y frutos secos picados en lugar de coco.

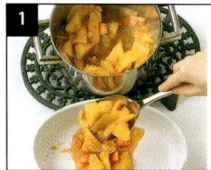

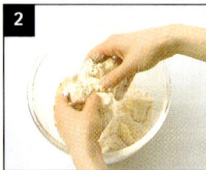

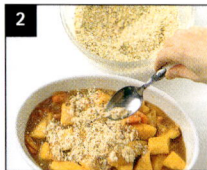

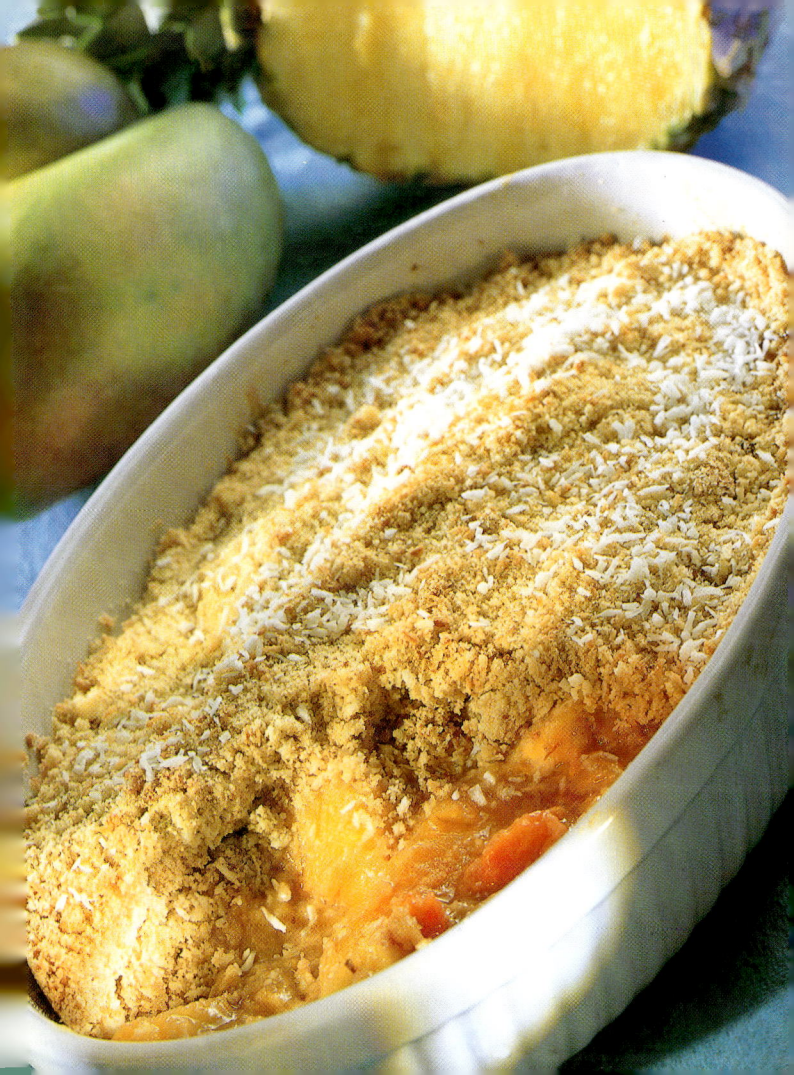

Pudín de frutas otoñales

Para 8 personas

INGREDIENTES

900 g de una mezcla de moras, manzanas y peras troceadas	150 g de azúcar moreno fino 1 cucharadita de canela	225 g de rebanadas delgadas de pan de molde blanco, sin corteza

1 Ponga la fruta en una cazuela grande con el azúcar, la canela y 100 ml de agua, remueva y llévelo a ebullición. Baje la temperatura y cuézalo a fuego lento durante 5-10 minutos, para que las frutas se ablanden pero no se deshagan.

2 Mientras tanto, forre la base y los lados de un recipiente para pudines de 850 ml de capacidad con las rebanadas de pan, de modo que no queden espacios vacíos.

3 Con una cuchara, ponga la fruta en el cuenco y cúbrala con el resto de las rebanadas de pan.

4 Coloque un plato sobre el cuenco y algún peso encima. Déjelo toda la noche en la nevera.

5 Justo antes de servirlo, vuelque el pudín sobre un plato.

SUGERENCIA

Cuando ponga el pudín en la nevera, déjelo sobre un plato, por si se derrama algún jugo.

SUGERENCIA

Este pudín resulta delicioso acompañado con helado de vainilla, ya que contrarresta la acidez de las moras.

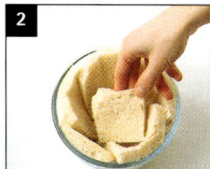

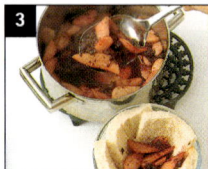

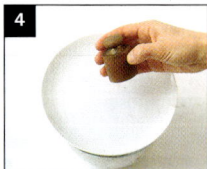

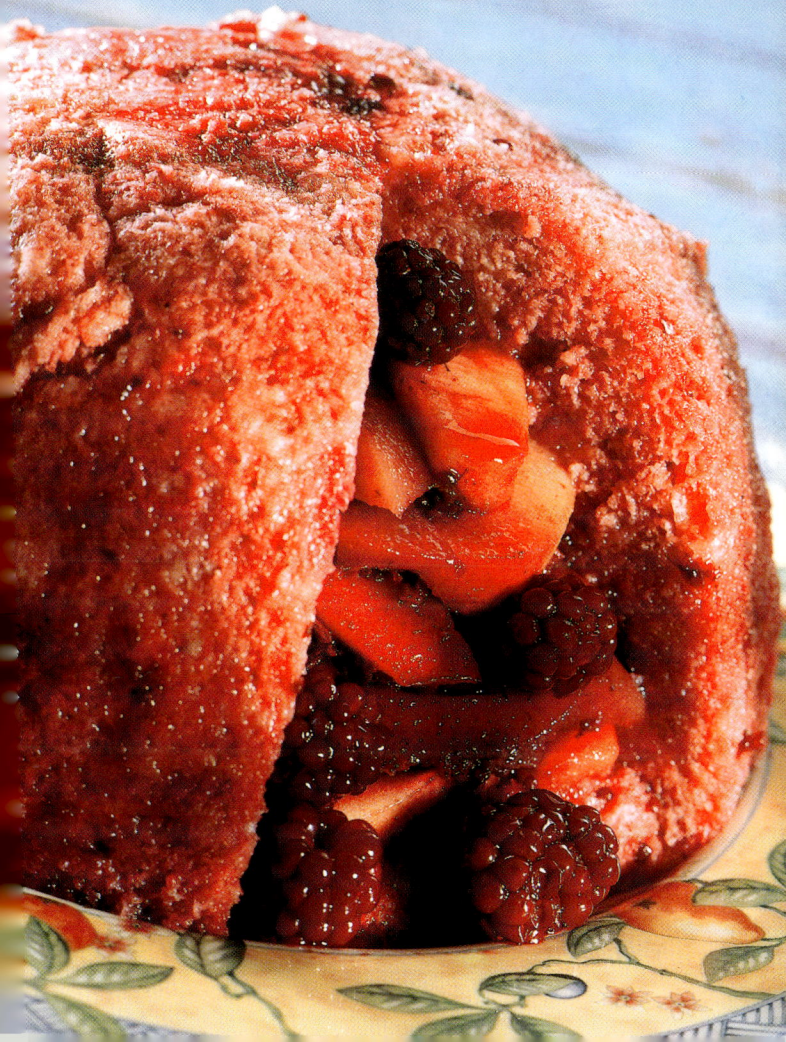

Buñuelos de manzana

Para 4 personas

INGREDIENTES

100 g de harina
una pizca de sal
½ cucharadita de canela
12 cucharadas de agua caliente
4 cucharadas de aceite vegetal
2 claras de huevo
2 manzanas de postre, peladas

aceite de girasol o de cualquier
   otro tipo vegetal, para freír
azúcar lustre y canela, para
   decorar

SALSA:
150 ml de yogur natural
½ cucharadita de esencia
   de almendra
2 cucharaditas de miel

1 Tamice la harina y la sal en un cuenco grande.

2 Añada la canela y mezcle bien. Agregue el agua y el aceite para hacer una pasta suave.

3 Bata las claras de huevo a punto de nieve e incorpórelas a la pasta.

4 Con un cuchillo afilado, corte las manzanas en trozos y rebócelos con la masa, de modo que queden bien recubiertos.

5 Caliente el aceite a 180 °C, o hasta que un dado de pan se dore en 30 segundos. Fría los trozos de manzana, en tandas, unos 3-4 minutos, hasta que estén dorados y esponjosos.

6 Retire los buñuelos con una espumadera y deje que se escurran sobre papel absorbente.

7 Mezcle el azúcar lustre con la canela y espolvoréelo por encima de los buñuelos.

6 Mezcle los ingredientes de la salsa en un cuenco y sírvala con los buñuelos.

VARIACIÓN

Si lo prefiere, puede utilizar trozos de piña en lugar de manzana.

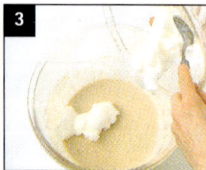

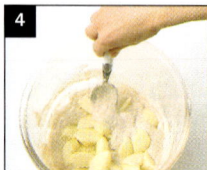

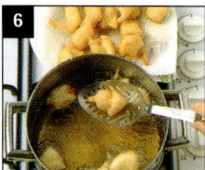

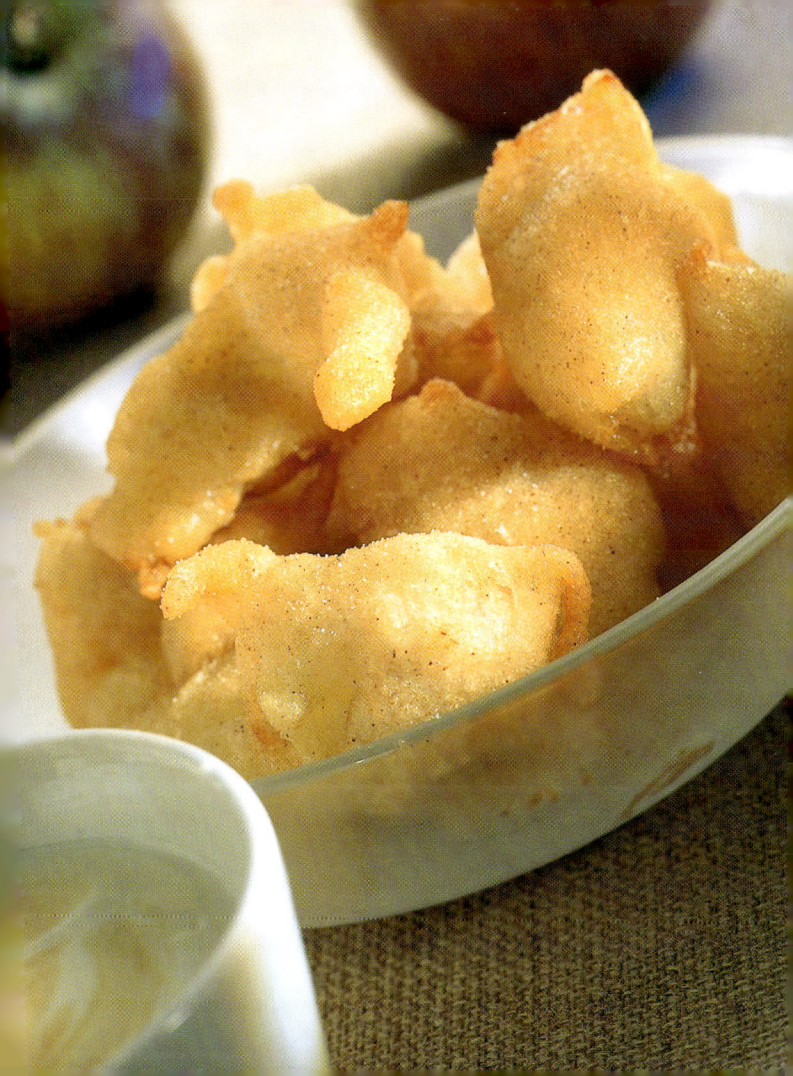

Crepes de cereza

Para 4 personas

INGREDIENTES

RELLENO:

1 lata de 400 g de cerezas deshuesadas, con su jugo

½ cucharadita de esencia de almendras

½ cucharadita de mezcla de especias

2 cucharadas de harina de maíz

CREPES:

100 g de harina

una pizca de sal

2 cucharadas de menta picada

1 huevo

300 ml de leche

aceite vegetal, para freir

azúcar lustre y almendras tostadas fileteadas, para decorar

1 Ponga en una cazuela las cerezas y 300 ml del jugo, con la esencia de almendras y la mezcla de especias. Añada la harina de maíz y llévelo a ebullición, removiendo, hasta obtener una salsa espesa y clara. Resérvela.

2 Para las crepes, tamice la harina en un cuenco con la sal. Añada la menta picada y haga un hoyo en el centro. Poco a poco, añada el huevo y la leche, hasta formar una pasta fina.

3 Caliente 1 cucharada de aceite en una sartén de 18 cm de diámetro y después, retírelo. Vierta sólo la cantidad de pasta necesaria para recubrir la base de la sartén y cuézala durante 1-2 minutos, o hasta esté cocida por debajo. Déle la vuelta a la crepe y cuézala otro minuto más. Retírela de la sartén y manténgala caliente. Vierta otra cucharada de aceite y repita la operación hasta que haya obtenido 4 crepes.

4 Coloque una cuarta parte del relleno de cerezas sobre cada crepe y enróllelas para darles una forma cónica. Antes de servirlas, espolvoréelas con azúcar lustre y con las almendras fileteadas.

VARIACIÓN

Si lo prefiere, utilice otros rellenos, como por ejemplo el de grosellas silvestres o moras.

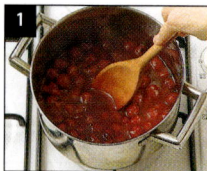

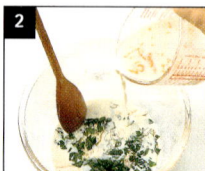

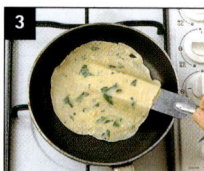

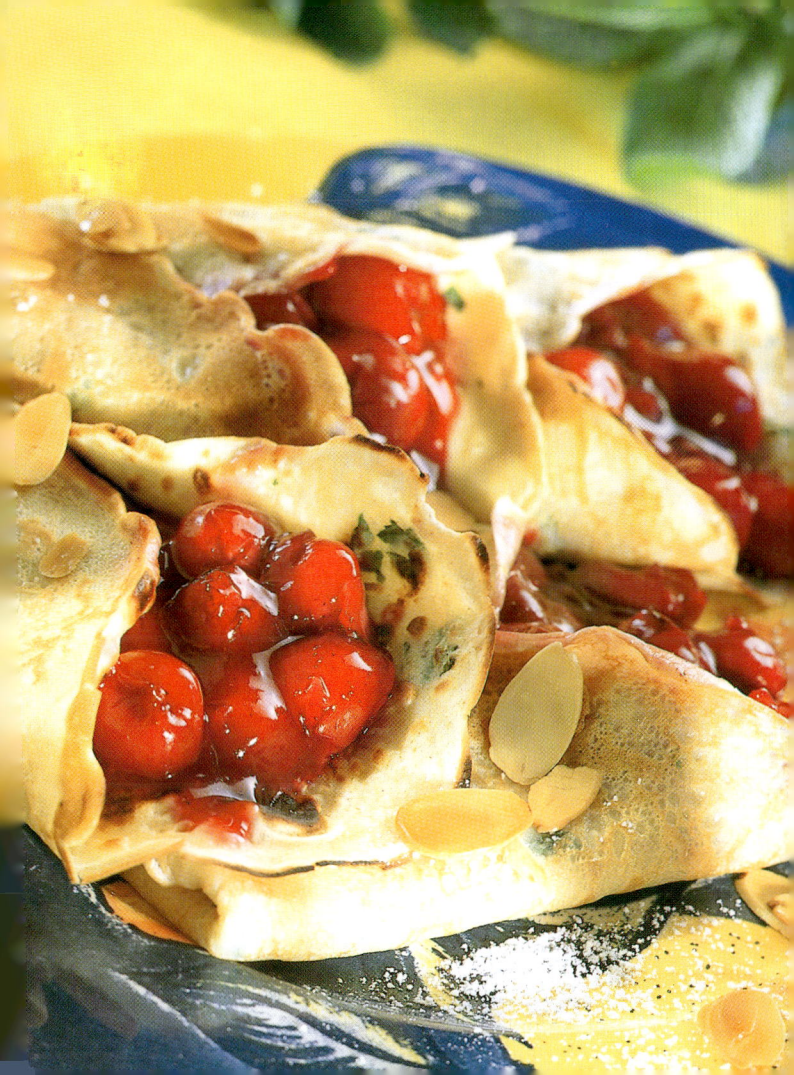

Crema inglesa de lima y limón

Para 4 personas

INGREDIENTES

50 g de azúcar lustre
la ralladura y el zumo de 1 limón
pequeño

la ralladura y el zumo de 1 lima
pequeña
50 ml de marsala o jerez
semiseco

300 ml de nata líquida espesa
ralladura de lima y de limón, para
decorar

1 Mezcle en un cuenco el azúcar, los dos tipos de zumo y ralladura y el jerez, y déjelo macerar durante 2 horas.

2 Añada la nata líquida y bátalo todo con las varillas eléctricas hasta obtener una consistencia cremosa.

3 Vierta la crema en 4 vasos altos para servir y deje que se enfríe en la nevera 2 horas.

4 Antes de servirla, decore la crema con las ralladuras.

VARIACIÓN

Si prefiere un sabor a cítrico menos ácido, sustituya el limón y la lima por dos naranjas.

SUGERENCIA

Si desea preparar este postre en una versión más ligera, sustituya la nata líquida espesa por yogur natural, o bien ponga mitad y mitad. En este caso, bata la nata antes de añadir el yogur.

SUGERENCIA

Sirva la crema acompañada con almendrados o tejas. No la bata en exceso al incorporar la nata, porque podrían formarse grumos.

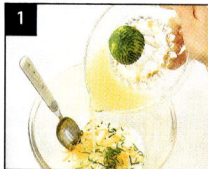

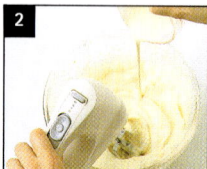

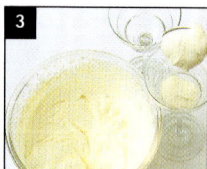

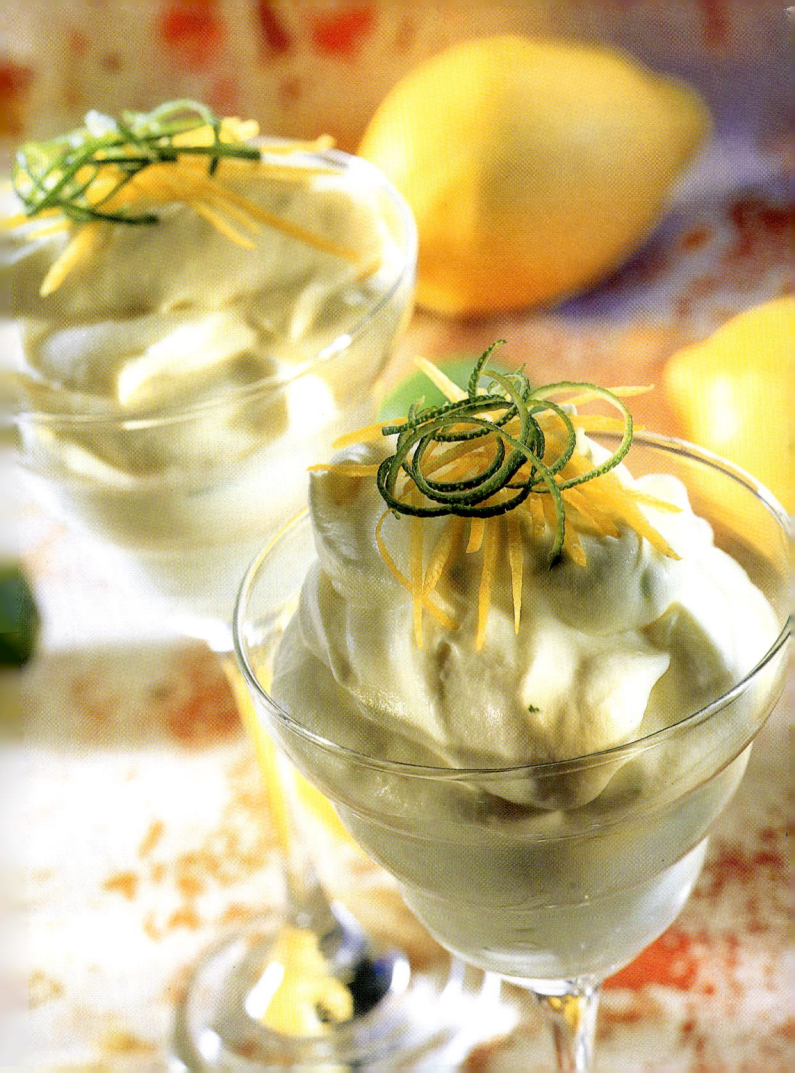

Tarta de plátano y mango

Para 8 personas

INGREDIENTES

MASA:	3½ cucharadas de harina	virutas de coco tostado, para
una base para tarta ya horneada,	de maíz	adornar
de 20 cm de diámetro	50 g de azúcar de Demerara	
	300 ml de leche de soja	
RELLENO:	150 ml de leche de coco	
2 plátanos pequeños, maduros	1 cucharadita de esencia	
1 mango cortado en rodajas	de vainilla	

1 Corte los plátanos en rodajas y coloque la mitad sobre la base de la tarta, con la mitad del mango.

2 Ponga la harina de maíz y el azúcar en una cazuela y mézclelo. Poco a poco, agregue las leches de soja y de coco, y cuézalo a fuego suave, batiendo, hasta que la mezcla se espese.

3 Incorpore la esencia de vainilla y vierta la crema sobre la fruta.

2 Disponga por encima la otra mitad de las frutas y esparza el coco. Guarde la tarta en la nevera 1 hora antes de servirla.

SUGERENCIA

Las virutas de coco tostado se venden en algunos supermercados y en la mayoría de las tiendas de dietética. Merece la pena intentar encontrarlas, porque son más atractivas y no tan dulces como el coco rallado.

SUGERENCIA

Compre mangos con la piel brillante y sin defectos. Para comprobar si están en su punto, apriételos un poco con la mano: si están maduros, cederán ligeramente a la presión.

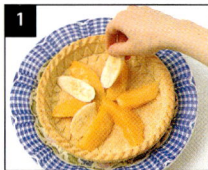

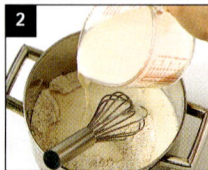

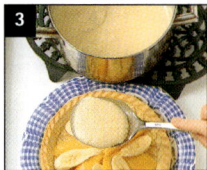

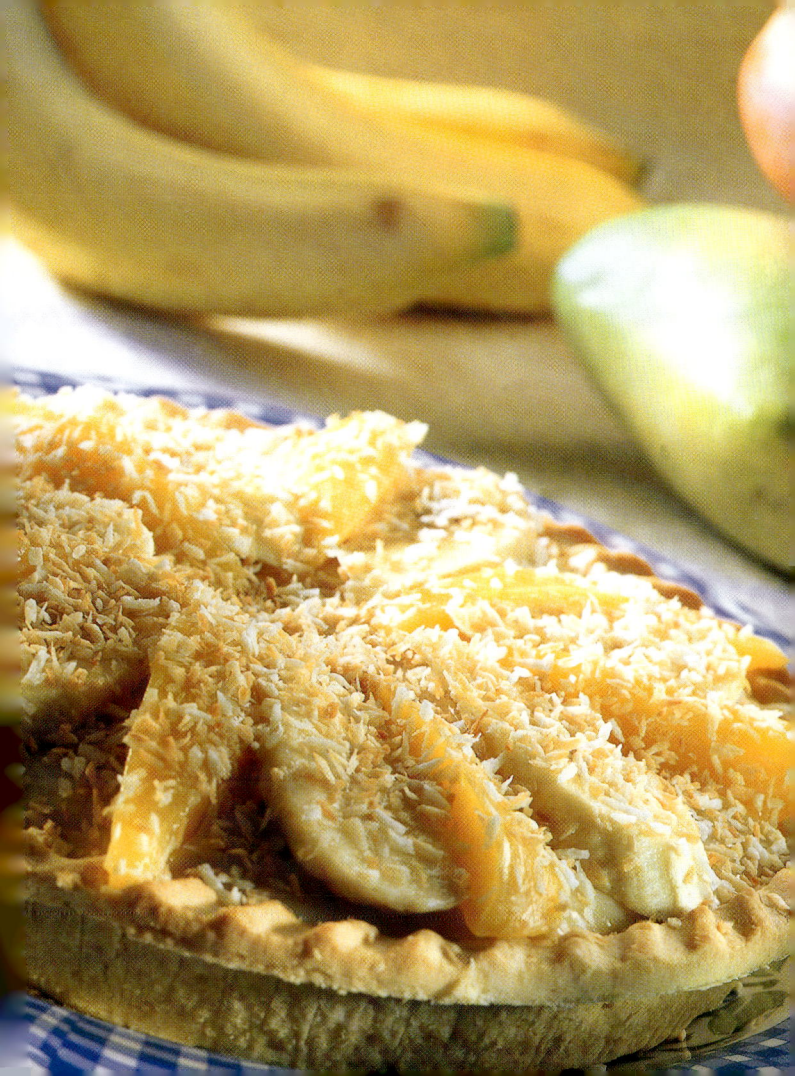

Pastel de chocolate y tofu

Para 12 personas

INGREDIENTES

100 g de harina

100 g de almendras molidas

200 g de azúcar de Demerara

150 g de margarina vegetal

675 g de tofu de consistencia firme

175 ml de aceite vegetal

125 ml de zumo de naranja

175 ml de brandi

50 g de cacao en polvo, y un poco más para decorar

2 cucharaditas de esencia de almendras

azúcar lustre y grosellas sudafricanas, para decorar

1 Mezcle bien en un cuenco la harina, la almendra molida y 1 cucharada de azúcar. Añada la margarina y trabájelo hasta formar una pasta.

2 Engrase ligeramente y forre la base de un molde para tartas desmontable de 23 cm de diámetro. Presione la masa sobre la base del molde para recubrirla hasta el borde.

3 Pique bien fino el tofu y colóquelo en una batidora junto con el resto de los ingredientes; bata hasta obtener una pasta suave y cremosa. Viértala sobre la base del molde y cueza el pastel en el horno precalentado a 160 °C durante 1-1¼ horas, o hasta que cuaje.

4 Deje que el pastel se entibie en el molde durante 5 minutos, desmóldelo y acabe de enfriarlo en la nevera. Espolvoréelo con azúcar lustre y cacao en polvo. Decórelo y sírvalo.

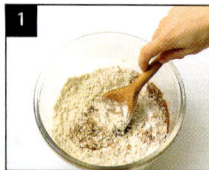

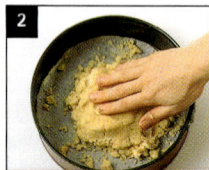

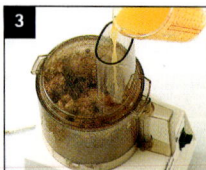

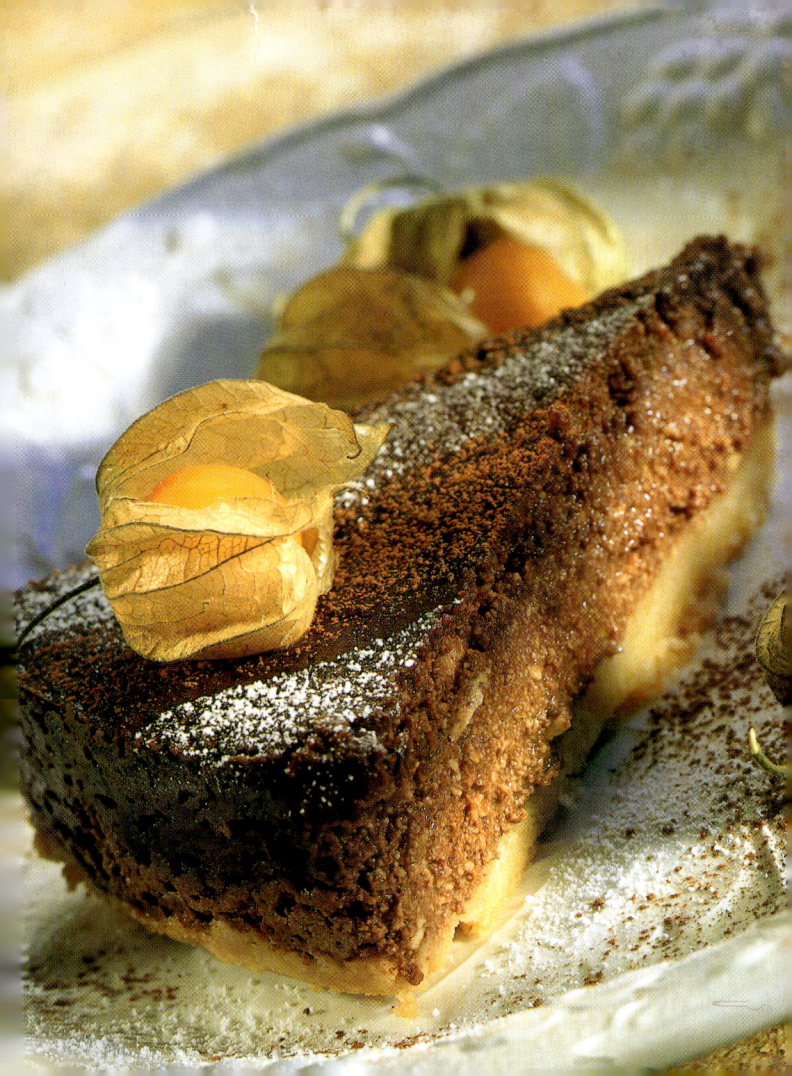

Pudín de chocolate

Para 4 personas

INGREDIENTES

50 g de margarina vegetal,
y un poco más para engrasar

75 g de azúcar moreno fino

2 huevos batidos

350 ml de leche

50 g de nueces picadas

40 g de harina

2 cucharadas de cacao en polvo
azúcar lustre y cacao, para
espolvorear

1 Engrase una fuente para el horno de 1 litro de capacidad.

2 En un cuenco grande, mezcle la margarina con el azúcar hasta obtener una textura esponjosa. Incorpore el huevo.

3 Poco a poco, añada la leche, y después las nueces picadas.

4 Tamice la harina y el cacao en polvo sobre la pasta, y remueva con una cuchara metálica hasta mezclarlo todo bien.

5 Vierta la pasta en la fuente y cueza el pudín en el horno precalentado a 180 °C, durante 35-40 minutos o hasta que esté cocido.

6 Sírvalo espolvoreado con el azúcar lustre y el cacao en polvo.

VARIACIÓN

Si desea "emborrachar" un poco el bizcocho, añada 1-2 cucharadas de ron o brandi a la pasta; si es para niños, use zumo de naranja.

SUGERENCIA

Si desea ofrecer un postre de lujo, sirva el pudín con nata fresca espesa.

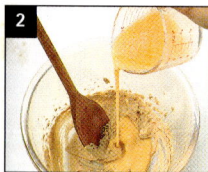

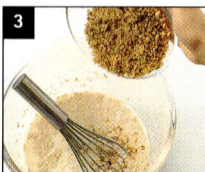

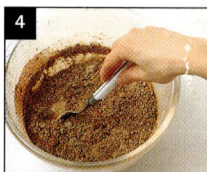

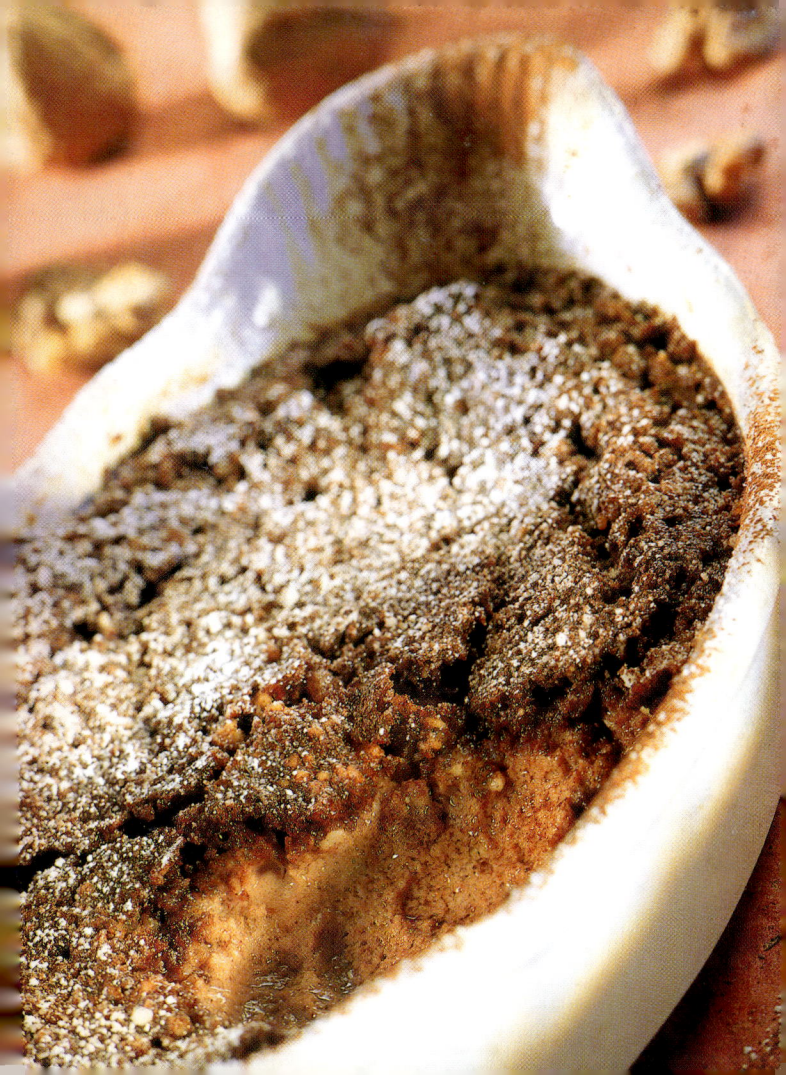

Índice